Friederike Schmidt-Hoffmann

Integrative Psychosenpsychotherapie

Ein emotions- und biografieorientierter Ansatz

Psychiatrie Verlag

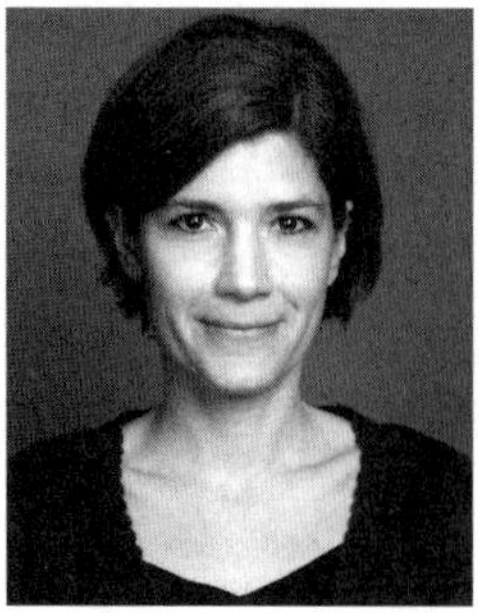

Friederike Schmidt-Hoffmann, Dr. phil., ist Diplom-Psychologin, approbierte Verhaltenstherapeutin sowie einzel- und gruppenpsychotherapeutisch in eigener Praxis tätig. Sie ist außerdem Dozentin und Supervisorin für Psychosenpsychotherapie des Berliner Netzwerks für Psychosenpsychotherapie, für den DDPP sowie in verschiedenen Fort- und Ausbildungsinstituten.

Friederike Schmidt-Hoffmann

Integrative Psychosenpsychotherapie

Ein emotions- und biografieorientierter Ansatz

Mit Geleitworten von
Eckhard Roediger und Thomas Bock

Psychiatrie
Verlag

Friederike Schmidt-Hoffmann
Integrative Psychosenpsychotherapie
Ein emotions- und biografieorientierter Ansatz

1. Auflage 2021
ISBN: 978-3-88414-855-6
ISBN E-Book (PDF): 978-3-96605-130-9

Bibliografische Information der Deutschen Nationalbibliothek
Die Deutsche Nationalbibliothek verzeichnet diese Publikation
in der Deutschen Nationalbibliografie;
detaillierte bibliografische Daten sind im Internet über
http://dnb.d-nb.de abrufbar.

Weitere Bücher zum Umgang mit psychischen Erkrankungen unter:
www.psychiatrie-verlag.de

Lektorat: Uwe Britten, Eisenach
Umschlagkonzeption und -gestaltung: GRAFIKSCHMITZ, Köln,
unter Verwendung eines Bildes von jock+scott / photocase.de
Typografiekonzeption: Iga Bielejec, Nierstein
Satz: Psychiatrie Verlag, Köln
Druck und Bindung: Plump Druck & Medien GmbH, Rheinbreitbach

Geleitworte

Integrative Psychosenpsychotherapie

Viele Behandelnde schrecken vor der psychotherapeutischen Arbeit mit psychotischen Personen zurück. Das geschieht aus Unsicherheit, beruht aber auch auf einem jahrzehntelangen Vorurteil, nach dem es hieß, Psychotherapie sei bei psychotischen Menschen kontraindiziert, denn sie riskiere, das psychotische Geschehen zu reaktivieren. Tatsächlich sollte der Fokus weniger auf einer erlebnisaktivierenden als vielmehr auf einer klärend-motivationsfördernden und lösungsorientierten Arbeit liegen. Die psychotherapeutische Methodik hat sich zudem ausdifferenziert und kann heute Arbeitsweisen anbieten, die deutlich mehr Menschen die Möglichkeit gibt, psychotherapeutische Angebote wahrzunehmen.

Friederike Schmidt-Hoffmann hat sich der Aufgabe gewidmet, ein integratives Buch zur Psychotherapie mit Menschen zu schreiben, die an Psychosen leiden. Bisher gibt es zu diesem Thema Bücher mit einem entweder verhaltenstherapeutischen oder psychodynamischen Zugang. Als verbindendes Element für ein idiografisches Störungsverständnis hat sie das Konzept der Schematherapie in Verbindung mit Martin Wendischs Konzept der dimensionalen Emotionsverarbeitung gewählt. Aus meiner Sicht ist das eine plausible Wahl, denn sowohl die Schematherapie als auch Wendischs Weiterentwicklung verbinden – dem Ansatz von Klaus Grawe folgend, auf den sich die Autorin ebenfalls bezieht – die biografische »Tiefe« psychodynamischer Ansätze mit der Handlungsorientierung der Verhaltenstherapie. Das erscheint mir konzeptuell als ein guter Griff. Zudem ist ein dimensionaler und prozessbasierter Ansatz mit Blick auf das alternative Modell des DSM-5 absolut auf der Höhe der Zeit.

Und genau so geht die Autorin das Thema an. Mich beeindruckt dabei besonders der mitfühlende Zugang zu dem Erleben der Betroffenen, der in den zahlreichen Fallbeispielen spürbar wird und das intensive und besondere Erleben dieser Menschen veranschaulicht. Dabei betont die Autorin nicht nur die Besonderheiten, sondern auch das Verbindende mit dem »normalen« Erleben – ein Aspekt, den auch Thomas Bock immer wieder in seinen Veröffentlichungen gefordert hat. Die pathologisierenden und nicht selten eben auch diskriminierenden Grenzen verschwimmen dadurch in einer menschlich berührenden Weise. Das »Nichteinfühlbare« der Psychose wird dadurch eben doch einfühlbar, auch wenn die individuell gefundenen und biografisch bedingten Bewältigungsversuche zuvor nicht funktional waren und eben in eine psychotische Erkrankung führten. Aber diese Versuche sind menschlich und nachvollziehbar. Diese Haltung ermöglicht einen wertschätzenden Zugang, der dieses Buch durchgängig auszeichnet.

Das breite Feld des sehr individuellen Umgangs mit intrapsychischem Spannungs- und Überforderungserleben wird aus verschiedenen Blickwinkeln ausgeleuchtet und für die Lesenden erfahrbar gemacht, anstatt sich in den verschiedenen nomothetischen Kategorien psychotischen Erlebens zu verlieren. So bleibt das Buch immer menschlich anschaulich und konkret, ohne jedoch den Bezug zu den wissenschaftlichen Grundlagen psychotischer Erlebnisverarbeitung zu verlieren. Der Blick ist nicht pathologieorientiert, sondern auf die Emotionsregulation und den möglichst funktionaleren Umgang mit maladaptiven Bewältigungsreaktionen ausgerichtet, um den Betroffenen eine gute Lebensqualität mit und neben bestehenden Symptomen zu ermöglichen. Auf diesem Weg gibt das Buch eine gute Orientierung und macht gleichzeitig deutlich, dass die psychotherapeutische und psychiatrische Arbeit weiterhin bemüht sein muss, noch konkreter und praktischer den Zugang zu der psychotischen Weltwahrnehmung und den Verarbeitungsmechanismen zu beschreiben. Der fachlich nötige Diskurs darüber ist mit diesem Buch einen Schritt weitergekommen.

Frankfurt am Main, im Mai 2021
Eckhard Roediger

Es geht eben doch!

Menschen werden (psychisch) krank und brauchen (medizinische, therapeutische) Hilfe. Natürlich! Was auch sonst? Doch bei Psychosen haben wir mit bestimmten gedanklich-konzeptionellen Kurzschlüssen Selbstverständlichkeiten wie diese außer Kraft gesetzt: Auch wenn sich Psychosen als eine bestimmte Form existenzieller Krisen im Hirnstoffwechsel spiegeln, rechtfertigt das nicht die immer noch übliche Priorität oder sogar Ausschließlichkeit medikamentöser Hilfen. Im Gegenteil, hier steht sich diese reduktionistische Betrachtung einer wirksamen Gesamtkonzeption von Hilfen oft sogar selbst im Weg, denn um mich in meinen Grenzen wieder zu spüren, brauche ich ein Gegenüber. Um mir und mich wieder zu trauen, brauche ich Vertrauen. Um der Reizüberflutung etwas entgegensetzen zu können, brauche ich eine schützende Umgebung, vertraute Menschen und Gewohnheit – also das klare Gegenteil der klassischen Akutstation.

Offen anthropologisch statt ausschließlich pathologisch betrachtet, ist eine Psychose die existenzielle Lebenskrise eines besonders dünnhäutigen Menschen: Die Durchlässigkeit bedingt, dass innere Dialoge, die wir unbewusst ständig führen, zu äußeren werden (Halluzinationen) sowie äußere Ereignisse (auch die realen!) uns filterlos treffen und möglicherweise restlos überfordern. Das geschieht in biografischen Zeiten des Umbruchs eher als zu anderen. Wir brauchen andere Worte, eine andere Sprache, um dem bei (schizophrenen/kognitiven) Psychosen besonders großen Risiko der Selbst- oder Fremdstigmatisierung entgegenzuwirken.

Wir brauchen dafür die Erkenntnis vergleichbar der, dass wir nicht nur alle dement werden können – je älter wir werden, desto eher –, wir können auch (nicht nur theoretisch, sondern praktisch) alle psychotisch werden, und zwar vor allem dann, wenn um uns herum zu viel oder zu wenig passiert. Die Frage ist lediglich, ab wann die Schwelle unseres Fassungsvermögens erreicht wird: Muss es ein Trauma sein oder reicht ein kleines Unglück, um mir das Aussteigen aus der Realität nahezulegen (Dissoziation)? Braucht es eine komplette Isolation (in einer »camera silens«) oder reicht ein einsames Wochenende, um Stimmen zu triggern, weil wir es letztlich nicht ertragen, ohne Echo zu bleiben (Halluzination)?

In dem Moment, in dem wir gesund und krank nicht mehr dichotomisch als absoluten Gegensatz definieren, sondern als fließenden Übergang erkennen, mildern wir auch die sprichwörtliche Angst des Torwarts vorm Elfmeter, in diesem Fall die Angst der Therapeuten vor Psychosen. Auch die Absolutheit, mit der wir Helfenden eigene Krisen auszublenden versuchen, könnte einem Grundgefühl von Demut und Solidarität weichen – eigentlich ein logischer nächster Schritt nach den guten und ermutigenden Erfahrungen mit Peer-Support vor allem im Hinblick auf Selbstwirksamkeit und Mitverantwortung von psychose-erfahrenen Patientinnen und Patienten.

Im Umgang mit Psychosen haben alle psychotherapeutischen Schulen lernen müssen, Beziehung zu riskieren: Die tiefenpsychologisch orientierten Verfahren mussten lernen, dass völlige Enthaltsamkeit oder Unsichtbarkeit von Therapeutinnen und Therapeuten (hinter der Couch) verunsichernd wirken kann. Systemische Therapeuten mussten erkennen, dass ohne ein Mindestmaß an Parteilichkeit Systeme nicht funktionalistisch zu manipulieren sind. Und Verhaltenstherapeutinnen mussten begreifen, dass zum Beispiel ein Wahn nicht wegzukonditionieren ist, sondern der gemeinsame Blick auf (meta-)kognitive Prozesse und biografische Muster (Schemata) sehr hilfreich ist. Durch diese Lernprozesse haben sich die Verfahren ansatzweise angenähert, was auch zur Erkenntnis führte, dass bei den therapeutischen Schulen statt Gegnerschaft Kooperation notwendig ist. Entscheidend ist die therapeutische Beziehung.

Psychotisch zu sein bzw. zu werden kann einen Menschen mit dem Gefühl großer Einsamkeit konfrontieren. Mag sein, dass wir diese Einsamkeit als Psychotherapeuten fürchten. Zugleich sind die tieferliegenden Spannungsfelder, das Ringen um Balance zwischen Nähe und Distanz, Autonomie und Bindung, Anpassung und Widerstand unglaublich reizvoll und spannend. Mit Menschen mit Psychose-Erfahrung psychotherapeutisch zu arbeiten erspart eine Menge mühsamer Abgrenzungsprozesse gegenüber vermeintlichen oder tatsächlichen Manipulationsversuchen. Zugleich braucht die Wucht der (symptomatischen und biografischen) Erfahrungen viel Kraft und kann das Bedürfnis auslösen, als Therapeutin nicht allein dazustehen, und zwar nicht nur wegen der meist völlig überschätzten, aber möglichen Unzuverlässigkeit psychotischer Personen und der manchmal notwendigen zeitlichen und örtlichen Flexibilität. Super- oder Intervision sollten selbstverständlich sein; aber auch die konkrete Zusammenarbeit mit anderen Diensten muss erlaubt sein und darf nicht behindert werden. Das gilt insbesondere für die Zusammenarbeit zwischen psychotherapeutischen Praxen und den psychiatrischen Institutsambulanzen der Kliniken, aber auch mit Angeboten der Eingliederungshilfe, der Teilhabeförderung oder der Genesungsbegleitung (Peer-Support). Die Rahmenbedingungen der psychotherapeutischen Arbeit sind entscheidend. Dieses Buch liefert hier wertvolle Argumente und Anregungen.

Nachweislich gibt es (auch) in Psychosen ein Sinnbedürfnis: Wem es gelingt, die psychotische Erfahrung und die Lebenszusammenhänge wieder in Verbindung zu bringen, betrachtet die Psychose weniger bedrohlich und die Zukunft hoffnungsvoller. Dieses Ergebnis des trialogischen Hamburger Forschungsprojektes »SuSi« (»Subjektiver Sinn«) belegt die Notwendigkeit aller Hilfen, die bei der Aneignung von Erfahrung hilfreich sein können. Das gilt im Rahmen der Verhaltenstherapie insbesondere für den schematherapeutischen Ansatz – Eckhard Roediger hat zuvor darauf hingewiesen.

Ein hartnäckiges Vorurteil besagt, dass Menschen in und durch Psychosen in ihrer sozialen Wahrnehmung beeinträchtigt und/oder nicht übertragungsfähig seien, deshalb für Psychotherapie vorgeblich nicht geeignet seien. Dabei wird oft vergessen, dass der Rückzug in die eigene Welt meist gute Gründe hat und meistens auch nur vorübergehend ist, also auch eine Bewältigungsstrategie nach gesteigerter Sensitivität sein kann. Der sogenannte Trialog, also der offene Austausch von Psychose-Erfahrenen, Angehörigen und Therapeuten (auch über enge familiäre und institutionelle Bindungen hinaus) in Psychose-Seminaren dient bei allen drei Gruppen der Verbesserung der sozialen Wahrnehmung, und dabei stehen die Erfahrenen keineswegs hintenan.

In Westeuropa hören 3–5 Prozent der Menschen innere Stimmen; ihre Erfahrung lediglich mit einer Psychose gleichzusetzen ist schon immanent falsch, aber leider trotzdem nicht unüblich. In Westafrika geben 30 Prozent der Menschen an, solche Stimmen zu hören, wobei die meisten vor allem die verstorbenen Vorfahren hören. Was ist daran ungewöhnlich? Die Tatsache, dass das in anderen Kulturen eine religiös und kulturell getragene Erfahrung ist, beeinflusst nicht nur deren Bewertung, sondern auch deren Häufigkeit! Das allein müsste jedem reduktionistischen Ansatz den Boden entziehen und uns Komplexität und Demut lehren.

Ich möchte diesen Zusammenhang bewusst erweitern und übertragen auf die Frage, wie wir Menschen mit realen äußeren Bedrohungen umgehen – egal, ob diese mit einem Virus (Corona), mit der Umweltzerstörung, der Kriegsgefahr, der Digitalisierung ohne Datenschutz, der Erfahrung mangelnden Aufgehobenseins nach Migration oder allgemein mit der Erfahrung von Entsolidarisierung zusammenhängen. Kann es sein, dass die einen Preis dafür zahlen, dass sie diese Bedrohung ausblenden (etwa in Form depressiver Phänomene und Vitalitätseinbußen), und die anderen bedingt durch die psychosenahe Durchlässigkeit zu viel davon an sich heran- und in sich hineinlassen, sodass sie davon entweder gelähmt werden (was wir dann absurderweise »Negativsymptomatik« nennen) oder zu viel Verantwortung auf sich nehmen – was wir dann wahlweise Schuld- oder Größenwahn nennen? Zu fragen wäre, ob eine gerechtere und gleichere Verteilung von Verantwortung nicht näherliegen und ein Bekenntnis zu gemeinsamer Bedrohung und eigener Angst nicht ein Anfang sein könnte zu gravierenden kulturellen Veränderungen.

Für mich gibt es nichts Spannenderes, als Menschen mit Psychose-Erfahrung psychotherapeutisch zu begleiten. Das schließt die besondere Spannweite von Stimmung und Abtrieb im Rahmen einer bipolaren Störung ein. Mit ihrem Buch ist es Friederike Schmidt-Hoffmann gelungen, diese besondere Erfahrung herunterzubrechen auf den beruflichen Alltag einer psychotherapeutischen Praxis. Dieses Buch macht Mut! Es zu lesen macht Spaß. Es wird für engagierte Kollegen und Kolleginnen einen Zugewinn bedeuten. Hier wirbt eine ausgewiesene Verhaltenstherapeutin klar, entschieden und überzeugend für die Einbeziehung von Emotionen in der Arbeit mit psychotischen Menschen und hilft bei der biografischen Suche nach deren Bedingungsgefüge. Selten ist diese therapeutische Arbeit so sensibel und detailreich vorgeführt worden. Hier wird gründlich theoretisch fundiert und gleichzeitig der therapeutisch-praktische Nutzen eines solchen integrativen Ansatzes gezeigt.

Dass Menschen mit Psychose-Erfahrungen zuallererst ein psychotherapeutisches Beziehungsangebot brauchen – als Basis aller weiteren technischen, medizinischen oder alltagspraktischen Hilfen –, sollte nach dem Lesen dieses Buches klar und selbstverständlich sein. Deshalb möchte ich es nicht nur werdenden und erfahrenen Psychotherapeutinnen und -therapeuten ans Herz legen, sondern auch Verantwortlichen bei Kosten- und Leistungsträgern und mit besonderer Dringlichkeit allen, die in der psychotherapeutischen Aus-, Fort- und Weiterbildung Verantwortung tragen. Nachdem der Gemeinsame Bundesausschuss (als oberstes Gremium in diesen Fragen) Psychosenpsychotherapie zur Pflichtleistung der Kassen erklärt hat, ist es schon beinahe ein Skandal, dass es sehr viele Ausbildungsinstitute bisher nicht als (Selbst-) Verpflichtung begreifen, Auszubildende auch entsprechend zu befähigen. Hier bewahrheitet sich leider, dass das Risiko der Stigmatisierung auch vor Fachkreisen in Psychologie und Medizin nicht haltmacht, sondern im Gegenteil von hier nach wie vor maßgeblich gespeist wird. Dies zu verändern ist auch ein großes Anliegen des vorliegenden Buches. Gehen wir es an!

Hamburg, im Mai 2021
Thomas Bock

Emotionsorientiert in einem offenen Prozess – Einleitung

Für Menschen mit Psychose-Erfahrungen sind psychotherapeutische Hilfen besonders hilfreich und erforderlich, gleichzeitig wurden historisch gerade diesen Personen psychotherapeutische Hilfen verwehrt bzw. als vermeintlich nicht hilfreich vorenthalten. Bis heute sind entsprechende Angebote für diese Klienten und Klientinnen schwer zugänglich und stehen kaum zur Verfügung, und zwar sowohl stationär als auch in den niedergelassenen Praxen. Die psychotherapeutische Unterversorgung von Menschen mit Psychose-Erfahrung ist ein inzwischen anerkanntes Problem, das dringend angegangen werden sollte.

Studien zeigen, dass zum einen bei Menschen mit Psychose-Erfahrungen (bzw. bei Menschen, die daran anschließende Diagnosen wie vor allem die der Schizophrenie oder Schizoaffektiven Störung erhalten) die psychotherapeutische Behandlung nur einen minimalen Anteil des Behandlungsangebots ausmacht. In einer Studie von Wilfried Görgen und Udo Engler (2005) zeigte sich beispielsweise, dass an der Behandlung dieser Diagnosegruppen Psychotherapeuten nur mit 0,3 Prozent beteiligt sind. Zum anderen machen Menschen mit diesen Diagnosen nur einen geringen Anteil der in Psychotherapie befindlichen Patienten aus, der nicht im Verhältnis zu ihrem Auftreten oder ihrem Bedarf steht. In einer Studie von Bernd Puschner und Kollegen (2006) nahmen psychotische Störungen beispielsweise nur 0,55 Prozent der Patienten in der ambulanten Psychotherapie ein.

Seit diesen Studien hat sich sicher schon einiges verändert, nicht zuletzt durch die längst überfällige Anpassung der diesbezüglichen Psychotherapierichtlinie durch den Gemeinsamen Bundesausschuss im Jahr 2014, in der »Schizophrene und affektive psychotische Störungen« – nicht nur ihre Begleiterscheinungen – als psychotherapeutisch behandelbar anerkannt werden. Trotzdem hat das Problem bis heute Aktualität (Schlier & Lincoln 2016). Dabei können sowohl die Annahme, Psychotherapie sei für diese Störungen nicht wirksam, als auch die Hypothese, dass Menschen mit psychotischen Störungen kein Interesse an Psychotherapie hätten, als widerlegt angesehen werden (Bechdolf & Klingberg 2014). Es handelt sich weniger um ein Evidenz- als um ein Implementierungsproblem, zu dem viele verschiedene Faktoren beitragen (ebd.).

Historisch gesehen galten psychotische Störungen lange Zeit (bzw. immer wieder) als psychotherapeutisch nicht behandelbar, was bis heute seine Nachwirkungen zeigt etwa in der Tendenz, sich bei Psychosen stark auf die medikamentöse Therapie zu konzentrieren, sowie darin, sich psychotherapeutisch auf die Akzeptanz der Diagnose, der Medikation oder des damit verbundenen Krankheitsverständnisses zu konzentrieren und den Umgang mit der Erkrankung zu trainieren. Zunehmend ist in den letzten Jahren parallel dazu (wieder) in den Blick gekommen, dass dies nicht ausreicht, und daran gearbeitet worden, die psychotherapeutische Behandelbarkeit anzuerkennen und therapeutische Ansätze auf Psychosen zu übertragen.

Bis heute sind die Rahmenbedingungen der ambulanten Psychotherapie nicht so angelegt, dass sie eine Behandlung von Menschen mit schweren psychischen Erkrankungen fördern, etwa in der Komm-Struktur, der Fragmentierung der Behandlung und den damit verbundenen fehlenden Übergängen innerhalb und zwischen Sektoren (im Sinne der Zusammenarbeit nach SGB V bis SGB XII) oder der fehlenden Flexibilität und Einbeziehung von Netzwerkarbeit in die Psychotherapierichtlinie. Der verstärkten Behandlung auch schwer psychisch kranker Menschen steht der zunehmende Kosten- und Effektivitätsdruck gegenüber, der beispielsweise durch finanzielle Anreize (Zuschläge für Kurzzeittherapien etc.) umgesetzt wird. Gerade langjährig psychose-erfahrene Menschen werden häufig in den Institutsambulanzen behandelt, in denen der Umfang an psychotherapeutischen Kontakten stark begrenzt, gleichzeitig aber eine zusätzliche Psychotherapie ausgeschlossen ist. Auf Zuweiserseite können ein vorherrschendes medizinisches Krankheitsverständnis, die lange bestehende Überzeugung, Psychotherapie sei bei diesem Störungsbild nicht nur nicht möglich, sondern gegebenenfalls sogar kontraindiziert, oder eine möglicherweise fehlende Kenntnis der Leitlinienempfehlung dazu führen, dass die Patienten nicht in eine Psychotherapie überwiesen werden. Die Vermittlung solcher Vorstellungen kann darüber hinaus auch bei den Patienten zu der Überzeugung führen, dass Psychotherapie für sie keine Behandlungsoption darstelle. Wenn Behandler in eine Psychotherapie überweisen wollen, fehlen ihnen häufig die Kooperationsstrukturen bzw. Psychotherapeuten, an die sie überweisen könnten.

Hemmnisse aufseiten der Psychotherapeutinnen sind mit der Änderung der Richtlinie nicht automatisch aus dem Weg geräumt. Viele Psychotherapeuten behandeln vornehmlich andere Störungsbilder und haben wenig Erfahrung mit diesem Erkrankungsbild, auch weil die entsprechenden psychotherapeutischen Konzepte lange weniger elaboriert waren und im Ausbildungscurriculum wenig

Raum finden bzw. fanden. Dies führt dazu, dass sich Psychotherapeuten für die Behandlung dieser Patientengruppe oft nicht ausreichend ausgebildet und/oder ausgestattet fühlen, da unflexible Rahmenbedingungen und fehlende Vernetzung bzw. Zusammenarbeit mit anderen Behandelnden und Institutionen verhindern, dass Krisen ausreichend aufgefangen werden können. So haben die stigmatisierenden Annahmen über die fehlende psychotherapeutische Behandelbarkeit und pessimistische Einschätzungen hinsichtlich des Erkrankungs- oder Behandlungsverlaufs bis heute ihre Auswirkung.

Bei Menschen, die schon lange Zeit mit einer als Schizophrenie diagnostizierten Erkrankung leben, können langjährige Chronifizierungs- und Habitualisierungsmechanismen dazu beitragen, dass Veränderungen manchmal schwierig und erst in einem langjährigen Prozess möglich sind. Dabei müssen wir auch berücksichtigen, dass manchmal sogar kontraproduktive Behandlungsangebote einen großen Anteil an der »Chronifizierung« haben – statt sie vereinfacht auf einen »degenerativen« Verlauf der Erkrankung zu attribuieren. Selbst wenn die sich dabei ergebenden Herausforderungen und Schwierigkeiten anteilig Ausdruck der Schwere der Problematik sind, ist es verheerend, wenn Psychotherapie so ausgerichtet ist, dass die psychotherapeutische Behandlung am wenigsten jenen Menschen zukommt, die sie möglicherweise am dringendsten brauchen.

Eine erfreuliche Entwicklung geht in die Richtung, integrierte, also auch psychotherapeutische Versorgungsangebote zu entwickeln, die eine zeitnahe und an den Bedürfnissen der Betroffenen orientierte Behandlung ermöglichen sollen – schon von Beginn der Erkrankung an. Die bisherigen Befunde solcher Ansätze zeigen, dass sich eine vermeintlich der Erkrankung innewohnende Chronifizierung auf diese Weise abwenden oder zumindest abschwächen lässt. Wichtig ist darüber hinaus, auch für Menschen, die schon lange Zeit mit der Erkrankung leben, psychotherapeutische Angebote zur Verfügung zu stellen, denn persönliche Entwicklungs- und Recoveryprozesse können zu jedem Zeitpunkt der Erkrankung möglich und hilfreich sein. Der Umgang mit der Trauer über »verpasste Lebenserfahrungen« oder das Hadern mit den frühen biografischen Bedingungen stellen dabei häufig Themen im Behandlungsverlauf dar.

Mich selbst hat zu Beginn meiner Tätigkeit vor allem die Beobachtung beeindruckt, dass Menschen mit Psychose-Erfahrung mit den gleichen Schwierigkeiten, Belastungen und Themen beschäftigt sind wie »andere Patienten« auch, dass sich bei ihnen nur kaum jemand dafür interessiert, da der Fokus in der Behandlung so stark auf den Medikamenten und der Compliance liegt. Gleichzeitig gab es immer wieder Warnungen, bestimmte Behandlungsansätze oder Interventionen nicht mit Menschen mit Psychose-Erfahrung anzuwenden. Dass etwas bei dieser Patientengruppe so »anders« war, schien mir aber vor allem aus der Haltung ihnen gegenüber zu resultieren und aus der daraus erwachsenden Behandlungspraxis – einschließlich der zusätzlichen Schwierigkeit bei der Krankheitsverarbeitung und -bewältigung (Schmidt 2012). Auch wenn sich hier inzwischen deutliche Veränderungsimpulse abzeichnen, begegne ich diesem Phänomen noch heute vor allem durch Schilderungen von Ausbildungskandidatinnen, Supervisanden, Klienten und Klientinnen.

Anliegen dieses Buches ist es daher, vor allem psychotherapeutisch tätige Menschen zu ermutigen und dafür zu begeistern, auch mit Menschen mit Psychose-Erfahrung zu arbeiten und ihr Können und Wissen dafür einzusetzen. Um mit ihnen psychotherapeutisch zu arbeiten, braucht man nicht grundlegend Neues zu lernen. Gerade integrative und diagnoseübergreifende Therapieansätze, die psychische Störungen im Kontext ihrer biografischen Entwicklung in den Blick nehmen und behandeln, können als therapeutisches Rahmenmodell genutzt werden, wie etwa das Schematherapie-Konzept oder auch das transnosologische Ätiologiemodell von Martin Wendisch (2015).

Auch wenn sich diese beiden Ansätze innerhalb der Verhaltenstherapie verorten, beinhalten sie sowohl hinsichtlich der theoretischen Konzeption als auch der sich daraus ergebenden Behandlungspraxis eine Integration unterschiedlicher Therapierichtungen. Ein derartiger integrativer Ansatz, der einen schulendialogischen Austausch und wechselseitige Befruchtung widerspiegelt, findet sich auch in den Therapiekonzeptionen anderer Therapieschulen – etwa bei Wöller & Kruse (2015) für die tiefenpsychologisch fundierte Psychotherapie oder bei Wagner & Russinger (2019) für die systemische Therapie – sowie in unterschiedlichen störungsspezifischen Therapieansätzen, etwa für Angsterkrankungen, die Borderline-Persönlichkeitsstörung oder in der Traumatherapie. Ein solches integratives Therapieverständnis, das »die wertvollen Techniken anderer Therapieschulen adaptiert, ohne den festen Boden des ursprünglichen Grundverständnisses zu verlassen« (Wöller & Kruse 2015, S. 6), dürfte auch der Vorgehensweise vieler praktisch tätigen Psychotherapeuten entsprechen – und liegt auch dem Ansatz des vorliegenden Buchs zugrunde.

Dementsprechend ist das hier beschriebene Vorgehen in seinem Grundverständnis nicht als psychose*spezifisches*, geschweige denn manualisiertes Vorgehen zu verstehen. Mit Blick auf Psychose-Erfahrungen folgt das Buch der Absicht, die Vielfalt, Diversität und Komplexität menschlicher Erlebens- und

Verhaltensweisen allgemein stärker in den Blick zu nehmen, weil dies ermöglicht, nicht nur die große Heterogenität psychotischer Erlebensweisen und die vorausgehenden Entwicklungsverläufe, sondern auch die Ähnlichkeiten menschlicher Erlebensweisen allgemein und symptomatisch stärker zu berücksichtigen. Dass dies gerade für Psychose-Erfahrungen häufig nicht berücksichtigt wird, zeigt sich vor allem in der Forschung um die diagnostische Kategorie »Schizophrenie« und den dabei fokussierten ätiologischen und Behandlungsmodellen.

Zum einen drückt sich dies in der zunehmenden Erkenntnis aus, dass eine einzige diagnostische Kategorie der großen Diversität der Erscheinungsbilder nicht gerecht werden kann. Zum anderen wird deutlich, dass vereinfachte monokausale und vermeintlich für alle gültige Erklärungsansätze nicht ausreichen. In der über hundertjährigen modernen Geschichte der Psychosenforschung sind immer wieder Erklärungsmodelle fokussiert worden, die sich auf einzelne Aspekte konzentriert haben. Richard Bentall und Fillipo Varese (2012) resümieren, dass jede mögliche Ursache menschlichen Verhaltens schon einmal als alleinige Ursache für Psychosen diskutiert worden sei. Gerade bei so komplexen und so heterogenen Phänomenen wie psychotischen Erlebensweisen kann aber eine singuläre Erklärung bestenfalls als Teilaspekt eine gewisse Berechtigung haben, aber weder ausreichend noch allgemeingültig sein. So weist auch Asmus Finzen darauf hin, dass sich gerade »jene Erklärungsansätze als am wenigsten tragfähig erwiesen, die eine einheitliche Entstehungsursache angenommen hatten« (Finzen 2001, S. 122). Gerade im Zusammenhang mit psychischen Erkrankungen hat sich dabei auch gezeigt, dass solche reduktionistischen Erklärungsansätze mit Ausschließlichkeitsanspruch verheerende Konsequenzen haben können, weil sie nicht nur Stigmatisierungs- und Diskriminierungsprozesse begünstigen, sondern auch die sich aus ihnen ergebenden Veränderungsmöglichkeiten und Behandlungsangebote einschränken (siehe Schmidt 2012).

Mit Blick auf psychische Störungen allgemein und Psychosen im Besonderen zeigt sich aktuell eine starke Diskrepanz: Auf der einen Seite wird zwar ein komplexes bio-psycho-soziales Verständnis psychischer Störungen propagiert, das auch den empirischen Befunden und neueren Erkenntnissen hinsichtlich der Komplexität und Wechselwirkung der Entstehungsbedingungen am besten gerecht wird. Dem steht auf der anderen Seite aber eine stark auf »genetische« Entstehungsbedingungen und somatische Behandlungsansätze fokussierte Forschungs- und Behandlungspraxis gegenüber, die eher ein Bio-bio-bio-Modell widerspiegelt (Sharfstein 2005).

Schon Luc Ciompi als Vertreter eines tatsächlich bio-psycho-sozialen Vulnerabilitäts-Stress-Bewältigungs-Modells hat in seiner damit verbundenen *Affektlogik* auf die besondere Bedeutung emotionaler Prozesse für die häufig von den affektiven Psychosen abgegrenzten schizophrenen oder kognitiven Psychosen hingewiesen. Auch andere Autoren haben die Relevanz emotionaler Prozesse für Verständnis und Behandlung von Psychosen betont (Dümpelmann 2011; Machleidt u. a. 1999; Vauth & Stieglitz 2008; Wolf u. a. 2013). In der (psychotherapeutischen) Behandlung von Psychosen hat sie allerdings bislang keinen umfassenden Niederschlag gefunden.

In der Psychotherapie hat sich in den letzten Jahren grundsätzlich eine »emotionale Wende« vollzogen, durch die Emotionen und deren Verarbeitung mehr Berücksichtigung finden. Dabei wird die Bedeutung emotionaler Verarbeitungsprozesse sowohl hinsichtlich der Entstehung und Aktualgenese als auch der Verarbeitung und Aufrechterhaltung psychischer Störungen anerkannt. Viele emotionsorientierte Behandlungsansätze zielen auf die Förderung emotionaler Veränderungs- und Transformationsprozesse und/oder auf eine Erweiterung der individuellen Möglichkeiten im Umgang mit Gefühlen. Ein derartiges emotionsorientiertes oder -fokussiertes Vorgehen findet sich beispielsweise in der aus der Gesprächstherapie heraus entwickelten Emotionsfokussierten Therapie von Leslie Greenberg und Kollegen (2003), in neueren Therapiemethoden, die der dritten – emotionalen – »Welle« der Verhaltenstherapie zugerechnet werden, etwa die Schematherapie, oder auch neueren Entwicklungen in der systemischen Therapie (Wagner & Russinger 2019). Allen diesen Ansätzen ist gemeinsam, dass sie die Bedeutung emotionaler Prozesse für die Entwicklung und Aufrechterhaltung psychischer Störungen generell zugrunde legen und sich als Behandlungsansatz nicht auf spezifische Störungen oder diagnostische Kategorien beschränken.

Gleichwohl zeigt sich auch hier, dass die Anwendung solcher emotionsorientierten Behandlungsansätze bei Menschen mit Psychose-Erfahrung – von einigen Ausnahmen abgesehen – bislang wenig Berücksichtigung gefunden hat, manchmal sogar noch eine Tendenz besteht, Psychose-Erfahrungen als Ausschlusskriterium für eine derartige Behandlung zu sehen. Neben den schon aufgeführten Gründen mag dieser Zurückhaltung die Sorge zugrunde liegen, dass bestimmte emotionsfokussierte Interventionen potenziell psychotische Erlebensweisen triggern und damit zu einer Verschlechterung führen könnten. Auch wenn diese Sorge für manche Menschen und unter bestimmten Bedingungen durchaus berechtigt ist, weist dies aber gerade auf die bestehenden Behandlungsbedarfe: Eine emotionsorientierte Perspektive kann sowohl zum

Verständnis dieser Dynamik beitragen als auch Ansätze bieten, wie damit umgegangen werden kann, denn es scheint zu einfach, die Menschen, die auf dieser Ebene besonderen Hilfebedarf haben, grundsätzlich von dieser Behandlung auszuschließen. Wenn also auf der emotionalen Ebene Herausforderungen bestehen und Ansätze Gefahr laufen, zu symptomatischen Zuspitzungen oder zur Überforderung zu führen, kann es nicht der Weg sein, das emotionale Erleben gar nicht mehr einzubeziehen, sondern müssen die Behandlungsansätze an die individuellen Bedarfe angepasst werden.

Es gibt, wie angedeutet, in den letzten Jahren unterschiedliche Bestrebungen, der Bedeutung emotionaler Prozesse auch in der Behandlung von Menschen mit Psychose-Erfahrungen Rechnung zu tragen (für Übersichten siehe Cupitt 2019; Machleidt u.a. 1999; Wolf u.a. 2013). Dieses Buch soll einen weiteren Beitrag dazu leisten, soll ermutigen und anregen, emotionsorientierte Behandlungsansätze in der Psychotherapie von Menschen mit Psychose-Erfahrungen zu nutzen. Es soll aufzeigen, wie diese innerhalb eines integrativen Psychotherapieansatzes angewendet und gegebenenfalls adaptiert werden können.

Viele integrative emotionsorientierte Ansätze gehen davon aus, dass Symptome – und damit auch psychotische Erlebens- und Verhaltensweisen – als Ausdruck von Schwierigkeiten und gleichzeitig von Bewältigungsversuchen für diese Schwierigkeiten verstanden werden können, die in einem komplexen Geflecht aus meist langjährigen Prozessen entstanden sind. Sie berücksichtigen damit die biografische Dimension, die die individuelle Geschichte und Erfahrungen der Person beinhaltet, die in einem komplexen Geflecht aus individuellen (psychischen und damit immer auch somatischen, neurobiologischen, genetischen, intellektuellen etc.), interpersonellen (Erfahrungen in Beziehungen, nahen Bindungsbeziehungen, Familie, Peers etc.) und allgemeinen (gesellschaftlichen, kulturellen) Bedingungen entstanden sind – und die eng miteinander verwoben sind.

Das Schematherapiekonzept stellt ein integratives emotionsorientiertes Therapiemodell dar, das hier als Rahmenmodell für die Psychosenpsychotherapie vorgestellt wird. Ergänzend werden weitere Konzepte und Perspektiven auf Psychosen einbezogen. Sie werden hier nicht als Feststellungen, schon gar nicht als allgemeingültige, verstanden, sondern als Verstehenshilfen oder -zugänge und als potenziell therapeutisch hilfreiche Konzeptionen. Versteht man das Schematherapiekonzept als ein Rahmenmodell oder eine Hintergrundfolie, können verschiedene Konzepte integriert werden bzw. kann die Ausrichtung der Therapie dementsprechend an bestimmten Stellen vertieft, ergänzt oder erweitert werden. Ausschlaggebend ist dabei immer die Ausrichtung auf die individuelle Person. Damit ist auch die therapeutische Frage danach aufgeworfen, welche Konzeptbildung oder Perspektive für die Therapie mit dieser konkreten Person mir als Therapeutin zum aktuellen Zeitpunkt hilfreich erscheint. Und die Antwort auf diese Frage kann sich nur in einem gemeinsamen Prozess und dem sich entwickelnden Verständnis für das Erleben der Person ergeben und muss immer wieder neu erarbeitet werden – im Miteinander von Klient und Therapeutin.

Psychosen – ein zutiefst menschliches Phänomen

» Nach heutiger Auffassung zerbrechen Menschen mit Psychosen an den gleichen Schwierigkeiten, mit denen wir alle ein Leben lang zu ringen haben. Wir alle müssen unseren inneren Widersprüchlichkeiten und auch bösen Lebenserfahrungen zum Trotz der Welt einen eigenen Willen, unser eigenes Ich entgegenhalten. Uns allen fällt das nicht leicht.
Erkennen wir im psychotischen Menschen den Kampf- und Leidensgefährten, bleibt er einer von uns. Sehen wir in ihm nur ein degeneriertes Hirn, unzugänglich, unmenschlich, fremd, anders, rücken wir unweigerlich von ihm ab. Wie gut ist es aber für ihn, wenn wir ihm innerlich nah bleiben. « (Bleuler 1971, S. 118)

Psychosen als Ausdruck menschlicher Krisen

Psychosen sind Ausdruck tiefer und existenzieller Krisen, bei denen es um Konflikte, Schwierigkeiten und Herausforderungen geht, die allgemeine Menschheitsthemen betreffen. Menschliche Krisen sind aber immer in individuelle Entwicklungsverläufe eingebunden und mit den je spezifischen Lebensthemen der Person verwoben, genauso wie sie einen kulturellen und gesellschaftlichen Bezugspunkt haben und darin verankert sind. Dies gilt für ihre Entstehung und für ihre weitere Entwicklung, für ihre jeweilige Ausdrucksform ebenso wie für ihren weiteren Verlauf. Sowohl der Bezug zu den individuellen Lebensthemen als auch deren Verwobenheit mit einem gesellschaftlichen (kulturellen, historischen) Kontext haben eine Bedeutung, deren Verständnis für den Umgang mit der Krise und eben auch mit der Psychose hilfreich ist.
Menschliche Krisen gehören zum Leben und beinhalten schon in ihrer grundlegenden Form immer auch das Potenzial für eine Weiterentwicklung. Es kann also nicht zielführend für die Entwicklung sein, jegliche Herausforderung und potenzielle Krise grundsätzlich zu vermeiden. Das würde die Entwicklungsmöglichkeiten stark begrenzen. Vielmehr gilt es, den Blick zu weiten für den möglicherweise in der Krise auch enthaltenen Impuls für Entwicklung und

Veränderung sowie für die zu deren Bewältigung notwendigen Bedarfe und Ressourcen.
So wie die meisten menschlichen Krisen sind auch Psychosen oft Ausdruck eines Ringens und Ausbalancierens unterschiedlicher, widersprüchlicher, scheinbar unvereinbarer Bedürfnisse und Anforderungen.

» Nicht nur die Anlässe, auch die grundlegenden Themen der meisten Psychosen spiegeln menschliche Grundkonflikte: zum Beispiel das schwierige Ringen um eine unverwechselbare Eigenheit, die Gratwanderung zwischen dem Angewiesensein auf andere Menschen und einer unvermeidlichen Einsamkeit, die Balance von Nähe und Distanz, die Orientierung in einer zunehmend unübersichtlichen Welt, die Auseinandersetzung mit Endlichkeit und Transzendenz, Tod des alten, Wiedergeburt des neuen Menschen usw. Meist haben sich Spannungen über lange Zeit aufgebaut. Oft sind Erwartungen und Befürchtungen anderer oder unausgesprochene Normen und Rituale der Vergangenheit mit der eigenen Wirklichkeit nicht vereinbar, passen Selbst- und Fremdbild nicht zusammen. Dünnhäutige Menschen werden von diesen Themen und Konflikten mehr gebeutelt als andere. Es tut ihnen gut, wenn wir die hintergründigen Konflikte, Themen und Spannungen wahrnehmen und eine Verbindung zu eigenen Lebensthemen zulassen. « (AG der Psychoseseminare 2013, S. 13)

Unabhängig davon, wie wir Psychosen konzipieren oder welche Ursachenmodelle wir für ihre Entstehung bevorzugen, allein schon das Wissen, dass sie meist in Krisen ausgelöst werden, sollte uns dazu ermutigen, den Menschen bei dem Verständnis und bei der Bewältigung dieser Krise zu unterstützen – auch dann, wenn zunächst wenig Bewusstsein für das in der Krise Verborgene besteht.

Psychosen als allgemeinmenschliche Erlebens- und Verhaltensweisen

Psychotische Erlebens- und Verhaltensweisen sind Teil allgemeinmenschlicher Erlebensweisen. Das bedeutet, sie können zwar Ausdruck oder Ursache eines existenziellen Leids sein, grundsätzlich sind sie aber im menschlichen Erfahrungsraum angelegt und treten in weniger extremer Form bei vielen Menschen auf. Diese Kontinuität der Erfahrung erscheint für andere symptomatische psychische Reaktionsweisen wie Ängste, Depressionen oder Zwänge naheliegend und damit intuitiv zugänglich, während sie für psychotische

Erlebensweisen oft vernachlässigt wird. Inzwischen gibt es eine Vielzahl von Studien, die zeigen, dass das, was als Symptome einer Psychose bezeichnet wird (etwa Stimmenhören oder wahnhafte Wahrnehmungen), auch in der Allgemeinbevölkerung auftritt, hier aber nicht als krankheitswertig beurteilt wird (Lincoln 2014). Teilweise unterscheiden sich die Phänomene nicht gravierend, während es bezüglich des damit verbundenen subjektiven Leids jedoch deutliche Unterschiede gibt. Auch Befunde aus der Grundlagenforschung verdeutlichen, dass Veränderungen oder Störungen in der Wahrnehmung und Informationsverarbeitung ein allgemeinmenschliches Phänomen sind. Derartige Veränderungen in psychotischem Erleben können in ein Kontinuum gesetzt werden, bei dem die Übergänge fließend sind.
Unter bestimmten Bedingungen steigt die Wahrscheinlichkeit, psychotisch zu werden, für alle Menschen an, etwa unter extremem Stress wie bei Folter (Schlafentzug, Isolation) oder unter der Einnahme von Drogen. Thomas Bock (2020, S. 14) vergleicht die Psychose mit einem Traum, in dem Unbewusstes ins Bewusstsein dringt und sich Angst- und Wunschanteile mischen können – nur ohne den »Schutz« des Schlafes (ähnlich auch Buck-Zerchin 2010). Psychotisches Erleben als allgemeinmenschliche Reaktionsweise zu betrachten kann dabei helfen, dieses nicht als »verrückt«, grundlegend anders oder sinnfrei abzutun, sondern als Ausdruck einer Reaktionsweise auf subjektiv extrem belastende innere oder äußere Bedingungen.

Komplexität, Einzigartigkeit und Vielstimmigkeit von Psychosen

» Betrachtet man beide Momente – die Komplexität der seelisch-geistigen Strukturen und deren Individualspezifität in einer Zusammenschau –, lässt sich problemlos die Erfahrung begründen: Die Vielfalt unter den Patienten, generell die Vielfalt unter den Menschen, beeindruckt weit mehr als die Gleichheit. «
(Deneke 2013, S. 365)

Jeder Mensch ist einzigartig, das gilt für die äußere Erscheinung, aber viel mehr noch für das Verhalten, Erleben, Denken, Fühlen und die jeweils ganz individuelle Zusammenstellung von Erfahrungen und daraus entwickelten Weisen, dem Leben, sich selbst und anderen zu begegnen. Wie für jedes andere Merkmal auch, das wir zur Unterscheidung von Menschen (oder Gruppen) heranziehen wollen, gilt auch für das Merkmal Psychose-Erfahrung, dass die Ähnlichkeiten zwischen den Gruppen und die Unterschiede innerhalb einer Gruppe jeweils als Ausdruck der allgemeinen Vielfalt des Menschen weitaus größer sind, als wir geneigt sind zu sehen. Die resultierende Heterogenität menschlicher Erlebensweisen findet sich auch im psychotischen Erleben und Verhalten, denn jede Psychose ist Ausdruck einer tiefen individuellen Krise und damit komplex und einzigartig.

Es kann daher auch niemals ausreichen, psychische Krisen anhand bestimmter Erlebens- und Verhaltensweisen zu Diagnosen zusammenzufassen und dann einzig die damit verbundenen Symptome zu behandeln. Die Diagnose sagt uns über den individuellen Menschen wenig aus, durch sie wissen wir nichts über seine persönliche Geschichte oder darüber, was zu der Krise geführt hat, die in der Psychose zum Ausdruck kommt. Vielmehr sollten wir den *Menschen* in den Blick nehmen und neugierig sein auf seine individuelle Entwicklung und sein Erleben.

Die Komplexität und Vielschichtigkeit menschlichen Erlebens und Verhaltens gilt nicht nur für die interindividuellen Unterschiede psychotischer Erfahrungen, sondern auch für jeweils individuelle Psychosen. So wie Psychosen Ausdruck des menschlichen Ringens widerstreitender Tendenzen sein können, können auch unterschiedliche, widerstreitende, potenziell widersprüchliche Anteile in einer Psychose zum Ausdruck kommen. Denn oft liegen auch in der Psychose Wunsch und Angst, Sehnsucht und Bedrohung, Funktionalität und Dysfunktionalität, Macht und Ohnmacht, Krise und Chance, Schwierigkeit und Bewältigungsversuch, Gefangensein und Ausbruchsversuch, Destruktivität und Konstruktivität, Leid und Erleichterung, Kontrollverlust und Kontrollversuch und vieles mehr sehr nahe beieinander.

In der dominanten fachlichen Sichtweise sind wir oft geneigt, jeweils einer der beiden Seiten die Hauptaufmerksamkeit zu schenken. Oft wird eine Wahrnehmung der anderen Seite mit der Androhung schwerwiegender Konsequenzen abgelehnt: Wer Hoffnung macht, unterschätzt die Schwere der Erkrankung; wer Wunsch- und Bedürfnisanteile sieht, verharmlost das Leid; wer aktive Anteile wahrnimmt, macht Schuldzuweisungen etc.

Es wird deutlich, wie schnell man sich hier in Diskursen um Verharmlosung, Schuld oder Veränderungsmöglichkeiten und -verantwortung verstricken kann. Gerade dichotome Kategorien (gesund–krank, körperliche–seelische Erkrankungen, heilbar–unheilbar etc.) sind oft mit weiteren dichotomen und bewertenden Vorstellungen verbunden. So scheint eine Betrachtung von Psychosen als schwere Erkrankung mit biologischen Ursachen oft mit der

Vorstellung von Unveränderbarkeit und Unheilbarkeit verbunden, während die Wahrnehmung psychischer Faktoren das Potenzial für Veränderung, gleichzeitig aber auch die Verantwortung für deren Gelingen im Individuum sieht. Dies kann mit verschiedenen vereinfachten Schlussfolgerungen assoziiert sein, etwa: Wenn es also einen aktiven, einen funktionalen oder sogar einen Wunschanteil gibt, dann kann es ja wohl nicht so schwer sein, etwas zu verändern. Das soll die Person dann bitte auch zügig umsetzen. Dabei wird beispielsweise außer Acht gelassen, dass die Veränderung psychischer Funktionen, die in einer komplexen Entwicklungsgeschichte eingebettet sind, eben schwer zu erreichen ist. Es braucht extrem viel Mut, Fertigkeiten, Geduld und Kraft, neue Erfahrungen zuzulassen, Neues auszuprobieren und neue Erlebens- und Verhaltensweisen zu etablieren.

Es geht hier also weder um Verharmlosung, Schuldzuweisung oder Verantwortungszuschreibung noch um vereinfachte Lösungswege, sondern darum, auch jene Anteile wahrzunehmen, die manchmal nur im meist leidvollen und oft folgenschweren Ausnahmezustand der Psychose zum Ausdruck kommen dürfen oder können.

Vulnerabilität als menschliches Entwicklungspotenzial

Konzeptualisierungen von Vulnerabilität

Ähnlich wie Stress und Krisen als Voraussetzungen für Weiterentwicklung und Wachstum angesehen werden können, kann auch eine allgemeinmenschliche konstitutionelle Vulnerabilität als Grundlage für das enorme Entwicklungspotenzial des Menschen betrachtet werden. In dieser Vorstellung laufen die Forschungsergebnisse und Theorieentwicklungen unterschiedlicher Schulen zusammen, etwa aus der Neurobiologie, der Entwicklungspsychologie und Bindungsforschung, der Gedächtnispsychologie und Traumaforschung sowie aus kognitiver und Persönlichkeitspsychologie (Kahneman 2012; Kuhl 2001; LeDoux 1998; Roediger 2009). Ihnen gemein ist die Annahme einer dualen oder mehrdimensionalen Struktur menschlicher Erlebens- und Verhaltensweisen und die damit einhergehende Dynamik und Vielzahl möglicher Koalitionen zwischen den – strukturell – unterschiedlichen Systemen. Aus ihr erwächst zum einen die hohe Entwicklungsfähigkeit des Menschen mit einer komplexen Urteilsbildung, Kreativität und schöpferischen Intelligenz, zum anderen die hohe Überlebens- und Anpassungsfähigkeit, resultierend aus der potenziellen Flexibilität in der Vermittlung unterschiedlicher äußerer und innerer Anforderungen.

Gleichzeitig beinhaltet diese Annahme eine in der Grundkonstitution angelegte Inkohärenz, die auch als Basis für eine innere Verletzlichkeit des Menschen angesehen werden kann. Vulnerabilität und Inkohärenz können demnach als etwas Dimensionales konzipiert werden (siehe Wendisch 2015). Aus psychotherapeutischer Sicht spielen dabei die Belastungs- und Emotionsverarbeitung sowie das resultierende Maß an Kohärenz zwischen impliziten Motiven und expliziten Zielen bzw. unterschiedlichen Grundbedürfnissen eine zentrale Rolle.

Ein bio-psycho-soziales Vulnerabilitäts-Stress-Bewältigungs-Modell auf der Basis der Anerkennung einer allgemeinmenschlichen Vulnerabilität könnte die Möglichkeit bieten, ein jeweils individuelles Verständnis des Zusammenspiels unterschiedlicher Faktoren zu berücksichtigen. Auch die Entstehung und Entwicklung der Vulnerabilität ist ein hoch komplexes Geschehen, das sich auf der Interaktion vieler verschiedener Variablen unterschiedlicher Ebenen entwickelt. So konzipiert, ist Vulnerabilität keine statische, determinierende Eigenschaft, sondern ein komplexer bio-psycho-sozialer Prozess.

Allerdings ist das Konzept der Vulnerabilität längst in einem medizinischen Krankheitsbild »untergegangen« und zu einer Art Bio-bio-bio-Modell geworden (Sharfstein 2005). In dieser insbesondere für psychotische Störungen gängigen Version wird das komplexe Geschehen reduziert auf eine genetisch bedingte und deterministisch konzipierte Anfälligkeit, die zu erhöhtem Stresserleben mit einem gestörten Hirnstoffwechsel (erhöhte Dopaminausschüttung) führt. Der »Psycho-Anteil« des Modells bleibt auf den abstrakten, umgangssprachlichen Stressbegriff beschränkt, der nicht weiter ausgeführt und in seiner individuellen Bedeutung vernachlässigt wird. Entsprechend bleiben die Reaktions- und Behandlungsmöglichkeiten stark auf die Medikamenteneinnahme und die Vermeidung von Stress, die Förderung der Compliance mit der Medikation und den Umgang mit der Erkrankung beschränkt. Andere Aspekte der Entwicklung und Behandlung psychotischer Erlebens- und Verhaltensweisen bleiben dann häufig unterberücksichtigt.

Die Phänomenologie des subjektiven Erlebens

Einen anderen Zugang für die Behandlung bietet das subjektive Erleben von Vulnerabilität. Viele Menschen mit Psychose-Erfahrungen können Vulnerabilität – oder alternative Bezeichnungen wie »Durchlässigkeit«, »Dünnhäutigkeit« oder »Feinfühligkeit« – mit ihrem Erleben in Verbindung bringen. Für sie korrespondiert »Vulnerabilität« mit einem Erlebenszustand, der mit der Psychose verknüpft ist, aber auch außerhalb akuter Psychosen erlebt werden kann. Dieses Erleben – manchmal auch nur ein Anklingen dessen oder das Wissen darum – kann mit der Gefahr einer drohenden Psychose assoziiert sein. Die so erlebte Vulnerabilität kann in ihrer Intensität variieren und sich auf verschiedene Bereiche des Erlebens beziehen, auf die ich im Folgenden näher eingehen möchte.

Erlebte Durchlässigkeit eigener Grenzen

Der Zustand der Dünnhäutigkeit oder Sensibilität kann mit einem Gefühl der Durchlässigkeit der eigenen Grenzen einhergehen sowie sich auf die inneren und äußeren psychischen Grenzen beziehen. Innere Ich-Grenzen werden verstanden als innerhalb des psychischen Binnenraums verlaufend zwischen bewussten und unbewussten Inhalten sowie zwischen Selbst- und Objektaspekten mentaler Repräsentationen (Northoff & Dümpelmann 2013, S. 18). Äußere Ich-Grenzen werden dagegen konzipiert als die Differenz zwischen Innen und Außen, zwischen Selbst und Welt, zwischen mentalen und physischen Zuständen (ebd.).

Zum einen scheinen die *inneren Grenzen* durchlässig zu werden, sodass »Unbewusstes« stärker und ungefilterter ins Bewusstsein drängt. Einige Menschen mit Psychose-Erfahrung beschreiben beispielsweise das Gefühl, in diesem Zustand von ihren Gefühlen, Wünschen oder anderen Empfindungen und inneren Eindrücken überflutet zu werden. Micaela Riepe (2016) benutzte einmal bei einem Vortrag das Bild, dass in der Psychose wie im Traum oder in einer Trance unendlich mehr Eindrücke aus dem Vor- und Unbewussten ins »Tagesbewusstsein« drängten. Da das Tagesbewusstsein normalerweise 20–40 Bits verarbeite, das Unbewusste aber elf Millionen, käme es zu einer Reizüberflutung, die die Verarbeitungskapazität bei Weitem übersteige.

Zum anderen bezieht sich die erlebte Durchlässigkeit auf die äußeren Grenzen, zwischen Innen und Außen, Eigenem und Fremdem, Selbst und Anderem. Menschen mit Psychose-Erfahrung beschreiben beispielsweise, dass sie es

schwierig finden, sich im Kontakt mit anderen als eigenständige, abgegrenzte Einheit zu erleben. Andere beschreiben, dass sie sich als durchlässig erleben und das Gefühl haben, zu zerfließen oder auszulaufen, sodass sich ihre Grenzen auflösen oder verwischen. Ein Klient schilderte etwa, dass er sich zwar auch allein (oder im vertrauten Umfeld seiner Familie) oft durchlässig fühle, dies aber in offenen sozialen Kontakten so unangenehm werde, dass er diese Situationen kaum lange auszuhalten in der Lage sei. Er könne sich dann nicht mehr als Einheit oder als abgegrenzt von anderen erleben, wisse nicht, wo er anfange oder aufhöre. Dies erlebe er als existenziell so bedrohlich, dass er soziale Situationen in bestimmten Phasen und Zuständen gänzlich vermeide.
Die Durchlässigkeit der eigenen Grenzen kann in ihrer Intensität und dem Bewusstseinsgrad variieren. So kommt sie etwa in bestimmten Phänomenen (Symptomen) der akuten Psychose zum Ausdruck, wenn beispielsweise Inneres ungefiltert nach außen dringt und als Vision oder Stimme Gestalt annimmt, innere Dialoge zu äußeren werden (wie bei Halluzinationen) oder eigenes Erleben und Verhalten als fremd empfunden wird wie bei Ich-Erlebnisstörungen oder auch Fremdbeeinflussungserleben (AG der Psychoseseminare 2013; siehe dazu auch Bock & Heinz 2016). Häufig lässt sich dies in Kontinuität bringen mit weniger extremen, nicht als psychotisch bewerteten Erlebensweisen, in denen die Differenzierung zwischen Selbst und Anderem, Bewusstem und Unbewusstem, Realität und Fantasie, Aktuellem und Vergangenem erschwert ist und die in unterschiedlichen theoretischen Konzepten als Muster der Beziehungsgestaltung, als Schutz- und Bewältigungsmechanismen oder Abwehrstrategien beschrieben sind.
In einem Zustand erlebter Durchlässigkeit der eigenen Grenzen kann sowohl das Alleinsein als auch der Kontakt zu anderen als unangenehm und bedrohlich erlebt werden.

Emotionale Verarbeitung von Erfahrungen

Einen weiteren wichtigen Aspekt des subjektiven Erlebens von Sensibilität stellt die emotionale Verarbeitung bzw. Regulation dar. Schon während einer akuten Psychose wird das emotionale Erleben häufig von Angst- und Panikgefühlen dominiert, wie es eine Patientin beschrieb: »Aber was schlimm ist, diese Angst. Angst, Angst, Angst, Angst!« Aber auch nach Abklingen einer akuten Psychose bleiben häufig Angstgefühle zurück. So kommen Patienten in die ambulante Psychotherapie häufig eher wegen »Panikzuständen« oder »sozialen Ängsten«. In der genaueren Betrachtung unterscheiden sich diese Ängste von den unter den jeweiligen offiziellen Diagnosebegriffen zusammengefassten Phänomenen – also den Panikstörungen (F 40, F 41) und den sozialen Phobien (F 40.1) –, auch wenn sie das Erleben der Patienten durchaus treffend beschreiben.

So findet sich bei psychose-erfahrenen Menschen häufig ein erhöhtes Angstniveau von besonderer Intensität, das sowohl permanent erhöht sein als auch insbesondere in sozial relevanten Situationen ansteigen kann. Frau A. versuchte mir das Extrem dieses Angstgefühls zu verdeutlichen, indem sie immer wieder von einer »existenziellen Panik« sprach. Im Vergleich mit anderen Menschen oder auch rückblickend nehme sie wahr, dass diese Angst durchaus »übertrieben« sei, möglicherweise nicht den Umständen entspreche, aber in dem Moment fühle es sich an wie eine Erschütterung bis auf die Grundfeste. Frau B. sprach von einem »inneren Feueralarm«, der »festgehakt« sei und nicht ausgeschaltet werden könne, sondern immer weiter Alarm melde.

Ein derartig existenzielles Panikgefühl wird auch in den folgenden, von Klientinnen verwendeten Metaphern deutlich: Es fühle sich an wie ein »gerade geborener, dann allein gelassener Säugling« oder »wie ein Embryo im Mutterleib, nur ohne Mutterleib«. Es geht also oft um ein existenziell erlebtes Panikgefühl, das im Gegensatz zu Panikstörungen oder sozialen Phobien nicht begleitet wird von Ängsten, ohnmächtig zu werden, umzufallen oder sich zu blamieren, sondern Betroffene beschreiben eher die Angst, sich aufzulösen oder nicht mehr zu existieren. Herr W. antwortete beispielsweise auf die Frage, was passieren würde, wenn er seine kognitiven Vermeidungsstrategien nicht mehr einsetzen würde: »Spontan hätte ich gesagt: Dann würde ich aufhören zu existieren.«

In der psychoanalytischen Literatur finden sich für diese extremen, identitätsbedrohenden Ängste Bezeichnungen wie »organismische Panik« (Pao 1979), »organismic distress« (Mahler u.a. 1975), »namenlose Angst« (Bion 1962, in Lempa u.a. 2016, S. 48) oder »apokalyptische Angst« (von Haebler 2015, S. 50).

Die Bedeutung veränderter emotionaler Erlebens- und Regulationsweisen bei Menschen mit Psychose-Erfahrung ist immer wieder betont worden (Ciompi 2015; Lempa u.a. 2016; Vauth & Stieglitz 2008; Wolf u.a. 2012). Dies kann sich sowohl in einer besonderen Sensibilität gegenüber intensiven Reizen im Sinne einer stärkeren emotionalen Reaktivität und intensiveren Stressreaktion zeigen als auch in der Schwierigkeit, emotionales Erleben zu erkennen, zu differenzieren und mithilfe selbstreflexiver Fähigkeiten zu regulieren (Kapfhammer, 2006; Lincoln u.a. 2015, 2018; Ludwig u.a. 2019; Vauth & Stieglitz 2008). Stattdessen zeigen sich eher passive emotionale Bewältigungsstrategien wie Vermeidung emotionsgeladener Situationen, Grübeln, Flucht in die Fantasie und verminderte Akzeptanz von Emotionen (LEMPA u.a. 2016, S. 38; VAUTH & STIEGLITZ 2008, S. 18). Intensive eigene Gefühle (und Konflikte) können sehr intensiv erlebt, in ihrer Intensität weniger reguliert und insgesamt schwer ausgehalten werden. Dies und potenziell gegensteuernde Tendenzen der Emotionsvermeidung können dazu führen, dass intensive Reize oft überwältigend und überflutend oder völlig distanziert erlebt bzw. gemieden werden (LEMPA u.a. 2016, S. 39). Hans-Peter KAPFHAMMER (2006, S. 29 f.) beschreibt eine gewisse Attraktivität von oder Tendenz hin zu innerseelischen Zuständen von globaler Schmerzfreiheit und mentaler Anästhesie bzw. zu einem nirwanaähnlichen Zustand des Erlebens, der »nicht nur eine Freiheit von negativen, sondern auch von positiven Emotionen und Vorstellungen« einschließe und der im auffälligen Kontrast zu den häufig »von starker Affektdynamik gekennzeichneten Zuständen« akuter Psychosen stehe.

Das extreme, panikartige Erleben kann auch in starkem Gegensatz zum Gefühls*ausdruck* der Betroffenen stehen, der gleichzeitig reduziert sein kann – unabhängig vom Ausmaß des Erlebens bzw. Vermeidens negativer Emotionen. Dieser in der klinischen Praxis häufig anzutreffende Gegensatz, dass Betroffene auf Nachfrage zwar von panikartigem Erleben berichten, dass dies aber nicht im Ausdruck vermittelt oder erkennbar wird, konnte von Inez MYIN-GERMEYS und Mitarbeitern (2000) in verschiedenen Studien belegt werden. Ein sehr flacher Affekt könnte demnach auch funktionale Aspekte zum Schutz vor Emotionsüberflutung haben oder eher ein Zeichen für einen verminderten Emotionsausdruck (und damit auch der reduzierten Emotionsregulation) statt für ein reduziertes Affekterleben sein (VAUTH & STIEGLITZ 2008). Die mögliche Diskrepanz zwischen einem fehlenden (blunten = abgestumpften) Emotionsausdruck bei gleichzeitig panikartigem emotionalem Erleben ist ein Aspekt, der bei der therapeutischen Arbeit berücksichtigt werden muss.

Bei manchen Menschen mit Psychose-Erfahrung kann es also dazu kommen, dass sie nach außen emotionslos und starr wirken, innerlich aber von einem extremen emotionalen Chaos oder auch heftiger Anspannung und Panik berichten. Andere wirken ebenfalls nach außen starr und emotionslos und berichten, gleichzeitig auch innerlich taub zu sein, keinen Zugang zu ihrem Erleben zu haben. Das überflutende, intensivere Erleben scheint sich eher auf negative emotionale Zustände und weniger auf positive Gefühle zu beziehen, wo doch lange Zeit von einer grundlegenden Anhedonie bei Menschen mit psychotischen Störungen ausgegangen worden ist. Auch wenn einige Studien durchaus ein weniger intensives und weniger variables Erleben bezüglich positiver Emotionen bei Menschen mit psychotischen Störungen fanden (Myin-Germais u.a. 2000), scheint eher die Vorfreude bzw. die *Antizipation* positiver Erfahrungen reduziert zu sein (»antizipatorische Anhedonie«) als der tatsächliche Genuss positiver Erfahrungen (Vauth & Stieglitz 2008, S. 23). Dieser Befund ist vor allem für die Aktivierung und Überwindung der Negativsymptomatik relevant, weil die antizipatorische Anhedonie einen negativen Einfluss auf die Annäherungsmotivation ausüben und damit zielgerichtetes, motiviertes Verhalten erschweren kann.

Im Bereich der Empathie zeigt sich – entsprechend der Durchlässigkeit innerer und äußerer Grenzen – eine erhöhte Ansteckbarkeit mit negativen Emotionen (Lehmann u.a. 2014), die durch eine fehlende Regulierbarkeit ebenso überflutend erlebt werden können. Empathieprobleme finden sich eher im kognitiven Bereich des expliziten Verstehens fremder Emotionen als im »Mit-Fühlen« fremdinduzierter Emotionen (Lempa 2016, S. 39).

In der Arbeit mit psychose-erfahrenen Menschen, die von einem existenziellen Panikzustand berichten, hat sich oft gezeigt, dass sich, wenn das Ausmaß dieses Panikzustands etwas herunterreguliert werden konnte, dahinter unterschiedliche Gefühle und weitere innere Anteile differenzieren lassen.

BEISPIEL Frau A. berichtete in einem Gespräch, sie sei am Morgen »schizophren« gewesen. Bei genauerem Nachfragen berichtete sie von »Panik und Ängsten«. Als wir noch mal genauer schauten, was dem »Schizophrenwerden« vorausgegangen war, zeigte sich, dass sie sich über ihren Partner geärgert hatte, dies aber automatisch zu »Masochismus« geführt hatte, das heißt, dass sie den Ärger gegen sich selbst richtete, sich Vorwürfe machte und selbst abwertete. Dies führte zu Selbstzweifeln und Versagensgefühlen sowie gleichzeitig zu Verlassenheitsängsten. ×

Es kann äußerst hilfreich sein, diesen Zustand zunächst als extremen Anspannungszustand zu verstehen, der Ausdruck intensiver Gefühle, innerer Spannungen und Konflikte ist, die wiederum genauer verstanden werden können. Dies korrespondiert mit dem Konzept der Inkonsistenzspannung aus der Schematherapie.

Selbst-Bewusst-Sein

Ein Aspekt der erlebten Sensibilität ist das veränderte Selbsterleben bzw. das reduzierte Selbst-Bewusst-Sein (im Sinne von »sich selbst bewusst sein«, »self-awareness«).

BEISPIEL In einem Interview zu Psychose- und Behandlungserfahrungen sagt Frau B. über sich: »Mir fehlt eben, wie gesagt ... es ist mein Lebensthema [...], dass mir irgend'n Kern fehlt in meinem Leben.« Der fehlende Kern wird in ihrer Selbstdarstellung zu einer Metapher für ihr sehr unsicheres Selbst- und Identitätsgefühl, dem der innere Halt (Selbstbewusstsein, Zutrauen, Orientierung) fehle, was auch implizit in der Art ihrer Selbstdarstellung zum Ausdruck kommt. Darin besteht eine grundlegende Selbstabwertung (als Versagerin) und ein fehlendes Zutrauen in die eigenen Fähigkeiten bei gleichzeitig erlebter Machtlosigkeit und wenig eigenem Handlungsspielraum (Dinge liegen außerhalb ihres Einflussbereichs). Sie selbst sucht beides in einem »äußeren Kern«, und zwar durch ihre Orientierung an Normen und Erwartungen. Vorgaben von außen, was als erfolgreich gilt, versucht sie zu entsprechen – um doch noch Anerkennung zu bekommen und insbesondere um sich selbst annehmen zu können. ×

Ein reduziertes Selbstbewusstsein deutet sich etwa an, wenn Menschen explizit beschreiben, dass sie über ihr emotionales Erleben keine Auskunft geben oder keinen Kontakt zu ihrem Erleben herstellen können. Aussagen darüber, was sie fühlen, empfinden, bedürfen oder sich wünschen, fallen dann schwer und können zu Überforderungserleben führen – was besonders schwierig ist, wenn es nicht explizit kommunizierbar ist und möglicherweise zusätzlich in einem Gegensatz zu sonst ausgeprägten intellektuellen Fähigkeiten steht.

BEISPIEL Frau C. beschrieb, dass bei ihr Kopf und Körper grundsätzlich abgetrennt voneinander seien, sie zwischen den beiden aber beispielsweise durch Sport eine Verbindung herstellen könne, während ihr Gefühlsleben ganz abgekoppelt, fehlend bzw. ohne Verbindung zu ihr sei. Sie beschrieb dies am Anfang der Therapie wie ein »weißes Blatt«, auf dem sich keinerlei Informationen befinden würden. Sie selbst bezeichnete dies als eine ihr »fehlende Eigendrehung«: Es fehle ihr ein inneres Informations- und Motivationssystem, an dem sie sich orientieren und das ihr Halt geben könne. In schwierigen Situationen führe das dazu, dass sie zu einer Art »Nacktschnecke« werde, sich also weit von sich selbst (ihrem »Schneckenhaus«) entferne und Informationen und Orientierung bei anderen suche. Wegen der ihr fehlenden »Eigendrehung« versuche sie dann, »um andere zu kreisen«, um Halt zu finden. ×

Auf ein reduziertes Selbstbewusstsein und eine damit einhergehende reduzierte Selbstreflexivität ist an verschiedener Stelle hingewiesen worden. Es beinhaltet Schwierigkeiten, eigene mentale Zustände wie Wünsche, Bedürfnisse, Gefühle,

Überzeugungen oder Motive zu erkennen und damit subjektive Quellen für das eigene Selbstkonzept zu identifizieren bzw. das eigene Erleben als Selbsterleben zu konfigurieren (LEMPA u.a. 2016, S. 22). Damit verbunden sind Schwierigkeiten, das eigene Verhalten danach zu interpretieren und valide Ursache-Wirkungs-Ketten zwischen Situationen, Gedanken, Gefühlen und Handlungen herzustellen, sodass die Fähigkeit, als Subjekt über sich selbst als Objekt zu reflektieren (Selbstreflexivität, reflexives Selbstbewusstsein), eingeschränkt sein kann (AUERBACH & BLATT 1996; LYSAKER u.a. 2006, 2010; SALVATORE u.a. 2012). John AUERBACH und Sidney BLATT (1996) erklären dies mit der Voraussetzung für ein reflexives Selbstbewusstsein, dass man ein subjektives und ein objektives Selbstbewusstsein erwerbe und diese beiden miteinander in Einklang bringe. Wenn das subjektive Selbstbewusstsein fehlt, sind die Personen stärker darauf angewiesen, wie andere sie sehen, das heißt, auch für das eigene Selbstbild orientieren sie sich vornehmlich an den Vorstellungen anderer über sie bzw. ihren Vorstellungen von den Vorstellungen anderer über sie. Dadurch entsteht wiederum eine größere Abhängigkeit von und Verletzlichkeit gegenüber den Sichtweisen anderer.

» Mangels eigener Selbstverständlichkeit im Leben suchen Menschen mit Psychosen oft weiterhin im Außen nach Sicherheit. Das ist verheerend, weil die Autonomie verloren geht, ein großes eigenes Fremdheitsgefühl und nicht zu ortende Bedrohung entsteht. Es kann dann eine Lösung sein, sich als Folge in eine ganz eigene Welt zu retten, in der man erst mal geschützt ist, weil sie niemand anders versteht, also auch keinen Zugriff hat. « (SCHULZ 2014, S. 5)

Was als erschwerter Zugang zum eigenen inneren Erleben anmuten mag, kann gleichzeitig einen kommunikativen Aspekt beinhalten. Das bedeutet, dass nicht nur das Wahrnehmen und Differenzieren des inneren Erlebens, sondern auch dessen Mitteilung nach außen erschwert ist, dass dies aber eine Funktion haben kann.

BEISPIEL 1 Herr D. wird, wenn wir darüber sprechen, wie er eine bestimmte Situation erlebt hat und was er empfand, manchmal sehr ruhig, schaut nach unten, braucht viel Zeit, um zu antworten, und wenn etwas schambesetzt ist, hält er sich manchmal die Hand vor das Gesicht, sodass ich seine Augen nicht mehr sehen kann. Erst mit der Zeit lerne ich, dass es dabei manchmal weniger darum geht, sich auf sein inneres Erleben zu konzentrieren, als um die Überlegung, *was* er mir davon *wie* mitteilen kann. Denn, wie er andeutet, nimmt er sich manchmal vor, mir von bestimmten Dingen in der Sitzung zu erzählen, und besonders dann kann es sein, dass wir eine ganze Sitzung lang gemeinsam nach Worten suchen, um zu verstehen, was für ihn so schwer mitteilbar scheint – manchmal deutet es sich erst in den letzten Minuten an, manchmal gelingt es auch gar nicht. ×

BEISPIEL 2 Frau E. und ich haben schon häufig über die verschiedenen Facetten davon gesprochen, dass sie oft geneigt ist, sich mit Sorgen um alle anderen zu beschäftigen, während ihr der Blick nach innen, der Fokus auf ihr eigenes Erleben sehr schwerfällt, besonders wenn es ihr nicht gut geht. Es kann dann eine Diskrepanz bestehen zwischen offensichtlichen Anzeichen dafür, dass es ihr nicht gut geht (Anspannung, Getriebenheit und berichteten Sorgen um andere), und ihrer Auskunft über ihr eigenes Befinden: »Da ist nichts. Wirklich. Mir geht es gut!« Als ich sie in einem Gespräch daran erinnere, dass wir ja schon in früheren Situationen die Erfahrung gemacht haben, dass es sich manchmal gelohnt hat, zu sehen, wie es ihr eigentlich gerade gehe, antwortet sie: »Ja, aber da ist nichts, in mir ist nichts ... obwohl ... eigentlich ist in mir ja immer sehr viel los ...« Sie komme nur manchmal gar nicht auf die Idee, es mitzuteilen. ×

Ähnlich wie beim Emotionsausdruck sind auch hier emotions- und beziehungsbezogene Aspekte und deren mögliche habituelle Schutzfunktion miteinander verwoben.

Die subjektiv erlebten Beeinträchtigungen des Selbsterlebens, der Affektregulierung und der erlebten Durchlässigkeit eigener Grenzen sowie die damit verbundene Art des In-Beziehung-Tretens hängen eng miteinander zusammen. Verschiedene entwicklungspsychologische Konzepte sowie Ergebnisse aus der Trauma- und Dissoziationsforschung können zum Verständnis der Entstehung dieser Beeinträchtigungen beitragen. Es wird angenommen, dass die Affektentwicklung eng mit der Entwicklung des Selbst und seiner Grenzen verbunden ist. Damit zusammenhängende Herausforderungen und Beeinträchtigungen sind nicht psychosespezifisch. Auch für die Entwicklung der individuellen Sensibilität kann die Interaktion zwischen Affektregulierung, Selbstgefühl, Selbst-Fremd-Differenzierung und Nähe-Distanz-Regulierung von Bedeutung sein, sodass Probleme der Affektverarbeitung eng verbunden sein können mit den Schwierigkeiten, sich selbst in Beziehung abgegrenzt von anderen zu erleben (Dümpelmann 2011).

Unter starkem emotionalem Stress können die psychischen Grenzen durchlässig werden, sodass es zu einer Überflutung mit inneren und äußeren Reizen kommt und Eigenes und Fremdes nicht mehr klar voneinander unterschieden werden können. Für Betroffene ist in einem solchen Zustand der Umgang mit anderen Menschen eine besondere Herausforderung, weil es schwierig erscheint, in Kontakt mit ihnen zu treten und sich selbst gleichzeitig als abgegrenzt und kohärent zu erleben. In einer Gruppentherapie für Menschen mit Psychose-Erfahrung formulierte einmal eine Gruppe am Anfang der Therapie das gemeinsame Anliegen so: »Wie kann ich in Beziehung treten, ohne dabei ganz verloren zu gehen?« Auch Gwen Schulz (2014, S. 3 f.) beschreibt dieses Ringen um Kontakt mit sich und anderen:

» Menschen mit Psychosen gelingt es nicht, in einer schützenden Eigenhülle immer wieder in Beziehung zu treten und sich zurückzuziehen. Es ist ein Ringen um Eigensein und Dazugehören, ein Grundbedürfnis von allen Menschen. Das Eigensein ist immer wieder gefährdet, weil es sich zu wenig traut, sich mit Anderen auszuprobieren. Und Dazugehören ist gefährlich, weil man sich selbst verloren geht. Und wenn Eigensein nur in der Psychose gelingt, ist das vielleicht eine Überlebensstrategie, aber Menschsein übt sich so nicht. Ich denke, es geht darum zu lernen, sich der Welt zu öffnen, ohne verloren zu gehen, sich zurückzuziehen und dabei ein Fenster zur Welt offen zu halten. «

Die hier zum Ausdruck kommende Spannung zwischen dem Wunsch nach Bindung und dem Wunsch nach Autonomie bzw. zwischen den jeweils damit verbundenen Ängsten vor zu viel Nähe oder zu viel Einsamkeit ist menschlich, die Balancierung für jeden eine Herausforderung (Bock & Heinz 2016). Für Menschen mit Psychose-Erfahrung kann die besondere Verletzlichkeit des Selbsterlebens zu einer erlebten Abhängigkeit von der Nähe anderer Personen führen, weil nur so Sicherheit erlebt wird. Der so enge Kontakt ist aber gleichzeitig bedrohlich, weil er zu einer immer stärkeren Entfremdung von der eigenen Person und zum Selbstverlust führt, was wiederum Rückzugs- und Schutztendenzen verstärken kann.

In psychodynamischen Theorien wird dies als existenzielles Dilemma zwischen selbst- und objektbezogenen Tendenzen konzipiert, das den Kern der »psychotischen Vulnerabilität« darstelle (Mentzos 2017). Stavros Mentzos beschreibt das von der Gruppe oben skizzierte Anliegen psychodynamisch so:

» Wie kann ich die mir lebensnotwendige Nähe, Wärme des Objekts und die Identifikationsmöglichkeiten mit ihm aufrechterhalten, zulassen und nutzen, ohne mein Selbst, meine Selbstidentität zu verlieren, ohne vom Objekt zerstört und verlassen, verworfen (oder nicht ›gesehen‹) zu werden? « (Mentzos 1992, S. 12)

Das Dilemma bestehe in der Unfähigkeit und Schwierigkeit, die Beziehung zu sich selbst – die eigene Identität – und gleichzeitig die Beziehung zu anderen aufrechtzuerhalten. Die allgemeinmenschliche Spannung zwischen Nähe und Distanz könne dann zu einem rigiden Konflikt werden, entweder nur im autistischen Rückzug (Isolation) auf sich selbst und unter Aufgabe der sozialen Bindung und Integration die eigene Identität zu bewahren oder aber sich vollständig in der Beziehung zu anderen zu verlieren, in der Verschmelzung vom Verlust der eigenen Identität und Existenz bedroht zu werden (Mentzos 2017). Jann E. Schlimme und Kolleginnen (2019, S. 18) sprechen vom »Dilemma von Dazugehören-Wollen und Eigenständig-sein-Wollen« als Motor der Psychose.

Variabilität erlebter Sensibilität

Viele Menschen mit Psychose-Erfahrungen beschreiben, dass das Ausmaß und die Intensität ihrer Sensibilität – bezogen auf die beschriebenen Aspekte des Erlebens eigener Grenzen, des emotionalen Erlebens und des Selbst-Bewusst-Seins – variieren können. Das Gefühl der Durchlässigkeit kann nur in bestimmten Extremsituationen auftreten oder durchgängig spürbar sein, es kann sich nur andeuten oder etwa mit einem Gefühl ankündigen, dass das »Eis« brüchig wird, es kann in Abhängigkeit vom Kontext variieren, es kann abgemildert werden oder zunehmen, sich in Symptomen ausdrücken oder im Gefühl der totalen Auflösung der Grenzen resultieren. Dabei wird auch deutlich, dass dieser Zustand beeinflussbar ist, dass es individuelle Dinge gibt, mit denen der Zustand verstärkt oder abgeschwächt werden kann.

Diese Erfahrung kann in der Therapie beispielsweise als Grundlage dafür genutzt werden, gemeinsam Strategien oder Handlungen zu erarbeiten, die zu einem sichereren und weniger dünnhäutigen Selbstgefühl beitragen. Der Fokus auf solche Aspekte fördert einen selbstfürsorglichen Umgang mit sich und kann verdeutlichen und erlebbar werden lassen, wo eigene Handlungsmöglichkeiten bestehen.

Genauso können aber auch Verhaltensweisen und Mechanismen bewusster erlebbar werden, die die entgegengesetzte Richtung fördern und Durchlässigkeits- oder Panikgefühle verstärken. Häufig wird deutlich, dass dieser Weg psychosenäher ist bzw. in die Psychose führen kann.

BEISPIEL Für Frau F. wurde deutlich, wie eng ihre »existenzielle Panik« und ihr »Nacktschneckenmechanismus« miteinander zusammenhingen. In

Situationen, in denen sie Panik erlebte, neigte sie dazu, »sich ganz weit von sich selbst zu entfernen«, indem sie sich ganz auf ein Gegenüber konzentrierte und gewissermaßen in seine Gefühlswelt eintauchte, also um den anderen kreiste. Sie beschrieb, dass sie zunehmend bewusster wahrnehmen konnte, wie sie in solchen Situationen »aus sich herausging und versuchte, sich mit dem anderen zu verbinden«. Auch wenn sie bemüht war, auf diese Weise Halt und Orientierung zu finden, verstärkte es ihr Gefühl der Halt- und Schutzlosigkeit – wie die Schnecke, die plötzlich merkt, dass sie sich ganz weit von ihrem Schneckenhaus entfernt hat, quasi zu einer Nacktschnecke geworden ist, und nun schutzlos ist und ganz weit weg von sich selbst.
Die zunehmende Halt- und Schutzlosigkeit hing für sie eng mit ihrem Psychose-Erleben zusammen. Frau F. entwickelte für sich eine Art Stoppmechanismus, mit dem sie in solchen Situationen – etwa im Kontakt mit anderen – diesen Impuls unterbrechen konnte und für einen kurzen Moment innerlich aus dem Kontakt ging, um sich auf sich selbst zu besinnen. Von diesem Punkt aus konnte sie dann den Kontakt wieder aufnehmen und gleichzeitig bei sich selbst bleiben. ×

Solche Strategien, die die aktuell erlebte Sensibilität verstärken, stellen zunächst nicht notwendigerweise bewusste Komponenten dar, in denen Sensibilität, Symptome und Bewältigungsversuche eng miteinander verwoben sind. Sich mit diesen Mechanismen genauer zu beschäftigen, kann allerdings helfen, einen aktiven Anteil bewusster werden zu lassen sowie dessen Funktion und Entstehungsbedingungen besser zu verstehen. Einen gewissen »aktiven« Anteil zu identifizieren, kann ein wichtiger Schritt sein, der mehr Selbstwirksamkeit, Einfluss und Kontrolle vermittelt.
Ebenso wie die Dünnhäutigkeit oder Durchlässigkeit variieren kann, kann auch das jeweils angenehme Maß an Durchlässigkeit variieren. Herr H. weist etwa darauf hin, dass der Umgang mit seiner Dünnhäutigkeit für ihn immer auch eine Gratwanderung sei, weil auch die für ihn erlebte Gegenseite – sich abzuschotten bzw. zu undurchlässig zu sein – unangenehm sei, wenn sie keinen Kontakt mit anderen mehr zulasse. »Vulnerabilität im Unterschied zur Dickfelligkeit markiert auch eine respektable Fähigkeit zur Sensibilität und einen durchaus schätzenswerten Zustand. Verletzbar zu sein schließt auch ein, berührbar zu sein« (Bock & Heinz 2016, S. 64).

Die (erlebte) Unvereinbarkeit unterschiedlicher Realitäten

Ein reduziertes Selbstbewusstsein oder ein schwer zugängliches Selbsterleben kann in den Erfahrungen psychotischer Menschen mit unterschiedlichen Konstellationen korrespondieren, in denen Erlebensweisen und Realitäten nicht miteinander vereinbar scheinen. Die Schwierigkeit, das eigene innere Erleben wahrzunehmen oder relevant für das aktuelle Geschehen zu erachten und auch mitzuteilen, kann im Kontakt mit sich oder anderen zu dem Eindruck führen, dass das Selbsterleben oder Selbstbewusstsein in unterschiedlichem Ausmaß abgetrennt vom sonstigen Erleben sei, wie ein anderer Modus, ein anderes Programm oder eine andere Realität.

BEISPIEL 1 Frau G. benutzt das Bild von einem Eisberg, bei dem nur die Spitze sichtbar wird, die sich in der Psychose als das »Schillern der Symptomatik«, im »Normalzustand« als der Funktionsmodus des »Funktionierens in Beziehungen« zeige. Sie selbst und andere würden dabei gar nicht sehen, dass darunter noch ein großer Eisberg ist. Dieser unter Wasser liegende Teil sei für sie nicht zugänglich gewesen und nur als Ahnung spürbar gewesen, dass es »eigentlich um etwas anderes geht« – das sie aber nicht habe fassen können. ×

BEISPIEL 2 Frau H., die ihr emotionales Erleben zu Beginn der Therapie als Leerstelle oder weißes Blatt ohne jegliche Informationen (»da ist nichts«) beschrieb, erlebte im Prozess der Therapie zunehmend, dass da zwar »was ist«, aber der Zugang dazu in unterschiedlichem Maße abgeschnitten oder behindert sein konnte – und sie selbst vielfältige Mechanismen habe, sich nicht nach innen, sondern nach außen zu orientieren. ×

Die starke Trennung unterschiedlicher Erlebensweisen korrespondiert mit der sich in der akuten Psychose für die Person selbst oft schmerzlich manifestierenden Erfahrung, dass die eigene Realität nicht mehr mit der gemeinsam geteilten Realität der anderen vereinbar ist. Während Psychosen sehr unterschiedlich erlebt werden und auch in der jeweils individuellen Psychose widerstreitende Erlebensweisen zum Ausdruck kommen, ist oft der Verlust sowohl der Selbst-Verständlichkeit der eigenen Erlebens- und Verhaltensweisen als auch der Fremd-Verständlichkeit und Mitteilbarkeit für andere besonders schmerzhaft. Ein Patient sagte etwa: »Das Schlimmste an der Psychose ist, dass keine Verbindung mehr möglich ist.« Manchmal wird diese Unvereinbarkeit schon während des akuten Erlebens spürbar, manchmal erst in der rückblickenden Erinnerung. Es scheint die undurchsichtige Krux der Psychose, dass Teile einer sonst verborgenen inneren Realität nur in dem leidvollen Ausnahmezustand

der Psychose zum Ausdruck kommen und damit in einer so verschlüsselten Form, dass sich die erlebte Unvereinbarkeit der unterschiedlichen Realitäten abermals bestätigt. Gerade diese »unverständlichen« Psychose-Erfahrungen können die Überzeugung verstärken, dass man den eigenen Erfahrungen nicht trauen kann und diese nicht mitteilbar sind.
Auch außerhalb akuter psychotischer Phasen scheint die erlebte Unvereinbarkeit unterschiedlicher Realitäten zuweilen fast der gewohnte, mehr oder weniger bewusste Normalzustand zu sein – einhergehend mit der manchmal nur in den akuten, kompromisshaften Ausnahmezuständen der Psychose verloren gehenden oder aufgegebenen Fähigkeit, sich in beiden Realitäten nebeneinander zu bewegen. Gerade die Gewohnheit oder Fähigkeit, trotz der erlebten Unvereinbarkeit der äußeren Realität mit dem inneren Erleben eine Anpassung an die äußere Realität zu ermöglichen, mag auch dem Phänomen, das etwas abfällig konnotiert als »Doppelte Buchführung« bezeichnet wird, zugrunde liegen.

Die Last der Verantwortung

Die erschwerte Zugänglichkeit zum inneren Erleben lässt sich aus der Perspektive des Vulnerabilitätskonzepts auf den ersten Blick gut verstehen, doch eine breitere Perspektive wird erst möglich, wenn man sich mit den individuellen Lebensgeschichten der Betroffenen beschäftigt. Manche haben schon in ihrer frühen biografischen Entwicklung (mehr oder weniger bewusst) die Erfahrung gemacht, dass das eigene Erleben mit der sozial geteilten, dominanten Realität nicht übereinstimmt, im Widerspruch damit stand oder als nicht mit ihr kompatibel schien. Dies kann zu der Überzeugung führen, den eigenen Erfahrungen und Erlebensweisen nicht trauen zu können, und zu mehr oder weniger bewussten »Entscheidungen« beitragen, dass es weniger schmerzlich ist, dies gar nicht mehr wahrzunehmen, als immer im Widerspruch zu leben – oder den damit einhergehenden sozialen Konsequenzen.

BEISPIEL 1 Herr I. hatte als Kind kaum Bezugspersonen um sich, die ihn verstanden, auf ihn eingingen oder sich für sein Erleben interessierten. Seine Mutter lebte in ihrer eigenen Welt, sein Vater für seinen Beruf. Er war schon als kleines Kind viel allein. Es schien kaum Möglichkeiten zu geben, darüber zu sprechen, wie sehr er darunter litt. Wenn er darüber sprechen wollte – auch rückblickend –, wurde ihm immer wieder gesagt, er habe doch alles, ihm ginge es doch gut. Auch damals wurden seine verzweifelten Versuche, sich mitzuteilen oder

Aufmerksamkeit zu bekommen, abgetan oder nicht verstanden. Er traute seiner eigenen Wahrnehmung immer weniger und zog sich zurück. In der Therapie erzählte er, als ich ihn nach seinem Befinden fragte, dass er, weil er sich immer wieder nicht verstanden fühlte, irgendwann aufgehört habe, darüber zu sprechen oder sich selbst dafür zu interessieren, wie es ihm ging. ×

BEISPIEL 2 Frau J. erzählte, dass es ihr in ihrer Familie abtrainiert worden sei, auf ihre Gefühle und Bedürfnisse zu achten, weil diese unerwünscht waren und kein Raum dafür war. Dies ging bis hin zum eigenen Körpererleben, was sie an einem Beispiel stellvertretend verdeutlichte: Beim Urlaub am Meer habe man von ihr erwartet, schwimmen zu gehen, egal, ob sie wollte oder das Wasser zu kalt empfand. Ähnlich wie in Bezug auf ihr Körper- und Temperaturerleben habe sie sich daher abgewöhnt, sich selbst wahrzunehmen. ×

BEISPIEL 3 Für Herrn K. folgte auf den frühen Tod seiner älteren Schwester eine Phase, in der beide Eltern durch ihre Trauer (und deren Bewältigungsversuche) nicht mehr für ihn verfügbar schienen. Er fühlte sich mit seiner eigenen Trauer und den damit einhergehenden Gefühlen überfordert und alleingelassen, gleichzeitig aber auch verantwortlich für das Leid seiner Eltern. Er hatte den Eindruck, dass er bloß keine zusätzliche Last sein dürfe. Er beschrieb es so, dass er sich eine »Camouflage-Technik« angewöhnt habe, mit der er sich an die Erwartungen und Gefühle der anderen anpassen konnte – und hinter der er seine eigenen Erlebensweisen, Gefühle und Bedürfnisse zurückstellte. ×

Die in dem Beispiel von Herrn K. anklingende erlebte Verantwortung spielt häufig eine große Rolle. Sie ermöglicht einen anderen Blick auf die Unvereinbarkeit unterschiedlicher Realitäten als die Perspektive der Vulnerabilität. Ich möchte dies an einem weiteren Beispiel verdeutlichen.

BEISPIEL Herr L. kam nach einem Klinikaufenthalt zu mir in die Psychotherapie. Sein Erleben war sehr stark von Halluzinationen, von Depression und Resignation gekennzeichnet. Er hatte die letzten knapp zehn Jahre fast wie in einem Traum in einer Welt aus Psychose, Krankheit, Rückzug und »Nebel« gelebt. Aufgrund einer Großmutter mit der Diagnose »Schizophrenie« und seines eigenen Cannabiskonsums während der Pubertät vor Ausbruch der ersten Psychose lief er unter dem Fokus »genetisch bedingte« Schizophrenie mit Auslöser Cannabiskonsum.

Allmählich erfuhr ich mehr über seine Lebensgeschichte: Der Vater war beruflich sehr erfolgreich, gleichzeitig schwerer Alkoholiker, »tyrannisch, diktatorisch, gewaltsam, cholerisch«. Er war zwar wenig zu Hause, aber wenn er es war, bestimmte seine Anwesenheit die Stimmung und Atmosphäre. Die Mutter war immer wieder schwer depressiv und vor allem nach Auseinandersetzungen mit dem Vater über lange Phasen in sich zurückgezogen. Sie sprach mit dem Sohn manchmal über Wochen nicht. Bis zu diesem Zeitpunkt fühlte sich Herr M. verantwortlich für das Befinden seiner Mutter und versuchte, sie emotional zu stabilisieren.

Zwar wurden sein eigenes Erleben und sein Leid in der schrittweisen Rekonstruktion dieser Bedingungen zunächst kaum spürbar, so näherten wir uns diesen im Verlauf der Therapie dennoch langsam an. Später erzählte er mir, dass ein Freund der Familie in Herrn L.s Pubertät und zur Zeit seiner ersten Psychose mal gesagt habe, dass, hätte man ihm früher etwas angemerkt, er vielleicht auch früher Hilfe erhalten hätte. Er habe immer so »normal« gewirkt. Rückblickend korrespondierte diese Wahrnehmung mit seinem Erleben zu jener Zeit, als es eine starke Diskrepanz zwischen äußerlicher Fassade und seinem inneren Erleben gegeben hatte, die er aber nicht habe überwinden können. Es wurde auch deutlich, welche Kraft und Anstrengung er auf sich genommen hatte, um die äußere Realität, den Schein der Normalität der gut situierten Familie aufrechtzuerhalten und gleichzeitig das System zu stabilisieren – auf Kosten seines eigenen Erlebens, seiner eigenen Realität, seiner Entwicklung bis hin zu seiner Vitalität und Integrität. ×

Themen von Verantwortung für und Schutz vor einer dominanten Realität spielen in psychotischen Reaktionen häufig eine Rolle. Möglicherweise sind die Verantwortungsübernahme und das Festhalten daran auch mit dem Wunsch verknüpft, von dem System noch etwas zu bekommen, was es schon früher nicht geben konnte. Häufig korrespondiert die Verantwortungsübernahme in der Begegnung mit psychose-erfahrenen Menschen mit einer erlebten Diskrepanz: Da sind einerseits die Betroffenheit und der Respekt all den Erfahrungen gegenüber, die sie erlebt, ausgehalten und ertragen haben, und andererseits die Verwunderungen darüber, wie wenig von dem damit einhergehenden Leid von ihnen (anderen gegenüber) ausgedrückt wird.

Die Einbeziehung der Perspektive der Verantwortung und die damit verbundene Last machten deutlich, dass das Konzept der Vulnerabilität für die Erklärung einer psychotischen Reaktion nicht ausreicht, weil es einseitig den Blick auf eine wie auch immer geartete Verletzlichkeit des Individuums richtet. Diese Perspektive findet sich beispielsweise in dem systemischen Konzept des »Symptomträgers« oder der systemstabilisierenden Funktion des Symptoms wieder und macht deutlich, wie wichtig es ist, auch systemische Fragen zu berücksichtigen. Außerdem ermöglicht sie, die Fähigkeiten, Stärken und Funktionen zu sehen, die darin zum Ausdruck kommen: die hohe Sensibilität für die Empfindungen und Nöte anderer sowie die Anpassungsfähigkeit an Bedingungen, die den eigenen Erlebensweisen und Bedürfnissen zuwiderlaufen, und zwar bis hin zur Dissoziationsfähigkeit. Die Anstrengungen und die Stärke, ein (familiäres) System zu stabilisieren, eine dominante Position oder Realität zu schützen und zu stützen – all das haben diese Menschen häufig geleistet, und zwar um den Preis der eigenen Entwicklung, der eigenen Bedürfnisse und Wünsche, ja der eigenen Lebendigkeit und Vitalität.

So kann die in manchen Psychose-Erfahrungen zum Ausdruck kommende Verantwortung für die Rettung der Welt (als Gott, Heiland, Messias) nicht nur als Ausdruck eines grandiosen Gegenentwurfs zu einem sonst negativen Selbstbild verstanden werden, sondern auch als Ausdruck der enormen Verantwortung (und Kraftanstrengung), die der Mensch tatsächlich auf seinen Schultern lastend erlebt. Und es wird auch deutlich, dass, wer die Last der Welt auf seinen Schultern trägt, erst Verantwortung abgeben muss, bevor er sie für sich selbst übernehmen kann.

Damit wird klar, dass die Annahme einer besonderen Sensibilität zutreffend sein, dass diese Verletzlichkeit jedoch nicht als ein isolierter und schon gar nicht als biologisch ursächlicher Faktor betrachtet werden kann, sondern dass wir genauer fragen müssen, woraus die Vulnerabilität biografisch resultiert und welche systemerhaltenden Funktionen sie in der Vergangenheit, aber auch noch in der Gegenwart übernimmt. So kann auch die Vulnerabilität Ansatzpunkte für die Psychotherapie liefern.

Daneben ist zu berücksichtigen, dass die Verwendung des Begriffs der Vulnerabilität oder »erlebten Vulnerabilität« für dieses Phänomen immer den Konflikt eingeht, dass er einerseits zwar in seiner Grundbedeutung stimmig sein kann, andererseits aber zu sehr von der Einbindung in das oben erwähnte biomedizinische Krankheitsverständnis geprägt und mit pathologisierenden und stigmatisierenden Konsequenzen verbunden ist. Die Verwendung dieses Begriffs im psychotherapeutischen Setting beinhaltet die Gefahr, diese mit ihm assoziierten Diskurse festzuschreiben und deren Einfluss auf das individuelle Selbst- und Psychoseverständnis zu unterschätzen. Eine Möglichkeit zur Reformulierung kann sein, individuelle Bezeichnungen zu suchen, die mit dem Erleben der Person assoziiert sind und der Komplexität der subjektiven Erfahrungen gerechter werden. Eine Klientin sagte beispielsweise, Vulnerabilität bedeute für sie, »beeindruckbar von der Welt zu sein«.

Bedeutung des Schematherapiekonzepts für die Psychosenpsychotherapie

Das Schematherapiekonzept ist ein Beispiel für einen integrativen, biografie- und emotionsorientierten Ansatz der sogenannten dritten Welle der Verhaltenstherapie. Im Folgenden sollen dieses Konzept und dessen Ausdifferenzierung und Weiterentwicklung bei Martin WENDISCH (2015, 2018) in seinem transnosologischen Ätiologiemodell skizziert und sein Beitrag zum Verständnis von Psychosen aufgezeigt werden.

Das Schematherapiekonzept

Die der Schematherapie zugrunde liegende Theorie kann als ein therapeutisches Integrationsmodell verstanden werden (ROEDIGER 2010). In ihr werden Erkenntnisse aus der Forschung (von der Grundlagen- und Psychotherapieforschung über die Neurobiologie bis hin zur Traumaforschung) und Theorien unterschiedlicher Therapieschulen einbezogen und konzeptuell integriert. Dieser theoretische Ansatz geht davon aus, dass sich sowohl intensive, lang anhaltende als auch wiederholte, emotional bedeutende Erfahrungen als Schemata (oder als neuronale Erregungsbereitschaften) in das Nervensystem einprägen, die dann Wahrnehmungs- und Informationsverarbeitungsprozesse sowie das Verhalten steuern (ROEDIGER 2009, S. 9).
Schemata sind grundsätzlich durch frühe Lebenserfahrungen gebildete komplexe neuronale Muster und enthalten Erinnerungen, Emotionen, Körperempfindungen und Kognitionen (Grundüberzeugungen und Glaubenssätze über die Welt, sich selbst und andere Menschen). Sie aktivieren entsprechende Handlungsimpulse, also interpersonelle Verhaltensweisen, Beziehungsmuster und Bewältigungsstrategien. Schemata können somit als »Niederschlag früherer Beziehungserfahrungen« (ebd., S. 6) oder in Anlehnung an Bowlby als »innere Arbeitsmodelle« (YOUNG u.a. 2005, S. 93) verstanden werden, die zukünftige Erfahrungen durch Erwartungshaltungen und selektive Verarbeitungsprozesse organisieren.

Schemata laufen automatisiert und damit im impliziten Funktionsmodus ab, ohne dass sie bewussten, kognitiven Reflexionsprozessen unterzogen werden. Eine Schemaaktivierung stellt eine unmittelbare, präkognitive Bewertung eines Stimulus vor dem Hintergrund unserer individuellen biografischen Erfahrungen dar. Normalerweise dienen Schemata dazu, unsere Orientierung in der Welt zu erleichtern und schnellere, automatisierte Handlungsbereitschaften zu ermöglichen. Sie entstehen durch emotional bedeutsame Erfahrungen. Bedeutsam werden Erfahrungen durch ihre Relevanz für die Befriedigung oder Verletzung der psychischen Grundbedürfnisse des Menschen. Klaus Grawe spricht von motivationalen Schemata, da sie die Mittel darstellen, »die das Individuum im Lauf seines Lebens entwickelt, um seine Grundbedürfnisse zu befriedigen und vor Verletzung zu schützen« (Grawe 2004, S. 188). Dementsprechend können sich annähernde – auf die Befriedigung eines Bedürfnisses ausgerichtete – oder vermeidende Schemata ausbilden.

In einem auf die Befriedigung der Grundbedürfnisse ausgerichteten Umfeld aufzuwachsen führt dazu, dass ein Mensch vornehmlich Annäherungsschemata, positive Ziele und Erwartungen sowie ein differenziertes Verhaltensrepertoire zu deren Realisierung entwickelt. »Wächst ein Mensch dagegen in einer Umgebung auf, in der die Grundbedürfnisse immer wieder verletzt, bedroht oder enttäuscht werden, entwickelt er Vermeidungsschemata, um sich vor weiteren Verletzungen zu schützen« (ebd.). In ihrem Entstehungskontext können Vermeidungsschemata durchaus adaptiv sein, im Sinne einer bestmöglichen Überlebensstrategie unter den gegebenen Bedingungen, später aber einer positiven Bedürfnisbefriedigung im Weg stehen, weil sie auf Situationen generalisiert und in Situationen aktiviert werden, die eigentlich eine Bedürfnisbefriedigung ermöglichen könnten. Jeffrey Young und Mitarbeiterinnen (2005) sprechen daher von frühen maladaptiven Schemata, die eine »emotionale Wunde bzw. Vulnerabilität« bedeuten (Roediger 2018, S. 31).

Die zu einem maladaptiven oder beeinträchtigenden Schema gehörenden Bewältigungsreaktionen dienen also vornehmlich dazu, die Wiederholung der dem Schema zugrunde liegenden negativen Erfahrung zu verhindern. Solche kompensatorischen Bewältigungsmechanismen beinhalten rigide Muster der Bedürfnis-, Emotions- und Beziehungsregulation. Während adaptive Schemata es erleichtern, zwischen verschiedenen Bewältigungsreaktionen flexibel wechseln und diese situativ unterschiedlich einsetzen zu können, gehen maladaptive Schemata häufig mit starr eingesetzten, rigiden Bewältigungsstilen einher, die die Reaktionsflexibilität im Erwachsenenalter stark einengen und dazu führen können, dass die Grundbedürfnisse nicht mehr ausreichend befriedigt werden (ebd., S. 39).

Hilfreich kann die Metapher sein, dass die negative emotionale Erfahrung eine Art »emotionale biografische Katastrophe« darstellt, deren Wiederholung und Wiedererleben durch die Bewältigungsmechanismen im Hier und Jetzt verhindert werden sollen. Unbewusst dienen diese Strategien gewissermaßen dazu, im Hier und Jetzt eine emotionale Erfahrung zu verhindern, die eigentlich in einem anderen Kontext und unter anderen Bedingungen schon stattgefunden hat und vergangen, nicht aber verarbeitet ist. Aus Sicht der Schematherapie entwickelt sich die Persönlichkeitsstruktur eines Menschen als Anpassungsleistung an seine Lebensbedingungen, die darauf abzielt, eine unter den gegebenen Bedingungen bestmögliche Befriedigung sowie den Schutz der Grundbedürfnisse und Sicherstellung innerer Konsistenz (»Stimmigkeit« bei Grawe) herzustellen.

Ausgangspunkt für die Entwicklung beeinträchtigender Schemata sind wiederholte, mit einer Verletzung von Grundbedürfnissen verbundene, schmerzliche sozial-emotionale Erfahrungen, die mit intensiven emotionalen (Ohnmacht oder Wut) und körperlichen Reaktionen verbunden sind. Besonders sensibel für den Einfluss solcher Stressbelastungen ist die Entwicklung etwa in der (frühen) Kindheit und in der Jugend. Wie sich solche Belastungen auf die weitere Entwicklung auswirken, hängt von den persönlichen und sozialen Möglichkeiten zur Emotionsverarbeitung ab (Wendisch 2015). Während emotionale Erfahrungen mit normalem oder mittlerem Erregungspotenzial bzw. Stress eine Herausforderung darstellen, deren Verarbeitung mit einem Entwicklungszuwachs verbunden sein kann, kann es bei sehr hohem Stress zu einer inkohärenten Abspeicherung kommen, bei der die verletzende Erfahrung nur im impliziten Körpergedächtnis und im visuell-episodischen Gedächtnis abgespeichert wird, nicht aber oder nur unzureichend im expliziten semantisch-kognitiven autobiografischen Gedächtnis (unzureichende Repräsentanz oder Mentalisierung, ebd., S. 200 ff., auch S. 76 ff.). Es entwickelt sich somit emotional ein »wunder Punkt« (chronisch belasteter inkohärenter Selbstwert), der aber durch seine fehlende kognitive Verarbeitung und Repräsentanz nicht »wahrgenommen« werden kann und somit einen »blinden Fleck« im Selbstbild und der Selbstwahrnehmung darstellt (ebd.).

Die Möglichkeiten der Verarbeitung hängen aber nicht nur von individuellen psychobiologischen Faktoren ab, sondern auch von der Verfügbarkeit *sozialer Unterstützung,* etwa durch zentrale Bindungspersonen, die koregulativ in die Verarbeitung der emotionalen Belastung eingreifen (Wendisch 2018).

Über soziales Biofeedback können Bezugspersonen – auch nachträglich – die Verarbeitung einer emotionalen Erfahrung unterstützen und korrigierende emotionale Erfahrungen ermöglichen.
Können solche Belastungen nicht unmittelbar oder nachträglich verarbeitet und integriert werden, wirken sie sich als beeinträchtigende Schemata (oder »abgekoppelte Ohnmachtserfahrungen«, WENDISCH 2015, S. 201) auf die weitere Entwicklung aus. Die beeinträchtigenden Schemata stellen somit sich wiederholende Erlebnismuster dar, die primär implizit abgespeichert sind und situativ oder reflexhaft erneut aktiviert werden können. Eine solche Schemaaktivierung kann mit heftigen emotionalen und körperlichen Reaktionen einhergehen: »Aufweichen der Grenzen zwischen Innen und Außen, Verlangsamung des Zeiterlebens bis zum Stillstand, durch ›Zeitlosigkeit‹ auch Verlust der Unterscheidung Vergangenheit/Gegenwart, primäre heftige Gefühle von Angst, Schmerz oder Wut (verletzter ›Kind‹-Anteil), sekundäre Gefühle von Ohnmacht, Hilflosigkeit, heftige Körperreaktionen, Drang zu handeln (Kämpfen, Flüchten) oder Erstarrung (Schutzanteil)« (ebd., S. 202). Das Erleben der aktuellen Situation wird dann durch das »alte« Erlebnismuster bestimmt.
Durch die Heftigkeit der emotionalen Erregung und die begleitende Hier-und-jetzt-Qualität des Erlebens wird allerdings die kognitive und sprachliche Einordnung als (vergangene) biografische Erfahrung blockiert und ein dem alten Muster entsprechendes defensives Schutz- bzw. Bewältigungsverhalten aktiviert. Es kommt zur Verwendung des an die primäre Belastung gekoppelten Bewältigungsverhaltens, das im Sinne einer Pseudobewältigung zwar zur Spannungsreduktion verhilft, aber keine tatsächliche Bewältigung im Sinne einer Korrektur oder Transformation der verletzenden Ohnmachtserfahrung ermöglicht. Solche Bewältigungsmuster gehen, wenn sie überdauern, in die Persönlichkeitsentwicklung über. Die Persönlichkeit hat damit gleichzeitig produktiven Bewältigungs- und Ressourcen- (Stärken, Fähigkeiten) sowie defensiven Schutzcharakter im Hinblick auf die Verletzlichkeit des Selbst (WENDISCH 2018).
Diese Verletzlichkeit stellt ein allgemeines Merkmal des Menschen dar, das aus der mehrdimensionalen Struktur menschlicher Verarbeitungsmodi und der damit einhergehenden Dynamik und Heterogenität erwächst. Diese stellt aber nicht nur die Grundlage für eine gewisse Vulnerabilität in der Grundkonstitution des Individuums dar, sondern eben auch für sein Entwicklungs- und Wachstumspotenzial. Anhand der unterschiedlichen Verarbeitungsmodi – oder Selbststrukturen – des Menschen konzipiert Martin

WENDISCH (2015, S. 61) diese Verletzlichkeit des Selbst als ein Kontinuum der Belastungs- und Emotionsverarbeitung. Dieses Kontinuum beschreibt, ob und wieweit emotionale Belastungen bis hin zu lebensbedrohlichen Erfahrungen verarbeitet und integriert werden (konnten), und reicht von der grundsätzlichen Verletzbarkeit des Menschen über Inkohärenz bis hin zur Fragmentierung und Dissoziation.

Der in der primären Ohnmachtserfahrung angelegte und im Schema internalisierte Konflikt wird durch die kompensatorischen Bewältigungsmechanismen allerdings nicht gelöst oder integriert, sondern es kommt lediglich zu einer kurzfristigen Entlastung bzw. Reduktion der Konfliktspannung, während langfristig die Selbstentfremdung und ein mangelndes Gespür für die eigenen Bedürfnisse zunehmen können. Klaus GRAWE (2004) beschreibt dies genauer in seiner Konsistenztheorie: Er nimmt an, dass es eine Art neurobiologisches Überwachungssystem (Komparator) für die Konsistenz gibt und dass normalerweise unbewusst ablaufende Prozesse dann ins Bewusstsein kommen, wenn Inkongruenz und Inkonsistenz auftauchen, um diese bewussten Regulationsprozessen zu unterziehen.

Gleichzeitig stellt auch die aktivitätsabhängige antagonistische Hemmung einen wichtigen Mechanismus der Konsistenzsicherung dar. Durch sie werden bedrohliche oder inkongruente Inhalte zeitweise aus dem Bewusstsein ferngehalten, um konzentrierte Handlungen im Sinne bewusst verfolgter Zielhierarchien zu ermöglichen und gegen konsistenzgefährdende, ablenkende Reize abzuschirmen. Diese Fähigkeit des Menschen kann dann zum Problem werden, wenn die Fernhaltung oder Verdrängung bedrohlicher Wahrnehmungen nicht mehr nur zeitweise, sondern habituell erfolgt und es somit zu einer Dissoziation der im expliziten und impliziten Modus ablaufenden Prozesse kommt. Dies führt dazu, dass es keine bewusste und damit hemmende bzw. beruhigende Auseinandersetzung mit den bedrohlichen Inhalten mehr gibt, sondern es zu einer andauernden, nicht bewussten Erhöhung des Inkonsistenzniveaus kommt (mit Überaktivierung des Angstschaltkreises und Dysregulation negativer Emotionen).

Die erhöhte, wachsende oder anhaltende Inkonsistenzspannung stellt einen negativen Anspannungszustand dar, der aber schwer fassbar ist, weil er aus Vorgängen resultiert, von denen die Person kein klares Bewusstsein hat (ebd., S. 323). Der Anspannungszustand resultiert also daraus, dass miteinander unvereinbare Prozesse aktiviert sind, die für die motivationalen Ziele von hoher Relevanz, aber in der Regel in diesem Moment nicht bewusst repräsentiert sind (ebd.). Die resultierende, wachsende Inkohärenz zwischen expliziten

und impliziten Bedürfnissen kann auch als (chronischer) Stress bezeichnet werden, der nicht bewältigbar ist, etwa weil er nicht bewusst repräsentiert ist. Julius Kuhl (2001) spricht auch von »verborgenen Stressoren« (S. 989).
Die Entwicklung einer symptomatischen Störung wird dann als erweiterter, nicht bewusstseinspflichtiger Schutz- und Bewältigungsversuch verstanden, der ausgelöst wird, sobald die bis dahin entwickelten kompensatorischen Bewältigungsstrategien überfordert sind und die innere Konsistenz nicht mehr aufrechterhalten werden kann. Auslösend dafür können neben dem Anstieg der Inkohärenzspannung chronischer Stress bzw. verborgene Stressoren, innere oder äußere Veränderungen, Anforderungen oder zusätzliche Belastungen sein, durch die der Konflikt erhöht oder reaktiviert wird.
In der Folge kommt es zu (in der Regel ebenfalls nicht bewusst reflektierten) »verzweifelten Versuchen«, Kontrolle über diesen Zustand zu bekommen, um die Spannung doch noch zu reduzieren. Dies sind die weitergehenden, potenziell symptomatischen Bewältigungs- oder Anpassungsversuche. In dem Zustand erhöhter Lernbereitschaft durch die starke Inkonsistenzspannung werden auch jene Mechanismen gelernt, die kurzfristig zu einer Reduktion führen, langfristig aber einer adaptiven Form der Bewältigung und dem Lernen neuer adaptiver Formen der Bedürfnisbefriedigung (und damit nachhaltigen Reduktion der Inkonsistenzspannung) entgegenstehen. Alle psychischen Störungen enthalten daher Teilkomponenten, die der Inkonsistenzreduktion dienen, das heißt, dass sie gelernt und aufrechterhalten werden, weil sie kurzfristig die Spannung reduzieren, auch wenn dies auf eine Weise geschieht, die langfristig nicht zu einer besseren Bedürfnisbefriedigung beiträgt bzw. das zugrunde liegende Inkonsistenzproblem und den Bedürfniskonflikt nicht tatsächlich löst. Analog können kognitive und behaviorale Symptome psychischer Störungen anteilig als dysfunktionale Versuche zur Anspannungsreduktion oder dysfunktionale Emotionsregulationsversuche verstanden werden, etwa wenn selbstverletzendes Verhalten eingesetzt wird, um Anspannungszustände zu reduzieren oder negative Gefühle zu vermeiden.
Für psychotische Symptome sind diese instrumentellen Komponenten vor allem in psychodynamischen Theorien beschrieben worden (Hartwich & Grube 2015; Mentzos 2017). Auch psychotische Symptome können demnach (teilweise) als Bewältigungsversuch einer unaushaltbaren inneren Anspannung verstanden werden, die als extrem bedrohlich erlebt wird, für die es aber gleichzeitig keine bewusste Repräsentation und damit keine Basis für eine bewusste Auseinandersetzung und »reflektierte Bearbeitung« gibt.

Inkonsistenzspannung und deren Reduktion haben damit eine zentrale Bedeutung für die Aktualgenese psychischer Störungen und deren Selbstaufrechterhaltung (GRAWE 2004).

Schemaaktivierung und psychotisches Erleben

Das Schematherapiekonzept bietet einen möglichen Zugang und Blick für das Verständnis menschlicher Erlebens- und Verhaltensweisen allgemein und symptomatischer Störungen als Ausdruck einer nicht anders zu bewältigenden Krise im Besonderen. Es bezieht sich auf den Menschen in seinem individuellen Gewordensein, mit seinen individuellen Empfindungen, Erfahrungen, Widersprüchen und Konflikten. Dieses Grundverständnis ermöglicht es, als symptomatisch bewertete Erlebens- und Verhaltensweisen in einer Kontinuität mit nicht als symptomatisch bewerteten menschlichen Erlebens- und Verhaltensweisen zu sehen.

Letztendlich ist es in der Therapie weniger bedeutend, ob eine menschliche Ausdrucksweise als Symptom bewertet und als welches Symptom sie benannt wird, sondern vielmehr dessen individuelle Bedeutung im aktuellen Erleben und im biografischen Gewordensein der Person zu verstehen. Zum einen können auch nicht als symptomatisch bewertete individuelle Erlebens- und Verhaltensweisen aus dieser Perspektive als beeinträchtigend (oder »maladaptiv«) angesehen werden – etwa wenn sie so rigide auftreten oder eingesetzt werden, dass sie die Befriedigung bestimmter Bedürfnisse zugunsten einer Fokussierung anderer Bedürfnisse verhindern. Oder wenn beziehungssichernde oder sich anpassende Beziehungsmuster fast ausschließlich und automatisiert eingesetzt werden auf Kosten von Selbstbehauptung und/oder Abgrenzung. Zum anderen können auch bei Symptomen aktive oder funktionale Aspekte deutlich werden – etwa in Form von Schutz- oder Bewältigungsversuchen.

Aus dieser Perspektive kann auch psychotisches Erleben als etwas verstanden werden, in dem gleichzeitig unterschiedliche Erfahrungsanteile und -hintergründe zum Ausdruck kommen, etwa:

- eine Reaktivierung schmerzlicher Erfahrungen,
- damit einhergehende abgekoppelte Ohnmachtserfahrungen (bis hin zu traumatischen Erfahrungen),

  - damit wiederum verbundene, dissoziiert oder fragmentiert abgespeicherte körperliche oder emotionale Reaktionen,
  - darin beinhaltete schmerzliche Beziehungserfahrungen;
- Anpassungsversuche an die damaligen Bedingungen
  - in Form von kompensatorischen Bewältigungsversuchen mit Schutzfunktion,
  - als Ausdruck konstruktiver Lösungsversuche mit Bedürfnis- und Wunschanteilen,
  - die sich wiederum in habituell und automatisiert eingesetzten Fertigkeiten festschreiben auf Kosten der Weiterentwicklung anderer Kompetenzen;
- eine Aktualisierung biografisch bedingter Entwicklungshürden
  - mit chronisch und/oder akut verletzten Grundbedürfnissen und damit einhergehender Konflikt- und Inkonsistenzspannung,
  - mit der Chance, der Entwicklung neuer Bewältigungsmöglichkeiten und damit einhergehenden neuen Erfahrungen Raum zu geben;
- damit verbundenen aktuell schwierigen, konflikthaften Bedingungs- und Beziehungsgefügen.

Dies alles zu konstatieren, ermöglicht es also, »Symptome« in einer Kontinuität mit anderen Erlebens- und Verhaltensweisen zu sehen sowie den darin beinhalteten Ausdruck bisheriger Erfahrungen und sich darin entwickelter Reaktionsweisen. Ein solcher Blick kann bei der Wahrnehmung bzw. Bewusstwerdung der unterschiedlichen Anteile und deren Differenzierung helfen sowie den sich daraus ergebenden Möglichkeiten zur Realisierung der beinhalteten Veränderungsimpulse zu mehr Aufmerksamkeit verhelfen. Das Verstehen individueller Symptome ist damit nicht lediglich eine »nette«, weil »menschliche« Grundhaltung, kein Selbstzweck oder isoliertes Therapieziel, sondern bietet einen möglichen Zugang zu den darin zum Ausdruck kommenden Schwierigkeiten, Konflikten und Belastungen.

Versteht man bestimmte Symptome beispielsweise als Ausdruck (kognitiver) Prozesse, die die Aufmerksamkeit binden und den Zugang zum emotionalen Erleben blockieren, wird deutlich, dass es primär nicht darum geht, den Inhalt durch kognitive Umstrukturierung zu verändern, sondern sich vielmehr mit der Aufmerksamkeitsfixierung bzw. der Blockade des emotionalen Erlebens und ihrer individuellen Bedeutung zu beschäftigen.

Bedeutung des Schematherapiekonzeptes für das Verstehen erlebter Sensibilität

In der Schematherapie wird von einer grundsätzlichen menschlichen Anfälligkeit und Verletzbarkeit ausgegangen, die durch die »strukturelle Heterogenität« des Menschen entsteht, welche gleichzeitig die Grundlage für sein enormes Entwicklungspotenzial liefert. Das Ausmaß der individuellen Verletzlichkeit wird als dynamisches und hochkomplexes Wechselspiel unterschiedlicher Faktoren konzipiert, wobei der Fokus für die Psychotherapie auf der Verarbeitung (früher) emotionaler Belastungen bis hin zu traumatischen Erfahrungen und deren Entwicklungslinie bis in die Gegenwart bzw. zur Entstehung einer symptomatischen Störung liegt.

Diese Perspektive ermöglicht es, auch die besondere Sensibilität von Menschen mit Psychose-Erfahrungen in Kontinuität sowohl mit dieser allgemeinmenschlichen Verletzlichkeit als auch mit deren individueller biografischer Entwicklungslinie und der darin beinhalteten Belastungs- und Emotionsverarbeitung zu sehen. »Vulnerabilität« bleibt damit kein abstraktes, deterministisches und unveränderliches Merkmal, sondern kann zu einem konkreten Ansatzpunkt für die Psychotherapie werden, die etwa über den Zugang zu belastenden emotionalen Erfahrungen und deren Verarbeitungsgeschichte zur Stärkung weniger entwickelter Resilienzfaktoren beitragen kann.

Auch die besondere Sensibilität psychose-erfahrener Menschen kann im Zusammenhang gesehen werden mit der potenziellen Reaktivierung abgekoppelter Ohnmachtserfahrungen, deren Verwobenheit mit kompensatorischen Bewältigungsstrategien insbesondere bezüglich der Bedürfnis-, Emotions- und Beziehungsregulation sowie mit der damit einhergehenden Inkonsistenzspannung. Auf diese Weise kann ein Zuwachs in dem erlebten Maß an Sensibilität zum einen mit der – nicht zwingend bewussten – Aktivierung von schmerzlichen Erfahrungen, Konflikten und damit Konfliktspannungen in Verbindung gebracht werden. Zum anderen wird die Bedeutung von Bewältigungsversuchen betont, die in einem anderen Zusammenhang funktional waren oder funktionale Anteile hatten, gleichzeitig aber zur Aufrechterhaltung oder Verstärkung der Problematik beitragen.

In der individuellen Psychotherapie bietet die Auseinandersetzung mit dem bewussten Erleben der mit der persönlichen Sensibilität assoziierten Erfahrungs- und Verhaltensweisen einen wichtigen Zugang zum individuellen Erleben und Gewordensein der Person und damit für das Verständnis und die Bewältigung der darin zum Ausdruck kommenden schwierigen Erfahrungen,

Themen und Konflikte. In vielen Fällen lässt sich ein individuelles Kontinuum im Erleben differenzieren, das mit zunehmender Sensibilität in psychotisches Erleben und im Extrem in eine akute Psychose mit der damit verbundenen Eigendynamik münden kann. Die Differenzierung dieses Kontinuums anhand des individuellen Erlebens kann auch dabei helfen, aktive Anteile und Einflussmöglichkeiten zu erkennen und den eigenen Umgang mit zukünftigen Krisen zu erleichtern, indem normalerweise implizit-unbewusst ablaufende Prozesse bewusster gemacht und individuelle Erkennungsmarker dafür erarbeitet werden (siehe das Kapitel zum »nachhaltigen Krisenmanagement«).

Auch wenn das Verständnis für die »funktionale Komponente« von – oder aktive Anteile an – Symptomen hilfreich sein kann, um einen Blick und Zugang zu dahinterliegenden Konflikten und Schwierigkeiten zu bekommen, und damit auch Ansatzpunkte für die therapeutische Arbeit liefern kann, ist es zunächst wichtig, anzuerkennen, dass es sich dabei zum einen um unbewusste Anteile und zum anderen um die unter den aktuellen Bedingungen beste Lösung handelt – oder, wie Gwen Schulz (2017) es formuliert hat, etwas, mit dem es überhaupt noch möglich ist, sich in der Welt zu halten. Das heißt, es gibt nicht bewusste, emotionale Gründe, äußere Zwänge oder auch nicht ausreichend ausgebildete Fähigkeiten, die andere Lösungen unmöglich machen (Nichtkönnen-, Nichtdürfen- und Nichtwollen-Anteile). Dies muss zunächst anerkannt und gewürdigt sowie hinreichend verstanden sein, bevor therapeutisch vorschnell zu Veränderungsmöglichkeiten übergegangen wird.

Entwicklungslinien emotional belastender Erfahrungen

Emotionalem Stress wird als Auslöser für psychotische Krisen eine große Bedeutung zugeschrieben. In dem reduzierten biomedizinischen Vulnerabilitäts-Stress-Modell wird Stress allerdings häufig auf sein im Alltagsgebrauch verwendetes Verständnis reduziert. Für das Auftreten psychotischer Krisen und für deren Behandlung ist ein differenzierteres Verständnis emotionalen Stresses und der Entwicklung von Verarbeitungsmechanismen in ihrer biografischen Entwicklung notwendig.

Stress und Stressbewältigung als Voraussetzung für Entwicklung

Stress ist an sich nichts Schädliches, vielmehr die Grundlage für fokussierte Aufmerksamkeit, für Lernen und für persönliche Entwicklung. Stress ist das, was uns aus unserer üblichen Lethargie erwachen lässt (SACHSSE 2009 b, S. 32). Stressreaktionen im Körper führen zur Aktivierung und ermöglichen fokussierte, bewusste Aufmerksamkeit und kognitive Lernprozesse. Dies folgt einer umgekehrten U-förmigen Verbindung: Ideal ist ein mittleres Erregungsniveau, also eine Herausforderung, die bewältigbar ist. Wird das Optimum unter- oder überschritten, werden Lernen und geistige Tätigkeit schwierig bis unmöglich (»Yerkes-Dodson-Regel«; ebd., S. 34). Herausforderungen und der mit ihnen verbundene Stress sind somit die Voraussetzung dafür, sich zu entwickeln, zu wachsen und sich lebendig zu fühlen.
Neurobiologische Theorien der Stressbewältigung zeigen, wie durch das Zusammenwirken verschiedener Systeme über unterschiedliche Neurotransmitter und unter Beteiligung mehrerer Hirnregionen die Verschaltung impliziter und expliziter Prozesse für das Erleben gesteuert sowie der Umgang und die Verarbeitung von Stress reguliert werden. Dieser hochkomplexe Prozess hat zum einen Einfluss darauf, was als Stress erlebt wird und wie besonnen, mit fokussierter Aufmerksamkeit und konzentriert oder – im Zustand erhöhter Alarmbereitschaft – zunehmend automatisiert-reflexhaft mit stressreichen Situationen umgegangen

werden kann (Huber 2020; Sachsse 2009b). Zum anderen hat dieser Prozess Einfluss darauf, wie dies verarbeitet und abgespeichert wird. Insbesondere bei hohem Stress und damit einhergehender, zunehmend automatisch-reflexhafter Reaktion droht die Gefahr, dass die im impliziten Gedächtnis abgespeicherte emotional-physiologische Qualität des Erlebens (Hier-und-jetzt-Erleben) gerade nicht episodisch-biografisch-narrativ eingeordnet und verarbeitet wird, wodurch die Einordnung als Erinnerung (im Dort und Damals) und deren Zugehörigkeit zum Selbst beeinträchtigt sein können.

Ulrich Sachsse (2009b) unterscheidet in Anlehnung an Jaak Panksepp (1999) und Allan Schore (2001) zwischen einem Panik- und einem Furchtsystem, die beide bei Stress aktiviert werden und in der Bewältigung zusammenwirken. Das *parasympathische Paniksystem* wird auch als »Bindungssystem« bezeichnet. Es wird etwa aktiviert, wenn im Säugling das Gefühl entsteht, hilflos, ohnmächtig und »mutterseelenallein« in der Fremde zu sein. Es reagiert dann mit Distress-Empfindungen und -Vokalisierungen, mit denen der Säugling nach seiner Bezugsperson ruft. Das Paniksystem ist also erst einmal dafür zuständig, zu lernen, um Hilfe zu rufen. Idealerweise wird dieser Distress dann von der Bezugsperson beruhigt, sodass sich mit der Zeit die Fähigkeit entwickeln wird, sich selbst zu beruhigen.

Das Paniksystem hält zudem eine weitere reflexhafte Notfallreaktion bereit, und zwar – evolutionär gesprochen – für jene Situationen, in denen bei drohender Gefahr »Mama zu weit weg oder zu schwach ist«: die Freeze-Reaktion des Totstellreflexes. Die Freeze-Reaktion ist eine Art Lähmungsreaktion, bei der die Muskulatur erstarrt, Laut- und Sprachzentrum abgeschaltet werden sowie die Atmung leise und flach wird. Während zunächst nur der äußere Reizstrom abgeschnitten ist und noch ein vegetatives Hyperarousal besteht – es innerlich also »hoch hergeht« –, wird, wenn die Gefahr weiter bestehen bleibt, mit der Fragmentreaktion oder Dissoziation auch noch der Reizstrom im Inneren unterbrochen.

Idealerweise kommt es aber nicht zu dieser zweiten Notfallreaktion, sondern die Gefahr wird vorher bewältigt und die Panik durch das *Furchtsystem* beruhigt. Dieses System ist mit dem Sympathikus assoziiert und an der Stressbewältigung, der daran beteiligten Informationsverarbeitung und an der Erinnerung daran (also der Vorbereitung auf zukünftige Gefahren) beteiligt. Dem Furchtsystem werden die hochkomplexen Verarbeitungsmechanismen der Stressverarbeitung zugeordnet.

Das Furcht- und das Paniksystem interagieren intensiv miteinander, was es ermöglicht, mit diffuser Panik umgehen zu können: »Wir machen uns Furcht, wenn wir eigentlich Panik haben, weil wir mit Furcht viel besser umgehen können« (SACHSSE 2009b, S. 38), weil wir dann fliehen oder kämpfen sowie durch Einsicht, Kognition und Lernen aus der Situation wieder herauskommen können. Das kognitive Furchtsystem ist damit auch ein Beruhigungssystem für das Paniksystem. Ulrich Sachsse bringt diesen Mechanismus auch mit psychischen Störungen in Verbindung, bei denen Menschen sich möglicherweise Furcht machen, um keine diffuse Bindungspanik zu entwickeln, beispielsweise in dem verzweifelten Bemühen, bei der diffusen Panik einer akuten Psychose durch die Konstruktion eines Wahnsystems einen Grund zu finden, um die unverständlichen Wahrnehmungen zu rationalisieren. Wie menschlich dieser Mechanismus ist, wird auch in Ausnahmesituationen wie bei Epidemien deutlich, in der etwa Verschwörungstheorien unterschiedlichster Art Hochkonjunktur haben.

Entwicklung von Fähigkeiten zur emotionalen Stressverarbeitung

Die Entwicklung von Fertigkeiten zur emotionalen Stressverarbeitung in den ersten Lebensjahren wird etwa in der sozialen Biofeedback-Theorie von György GERGELY und John S. WATSON (1996), der Bindungstheorie von John BOWLBY (1969, 1973) und Mary AINSWORTH (siehe etwa 1978) und im darauf aufbauenden Entwicklungsmodell der Mentalisierungsfähigkeit von einer Gruppe von Psychoanalytikern um Peter FONAGY und Mary TARGET (2002/2019) konzeptualisiert. Neben den Wurzeln in der Psychoanalyse und der Bindungsforschung werden Verbindungen zur Entwicklungspsychologie, zum Theory-of-Mind-Konzept, zur Neurobiologie und zur Psychotherapieforschung hergestellt. Das Mentalisieren gilt als »grundlegender, gemeinsamer Faktor psychotherapeutischer Behandlung« (ALLEN u. a. 2011, S. 21) und »jede Psychotherapie nutze die Mentalisierungsfähigkeit, unabhängig davon, ob das explizit oder implizit konzipiert wurde« (FONAGY u. a. 2012, S. 3, zitiert nach SCHULTZ-VENRATH 2013, S. 15). Die Nähe zu anderen und der Nutzen für andere Therapien sind an verschiedenen Stellen aufgegriffen und auch das Mentalisierungskonzept ist in anderen Konzepten verankert worden (BROCKMANN & KIRSCH 2010, 2015; ROEDIGER 2009; SULZ u. a. 2010; WENDISCH 2015).

In diesen Theorien wird beschrieben, wie die Entwicklung von Fähigkeiten zur Emotionsregulierung und zur Mentalisierung mit der Entwicklung des Selbst und weiteren psychischen Funktionen verbunden ist. Mentalisierung bezeichnet die sozial-kognitive Fähigkeit, »sich mentale Zustände im eigenen

Selbst und in anderen Menschen vorzustellen« (FONAGY u.a. 2002/2019, S. 31), das heißt, psychische und mentale Befindlichkeiten (Wünsche, Motive, Ziele, Überzeugungen, Gefühle) werden genutzt, um zu verstehen, wie sich das eigene und das Verhalten anderer begründen. Mentalisieren bedeutet somit die Möglichkeit, sich selbst von außen zu sehen und sich in den anderen hineinzuversetzen. Durch diese Fähigkeit wird es möglich, »die innere von der äußeren Realität sowie innere psychische und emotionale Vorgänge von interpersonalen zu unterscheiden« (FONAGY & TARGET 2003, S. 364, zitiert nach TAUBNER 2015, S. 16).

Das Mentalisierungskonzept geht davon aus, dass sich auf der Grundlage der frühen Affektentwicklung – wie sie etwa in der sozialen Biofeedback-Theorie als komplexer Interaktionsprozess zwischen Säugling und Bezugsperson beschrieben wird – die weiteren Mentalisierungsfähigkeiten des Kindes entlang eines mehrstufigen Prozesses entwickeln. *Mentalisierte Affektivität* stellt die höchste Stufe dieses Prozesses und damit auch der Affektregulation dar. Dabei kann der Erwachsene seine Affekte bewusst erleben und – während er in dem Affektzustand bleibt – über diesen reflektieren, ihm Bedeutung geben und dementsprechend emotionsbewusst und sinnstiftend handeln (TAUBNER 2015, S. 59). Das Mentalisierungskonzept liefert damit einen theoretischen Rahmen für die enge Verbindung von Affektentwicklung mit der Entwicklung des Selbst (inklusive seiner Grenzen) und weiteren psychischen Funktionen. Darüber hinaus werden in den Modellen Faktoren beschrieben, die sich begünstigend oder auch hinderlich auf diese Entwicklungsprozesse auswirken können – allerdings mit einem ausschließlichen Fokus auf Beziehungserfahrungen mit den Bezugspersonen.

Die Mentalisierungsfähigkeit – auch wenn ihre Entwicklung grundsätzlich gelungen ist – ist allerdings kein statisches Geschehen, auf das wir jederzeit Zugriff haben, sondern dynamisch. Ähnlich wie für andere komplexe Ich-Funktionen auch, steht sie uns am wenigsten zur Verfügung, wenn wir sie am meisten brauchen: in Krisensituationen, bei intensiven Gefühlen, in bedeutsamen Beziehungen, zur Verarbeitung von Traumata (BROCKMANN & KIRSCH 2015). Genauer gesagt: Unsere Mentalisierungsfähigkeit nimmt bei hoher innerer Erregung oder bei Stress, insbesondere bei bindungsbezogenem Stress, deutlich ab.

Die Wechselwirkung zwischen Stress, Aktivierung des Bindungssystems und Verfügbarkeit von Mentalisierungsfähigkeiten wird mit einem Schaltmodell zweier Erregungsmodule beschrieben (TAUBNER 2015): Unterschieden wird zwischen einer expliziten Mentalisierung, die eher mit reflexiven und kontrollierten Leistungen verbunden ist und bei der vorrangig präfrontale Hirnregionen aktiviert sind, sowie einer impliziten Mentalisierung, bei der der posteriore Cortex und subcortikale Hirnregionen aktiviert sind, die mit automatisierten Kampf- oder Flucht-Reaktionen verbunden sind.

Linda C. Mayes (2000) entwickelte zunächst ein Modell, in dem davon ausgegangen wird, dass bei geringer bis mittlerer Erregungsintensität eher kontrollierte und explizite Hirnprozesse zum Einsatz kommen und dass bei steigendem emotionalem Arousal in automatisierte, implizite Prozesse der Stressregulierung gewechselt wird. Dieser Umschaltpunkt von reifen Mentalisierungsmodi in weniger reife Funktionsmodi (Als-ob-Modus, Äquivalenzmodus, teleologischer Modus) kann beispielsweise bei Menschen mit traumatischen Erfahrungen (und in der Adoleszenz) verschoben sein, sodass es schon bei geringerer Erregungsintensität zu einem Umschalten kommt, während sicher gebundene Menschen erst bei relativ hohem emotionalen Arousal in den automatischen Modus schalten. Die Theorie wurde dahingehend ergänzt, dass das emotionale Arousal in Abhängigkeit vom bindungsbezogenen Stress und den bindungsbezogenen Bewältigungsstrategien konzipiert wird, das heißt, emotionale Anspannung und psychosozialer Stress führen insbesondere dann zur Hemmung reifer Mentalisierung, wenn das Bindungssystem aktiviert ist (Taubner 2015, S. 67).

Darüber hinaus finden sich Hinweise, dass der stressabhängige Zusammenbruch höherer Mentalisierungsfähigkeiten in Abhängigkeit vom individuellen Bindungstyp unterschiedlichen Mustern folgt (ebd., S. 68). So scheinen ambivalent-verstrickte Bindungen in kritischen Beziehungssituationen eher zu einer sprunghaft-exzessiven Verwendung von Mentalisierungsfähigkeiten zu führen, um den anderen zu verstehen und stetig dessen psychische Erreichbarkeit abzufragen (ebd., S. 69). Im Gegensatz dazu scheinen unsicher-vermeidende Bindungen eher einen hypoaktiven Mentalisierungsstil nach sich zu ziehen. Svenja Taubner vergleicht dies mit einer »Deaktivierungsstrategie«, bei der Bindungsbedürfnisse negiert, die eigene Autonomie unterstrichen und Stressreaktionen so unter Kontrolle gehalten werden sollen. Dies stelle nur scheinbar einen adaptiven Mechanismus dar, da die Deaktivierung einem Versagen mentalisierender Affektivität gleichkomme.

Bedeutung von Mentalisierungsfähigkeiten für das Verstehen psychotischer Erlebensweisen

Das Konzept der Mentalisierung liefert einen theoretischen Rahmen für den Zusammenhang und die sich wechselseitig beeinflussende Entwicklung der Affektregulation und des Selbst mit seinen Grenzen. Dieses Konzept hat in den letzten Jahrzehnten vermehrt Beachtung gefunden, wobei der Fokus zunächst vor allem darauf lag, Mentalisierungsfähigkeiten von Menschen mit Psychose-Erfahrungen zu untersuchen – und hier vor allem kognitive Aspekte von Mentalisierung (Metakognition). Das Vorliegen von Veränderungen oder Beeinträchtigungen der sozialen Kognition, der Theory of Mind (ToM) oder der affektiven Mentalisierungsfähigkeiten während einer akuten Psychose lässt allerdings nicht per se Schlüsse auf die Entstehung dieser Fähigkeiten entsprechend des Mentalisierungskonzeptes oder auf das Vorliegen prämorbider Einschränkungen der Mentalisierungsfähigkeiten zu. Die Fragen danach und die Berücksichtigung der Mentalisierungsfähigkeiten in der Therapie von Psychosen sind erst in den letzten Jahren stärker berücksichtigt worden (Montag 2015; Sachs & Feldberger 2013; Salvatore u.a. 2012).

In verschiedenen Studien wurden bei Menschen mit Psychosen Veränderungen in den sozial-kognitiven Fähigkeiten beschrieben, die den unterschiedlichen Dimensionen (kognitiv/affektiv, explizit/implizit, selbst-/fremdbezogen) der Mentalisierung zugeordnet werden können. Hierzu zählen beispielsweise Beeinträchtigungen in der Wahrnehmung und Interpretation eigener und fremder emotionaler Zustände, die Schwierigkeit, Intentionen anderer zu erschließen und allgemein beim Perspektivwechsel sowie ein erhöhtes Maß an metakognitiven Verzerrungen (Brüne 2005; Dimaggio & Lysaker 2010; Langdon u.a. 2006; Moritz & Woodward 2007; siehe auch Wolf u.a. 2012).

Aufgrund der Heterogenität von Menschen mit Psychosen sind die Befunde uneindeutig, teilweise widersprüchlich und vor allem bleiben einige zentrale Fragen ungeklärt (Montag u.a. 2011; Harrington u.a. 2005). So ist etwa aufgrund der Forschungslage nicht eindeutig zu beantworten, ob bei Menschen mit psychotischen Störungen eher eine »geistesblind«-konkretistische oder eher eine hyperreflexive Form des Nachdenkens über mentale Zustände – also eher ein Unter- oder Übermentalisieren – vorherrscht. Tendenziell scheinen dabei positive Symptome und akute psychotische Phasen eher mit Hypermentalisierung zu korrelieren, während die Negativsymptomatik eher mit Hypomentalisierung korreliert (Montag u.a. 2011).

Daneben ist auch die Frage offen, ob es sich bei den beschriebenen Defiziten eher um ein überdauerndes Merkmal im Sinne einer entwicklungsbedingten Eigenschaft (»trait«) oder um einen akuten, vorübergehenden Zustand (»state«) handelt. Die vorliegenden Forschungsergebnisse werden dahingehend interpretiert, dass es sich um eher dauerhaftere Beeinträchtigungen handelt, die sich aber in Phasen akuter Belastung zusätzlich verschlechtern können (ebd.). Letzteres ist nicht verwunderlich, wenn man bedenkt, dass es grundsätzlich beim Menschen – unabhängig von klinischen Phänomenen – bei hoher Erregung, insbesondere unter bindungsbezogenem Stress, zu einer Aufgabe kontrollierter Reflexion zugunsten automatisierter Prozesse kommt.

Weiterhin können die Beeinträchtigungen in der Mentalisierung nicht nur, wie in der Fachliteratur üblich, als Erklärung für psychotische Symptome verwendet, sondern auch als *Resultat* der Erkrankung oder sogar als Schutzmechanismus zu deren Bewältigung verstanden werden (Bock & Heinz 2016). Ebenso wie nach bindungsbezogenen traumatischen Erfahrungen, in denen das Gegenüber als so feindselig oder angsteinflößend erlebt wurde, dass ein Nicht-mehr-verstehen-Wollen und -Können der Intentionen des anderen als Schutzmechanismus verstanden werden kann, könnten etwa auch die Erfahrungen während einer akuten Psychose so bedrohlich sein, dass die folgende (hypomentalisierende) Negativsymptomatik bzw. Depression Aspekte eines intentionalen Rückzugs zum Schutz vor weiterer Überbelastung von innen und außen sein kann – ähnlich der von Svenja Taubner (2015, S. 69) beschriebenen Deaktivierungsstrategie.

In psychodynamischen Theorien zum Verständnis von Psychosen und der diesen möglicherweise zugrunde liegenden Vulnerabilität werden Entwicklungsprozesse psychischer Funktionen fokussiert, die der Entwicklung der Mentalisierungsfähigkeiten vorausgehen und deren Grundlage bilden (für eine Übersicht siehe Lempa u. a. 2016). Die im Mentalisierungskonzept beschriebenen Prozesse könnten dann zu solchen frühen Entwicklungsbehinderungen hinzutreten und die weitere Selbst-Entwicklung zusätzlich erschweren (ebd., S. 37). Darüber hinaus sollte berücksichtigt werden, dass bestimmte Behandlungspraktiken eine Tendenz zur Hypo- bzw. Nichtmentalisierung eher fördern. Dies gilt sowohl für die Gabe von Neuroleptika, welche die Wahrnehmung des inneren Erlebens erschweren (Schlimme u. a. 2019), als auch für alle anderen reduzierten Behandlungsansätze, in denen die Betroffenen nicht ermutigt werden, sich mit ihrem inneren Erleben auseinanderzusetzen (Schmidt-Hoffmann 2017).

Für das Verständnis psychotischer Erlebens- und Verhaltensweisen kann das Mentalisierungsmodell zum einen beitragen, indem es einen theoretischen

Rahmen liefert für die enge Verbindung der in der erlebten Sensibilität beschriebenen Phänomene des erschwerten Selbsterlebens, der Auflösung innerer und äußerer Grenzen sowie der Affektregulierung sowie deren Zusammenhang mit weiteren psychischen Funktionen, die in der Entwicklung psychotischer Krisen eine Bedeutung haben können. Zum anderen können verschiedene Phänomene der Wahrnehmungsveränderung, die mit psychotischen Erlebens- und Verhaltensweisen einhergehen, als Hemmung der Mentalisierungsfähigkeiten oder als Umschalten auf frühere Modi verstanden werden.

Wie beschrieben, können sich mögliche Veränderungen der Mentalisierungsfähigkeiten bei Menschen mit Psychosen etwa in ihrem Ausmaß, ihrem Auftreten, ihrer Entwicklung oder ihrer Richtung stark unterscheiden. Daher ist es notwendig, mögliche Beeinträchtigungen der Mentalisierungsfähigkeiten individuell zu betrachten und genau zu erfassen:

- ob und in welchen Bereichen diese vorliegen (auf sich oder andere bezogen, explizit oder implizit, affektiv oder kognitiv),
- ob diese eher überdauernd sind oder unter (bindungsbezogenem) Stress in besonderem Maße zunehmen,
- in welche Richtung sie sich möglicherweise verändern und
- inwiefern es dabei auch funktionale Aspekte von Schutz- oder Bewältigungsversuchen gibt.

Darüber hinaus bleibt zu berücksichtigen, dass viele Faktoren Einfluss auf die Entwicklung von Mentalisierungsfähigkeiten haben. Von wahrgenommenen Störungen der Mentalisierungsfähigkeit sollte daher nicht automatisch auf deren Ätiologie geschlossen werden.

Verarbeitung traumatischen Stresses und dessen Einfluss auf die Entwicklung

Stressverarbeitung bei traumatischem Stress

Traumatischer Stress ist dadurch gekennzeichnet, dass die alltäglichen Verarbeitungsmechanismen nicht mehr greifen, sodass die evolutionär entstandenen Schutz- und Notfallreaktionen zum Tragen kommen. Einer dieser Mechanismen ist die (zeitweilige) Dissoziation während des traumatischen Geschehens, die einen Einfluss auf die weitere Verarbeitung und Integration der Erfahrung hat. »Dissoziation« wird hier nach dem schon von Pierre Janet

Ende des 19. Jahrhunderts geprägten Dissoziationsverständnis nicht als Verdrängung, sondern als nicht erfolgte Integration der traumatischen Erfahrung verstanden.

Misslingt die Integration einer traumatischen Erfahrung, kann das Erlebnis später durch einzelne Traumafragmente wieder aktiviert werden. Durch die fehlende raum-zeitliche Einordnung der Erfahrung wird die durch derartige Trigger aktivierte Bedrohung wie im Hier und Jetzt erlebt. Während die Dissoziation in der akuten Traumatisierung als Schutzmechanismus verstanden werden kann, der die Aufrechterhaltung für das Überleben notwendiger psychischer Funktionen sichert und das Selbst vor katastrophaleren Konsequenzen schützt (Wendisch 2015, S. 77), verhindert dieses Schutzverhalten gleichzeitig die nachhaltige Verarbeitung der Erfahrung. Auch die Symptome einer Posttraumatischen Belastungsstörung (PTBS) können dann zunächst aus funktionaler Hinsicht betrachtet werden. Das Eindringen traumatischer Erinnerungsfetzen auf unterschiedlichen Ebenen der Wahrnehmung und des Erlebens kann zunächst als Versuch verstanden werden, die traumatische Erfahrung doch noch zu integrieren, indem sie den dafür zuständigen Hirnarealen (vor allem im Hippocampus und Neocortex) zur Verfügung gestellt wird, um sie zu verarbeiten.

Dementsprechend gelten die Symptome einer PTBS in den ersten Wochen nach einer traumatischen Erfahrung als »normal«, erst wenn die Integration auch im Nachhinein nicht gelingt, die Symptome über Monate bestehen bleiben und eine eigenständige Dynamik entwickeln, wird eine PTBS diagnostiziert. Auf unterschiedlichen Ebenen des Erlebens und in unterschiedlichem Ausmaß kann es dann dazu kommen, dass die Person durch Trigger an ihr traumatisches Erlebnis erinnert wird, ohne dass sie dies bewusst realisiert. Durch die fehlende raum-zeitliche Einordnung und Verankerung im narrativen und episodischen Gedächtnis wird das Erlebnis immer wieder neu als Gegenwart erlebt. Das Wiedererleben von Versatzstücken des traumatischen Erlebens kann in unterschiedlichen Phänomenen und Symptomen zum Ausdruck kommen (Intrusionen, Albträume, Derealisationserleben, psychogene Schmerzanfälle, aber auch intrusive Beziehungsdynamiken). Dementsprechend führt die nicht vollzogene Integration bei traumatischen Erfahrungen zur Chronifizierung dieser Symptome.

Die emotionalen Verarbeitungsmechanismen unter Überforderungsbedingungen führen dazu, dass starke Belastungen fragmentiert und inkohärent abgespeichert werden. Es lässt sich auch bei weniger bedrohlichen Erfahrungen beobachten, dass, wenn ein gewisses Maß an Ohnmacht und Hilflosigkeit herrscht, die Verarbeitung beeinträchtigt sein und das Erleben nur fragmentiert abgespeichert werden kann. Auch hier ist es dann möglich, dass intensive Emotionen wie aktuell wiedererlebt werden, ohne dass sie raum-zeitlich eingeordnet werden oder sich geeignete Handlungsmöglichkeiten erschließen lassen (Wendisch 2015, S. 46). Denkprozesse können bei misslingender Integration einer belastenden Erfahrung eher den »Charakter eines distanzierenden Schutzverhaltens« haben, das die Verarbeitung und den Umgang mit der erlebten Ohnmacht weiter erschwert (ebd., S. 78).

Ein traumatisches Erlebnis muss nicht automatisch zu einer Traumafolgestörung führen, sondern ist von den Bedingungen abhängig, die eine Verarbeitung des Ereignisses erschweren, verhindern oder eben eher erleichtern und unterstützen. Demensprechend beinhalten Modelle zur Traumaentstehung neben dem belastenden Ereignis auch Risiko- und Schutzfaktoren hinsichtlich der Verarbeitung des Erlebnisses. Diese ist von den sozial-emotionalen Bedingungen nicht nur auf der individuellen, sondern auch auf der interpersonellen (direkte Reaktion und soziale Unterstützung naher Beziehungspartner) und der gesellschaftlichen Ebene (Haltungen und Tendenzen wie gesellschaftliche Anerkennung der Belastung, kollektiver Umgang mit der Thematik etc.) abhängig (Maercker & Hecker 2016; Maercker & Horn 2013).

Betrachten wir den Einfluss traumatischer und potenziell belastender emotionaler Erfahrungen aus der Perspektive einer misslingenden Integration dieser Erfahrungen, ist es nicht zuletzt für die therapeutische Arbeit relevant, was zu einer gelingenden Integration von Erfahrungen beiträgt. Nach Lydia Hantke (2006, S. 116) ergeben sich aus Erkenntnissen der Entwicklungspsychologie (gelingende Integration früher Erfahrungen) und aus der Psychotraumatologie (nachträglich gelingende Integration traumatischer Erfahrungen) folgende Faktoren als Bedingungen für eine gelingende Integration:

- Vermittlung durch andere Menschen,
- Einordnung im eigenen Zeiterleben,
- Einordnung im Raumerleben,
- ein mittleres Erregungsniveau,
- Balance zwischen Unterschieden und Ähnlichkeiten der neuen Erfahrungen,
- Möglichkeiten der Ausbildung und Erfüllung von Erwartungen (Kontingenzerfahrungen/Kontrollierbarkeit),
- Bezugsetzung der Erfahrung zur eigenen Person/Geschichte, zum eigenen »Ich«.

Für eine nachträgliche Verarbeitung – etwa in der Psychotherapie – braucht es neben der sozialen Unterstützung auch ein sicheres Beziehungssetting und ein mittleres Erregungsniveau. Dafür sind Affektmodulation und eine flexible Aufmerksamkeitslenkung notwendig, die eine vollständige Wahrnehmung aller relevanten Teilaspekte ermöglicht und nicht in dem gebundenen Aufmerksamkeitsfokus der belastenden Erfahrung hängen bleibt – wie ein »eingerosteter Scheinwerfer« (Wendisch 2015, S. 46).

Bedeutung (frühkindlicher) Beziehungstraumatisierungen für die Entwicklung

Bei traumatischen Erfahrungen und deren Verarbeitung ist es nicht unbedeutend, danach zu fragen, zu welchem Zeitpunkt der Entwicklung diese stattfanden. Insbesondere in kritischen Entwicklungsperioden, in denen hirnphysiologische Reifungsprozesse und emotional-kognitive Entwicklungsaufgaben zu bewältigen sind, kann die Sensibilität für derartige Einflüsse besonders hoch sein. In der Forschung und Theoriebildung liegt der Fokus auf den ersten Lebensjahren, in denen sich viele psychische Funktionen bzw. die Grundlagen dafür entwickeln. Analog zu der differenzierten Betrachtung der Bindungsbeziehungen und ihren Bedeutungen in den ersten Lebensjahren wird dabei auch der Einfluss (früher) Beziehungstraumatisierungen auf die weitere Entwicklung untersucht. Solche Traumatisierungen schließen frühkindliche interpersonelle Traumatisierungen (physischer oder sexueller Missbrauch, Vernachlässigung) und subtilere, sich wiederholende Beziehungstraumatisierungen mit ein.

In den letzten Jahren findet vermehrt auch die transgenerationale Weitergabe von Traumatisierungen Beachtung (Freyberger & Freyberger 2011; Drexler 2018). Eine derartige Perspektive macht es möglich, auch die unbewussten, nicht verarbeiteten und nicht integrierten Traumatisierungen der Bezugspersonen mit in den Blick zu nehmen sowie die vielfältigen Möglichkeiten, wie diese an das Kind weitergegeben werden und dessen Entwicklungsprozess beeinflussen. Dies kann etwa der Fall sein, wenn ein Kind von einer Bezugsperson betreut wird, die durch eine (unverarbeitete) eigene Traumatisierung immer wieder in Zustände von Übererregung oder Dissoziation gerät und dadurch für das Kind nicht »zur Verfügung« steht sowie gleichzeitig die dysfunktionalen Stressbewältigungs-Mechanismen weitergeben kann (Sachsse 2009b). Zudem kann es zu Beziehungserfahrungen kommen, in denen sich die durch traumatische Erfahrungen entstandenen, nicht integrierten widersprüchlichen Anteile oder ungelösten inneren Konflikte und Ambivalenzen der Bezugsperson unbewusst in deren Beziehungsverhalten ausdrücken. Auch hier scheinen vor allem die ersten Lebensjahre entscheidend, weil die kognitiv-reflexiven Fähigkeiten noch nicht ausreichend entwickelt sind, um zu realisieren, dass der Konflikt, die potenziell entstehende innere Zwickmühle, Lähmung oder Ohnmacht schon in dem äußeren Beziehungsangebot angelegt ist (und in einer möglichen Diskrepanz zwischen explizit und implizit vermittelten Inhalten).

Die psychobiologische Antwort des Kindes auf ein Beziehungstrauma ist entweder Übererregung (sympathikotones Hyperarousal mit Schreien und Weinen) oder – wenn keine Beruhigung von außen erfolgt – Unterregung bzw. Dissoziation im Sinne eines Rückzugs von der Außenwelt (Sachsse 2009b). Alexander Korritko (2011) spricht bezüglich der Stressverarbeitung von einem »Fenster der Toleranz«, das bei Säuglingen noch sehr klein sei, sodass sie schnell in die Unter- oder Übererregung geraten. Im Rahmen einer gelingenden Entwicklung durch feinfühlige, prompte und angemessene Reaktion der Bezugspersonen auf die Bedürfnisse des Kindes wird dieses Fenster mit der Zeit durch die sich entwickelnden Fähigkeiten der Selbstregulation immer größer. Anders bei Kindern, die durch Vernachlässigung oder Misshandlung immer wieder in Todesangst oder in anderen traumatischen Stress geraten, vor allem wenn diese Gewalt von jenen Personen ausgeht, von denen sie eigentlich versorgt werden sollten und von denen sie abhängig sind (»Betrayal-Trauma«). Dann wird das Fenster der Toleranz nicht größer, sondern immer kleiner, das Kind schaltet automatisiert oder chronifiziert in die Notfallreaktionen, die dann als reguläres Konfliktlösemuster eingesetzt werden (Korritko 2011, S. 72 f.). Ein frühkindliches Beziehungstrauma kann demnach auch die Grundlage für habituelle Dissoziationen darstellen.

Eine weitere mögliche Folge früher Beziehungstraumata ist ein desorganisiert-unsicherer Bindungsstil. Dieser Bindungstyp ist charakterisiert durch desorganisiertes Beziehungsverhalten, und es wird davon ausgegangen, dass ein derartiges Beziehungsmuster aus der gleichzeitigen Aktivierung des Bindungs- und des Verteidigungssystems resultiert. Dies ist vor allem dann der Fall, wenn Kinder extremen oder häufigen Situationen ausgesetzt sind, in denen ihre unmittelbare Bezugsperson (Aktivierung des Bindungssystems) feindselig, aggressiv, beängstigend oder verwirrt und selbst verängstigt erscheint (Gumley & Liotti 2019; Moskowitz & Montirosso 2019). Häufig hatten diese Bezugspersonen selbst ungelöste Traumatisierungen in ihrer Geschichte, wodurch sie in stressigen Bindungssituationen mit den Kindern hilflos verängstigt oder verwirrt wirken und sie die traumatischen Erfahrungen an ihre

Kinder »weitergeben«. Bei 80 Prozent der misshandelten oder missbrauchten Kinder findet sich dieser Bindungsstil.

Bedeutung traumatischer Erfahrungen für das Verstehen psychotischer Erlebensweisen

Prävalenz traumatischer Erfahrungen bei Menschen mit Psychose-Erfahrung

Beziehungstraumatisierungen stellen einen zentralen, aber unspezifischen Risikofaktor für die Entwicklung psychischer Erkrankungen dar. Neben posttraumatischen und dissoziativen Störungen ist dies vielfach untersucht und belegt worden auch für Angsterkrankungen, affektive Erkrankungen, Essstörungen, somatoforme Störungen, Suchterkrankungen und Persönlichkeitsstörungen (Huber 2013). Obwohl schon in frühen Modellen angedacht, wurde dies bei psychotischen Syndromen lange nicht untersucht und wird teilweise auch weiterhin wenig beachtet. Dies kann zum einen in dem starken Fokus auf biomedizinische Modelle psychotischer Störungen begründet sein, zum anderen aber auch darin, dass Berichten von Menschen mit Psychose-Erfahrung über sexuellen Missbrauch oder andere Gewalterfahrungen oft mit Skepsis begegnet wurde oder es Vorbehalte gab, diese Themen anzusprechen und zu erfragen (Schäfer 2011).
In den letzten Jahren sind zunehmend Studien dazu durchgeführt worden, die darauf hinweisen, dass der Anteil frühkindlicher Traumatisierungen bei Menschen mit Psychose-Erfahrungen mindestens ebenso hoch ist wie bei anderen psychischen Erkrankungen, in vielen Studien sogar deutlich höher – in jedem Fall weitaus höher als im Bevölkerungsdurchschnitt (Schäfer u.a. 2015; Scott u.a., 2019; Read & Goodman u.a. 2008; Morrison u.a. 2003; Varese u.a. 2012; Fusar-Poli u.a. 2017). Die Studien zeigen, dass sich bei Menschen mit Psychose-Erfahrung nicht nur ein hoher Anteil sexueller und physischer Gewalterfahrungen, sondern auch von Vernachlässigung, emotionaler Misshandlung oder frühen Verlusterfahrungen findet (Scott u.a. 2019; Powers u.a. 2016; Read & Flick u.a. 2008; Read & Goodman u.a. 2008; Schäfer 2011).
Dieser Zusammenhang lässt sich im Sinne eines Dosis-Wirkung-Zusammenhangs zwischen der Anzahl traumatischer Ereignisse und der psychotischen Symptomatik abbilden (Janssen u.a. 2004; Scott u.a. 2019; Shevlin u.a. 2007; Varese u.a. 2012). Längsschnittuntersuchungen konnten darüber hinaus – auch bei Kontrolle weiterer Faktoren – zeigen, dass frühkindliche Traumatisierungen

einen prädiktiven Wert für die spätere Entwicklung psychotischer Syndrome hatten (Janssen u. a. 2004; Arseneault u. a. 2011; Bechdolf u. a. 2010; Varese u. a. 2012). Mehrere Autorinnnen und Autoren (Fusar-Poli u. a. 2017; Read & Bentall u. a. 2009) kommen zu dem Schluss, dass die empirische Befundlage für die Bedeutung umweltbezogener Risikofaktoren – insbesondere Traumatisierungen in der Kindheit, negative Lebensereignisse und affektive Dysfunktion – für die Entwicklung einer Psychose qualitativ besser untersucht und deutlich besser belegt ist als für genetische Vulnerabilitätsfaktoren, über die sich aufgrund der Datenlage eigentlich keine Aussage treffen lasse.

Während der Fokus vieler Studien auf traumatischen Erfahrungen in der (frühen) Kindheit lag, gibt es auch Hinweise auf einen hohen Anteil traumatischer Gewalterfahrungen in späteren Lebensjahren bei Menschen mit Psychosen. Dies kann ein Hinweis darauf sein, dass psychotische Erfahrungen wiederum das Risiko erhöhen, sexuelle und/oder körperliche Gewalt zu erleben. Weiterhin können sich frühe Traumatisierungen und ihre Folgen auch ungünstig auf den weiteren Verlauf und die Aufrechterhaltung psychotischer Erkrankungen auswirken. So konnten Studien belegen, dass Personen mit frühen Traumatisierungen auf psychotische Episoden und entsprechende Symptome mit negativeren Bewertungen und mehr emotionalem Stress reagierten, was sich wiederum als ungünstiger, zur Aufrechterhaltung beitragender Faktor zeigte (Bak u. a. 2005; Berry u. a. 2019). Es kann davon ausgegangen werden, dass negative soziale Bedingungen, traumatische Erfahrungen und sozioökonomische Umstände in der Kindheit und im späteren Alter auf unterschiedliche, komplexe Weise als Risikofaktoren für die Entwicklung einer Psychose zusammenwirken (Morgan u. a. 2014).

Dementsprechend findet sich in vielen Studien eine hohe Komorbidität von psychotischen Störungen und PTBS. Gleichzeitig zeigt sich aber auch, dass eine komorbide PTBS bei psychotischen Störungen deutlich unterdiagnostiziert ist und in der Behandlung oft wenig berücksichtigt wird (Schäfer & Fisher 2011; Schäfer u. a. 2015; Mueser u. a. 2004). Diese Befunde machen deutlich, wie wichtig es ist, traumatische Erfahrungen in der biografischen Entwicklung von Menschen mit Psychose-Erfahrung in den Blick zu nehmen.

Gleichwohl müssen bei der Erfassung verschiedene Schwierigkeiten berücksichtigt werden. Dies fängt schon bei der Frage an, was als traumatisch erlebt und bewertet wird und wie es gemessen werden kann – gerade wenn es um sehr frühe oder weniger klare Formen von Missbrauch geht. »Gerade bei Psychosen geht es eben […] auch um belastende emotionale Bindungs- und Verlusterfahrungen, Erfahrungen sozialer Ausschließung, rassistischer Diskriminierung und sexistische Übergriffe, die sich in brisanten Beziehungskontexten ereignen, aber nicht leicht mess- und statistisch vergleichbar sind« (Bock & Heinz 2016, S. 185). Demnach lässt sich eher eine hohe Dunkelziffer vermuten, da – wenn (frühkindliche) Traumatisierungen in Selbstberichten und Interviews erfasst werden – möglicherweise Traumatisierungen, die nicht bewusst als solche gespeichert und/oder zugänglich sind, auf einfache Nachfrage nicht berichtet werden. Dies mag daran liegen, dass bei dem Ereignis eine Amnesie besteht, dass die emotionale Bedeutung der Erfahrung nicht im autobiografischen Narrativ verankert ist oder dass das Ereignis sehr früh stattgefunden hat, sodass noch keine bewusste Erinnerung daran möglich ist (Moskowitz & Monitrosso 2019, S. 117). So können auch dissoziative Mechanismen eine Rolle dabei spielen, dass traumatische Erfahrungen nicht erinnerbar sind und möglicherweise erst im längeren Verlauf einer (psychotherapeutischen) Behandlung erinnert oder thematisierbar werden.

Psychopathologische Überlappungen mit traumaassoziierten Störungen

In einer Vielzahl von Studien finden sich bei einem substanziellen Anteil der untersuchten Patientinnen und Patienten mit diagnostizierter PTBS auch psychotische Erfahrungen, wobei meist eine Verbindung zur Schwere der posttraumatischen Symptomatik besteht (für eine Übersicht siehe Armour u.a. 2019). Der Anteil ist so hoch, dass einige Autoren inzwischen von einem psychotischen Subtyp der PTBS ausgehen (Armour u.a. 2019; Coentre & Power 2011). Ebenso haben Untersuchungen gezeigt, dass sich psychotische Phänomene nicht, wie ursprünglich angenommen, eindeutig einer posttraumatischen *oder* schizophrenen Genese zuordnen lassen, sondern phänomenologisch nicht voneinander unterscheidbar sind (Tschöke u.a. 2017).

Die hohe Komorbidität und psychopathologische Überlappung von PTBS und Psychose hat immer wieder die Frage aufgeworfen, welche Art der Verbindung zwischen den beiden besteht. Der Fokus lag dabei auf der Frage nach der Richtung der Kausalität, also ob die PTBS eine Folge der potenziell traumatischen Erfahrungen der Psychose und der damit einhergehenden Behandlungen ist oder andersherum die Psychose als Folge einer Traumatisierung auftritt. Anthony Morrison und Kollegen (2003) haben als dritte Option vorgeschlagen, dass Psychose und PTBS jeweils Teil eines Reaktionsspektrums auf traumatische Erfahrungen sind. Nach einer ausführlichen Analyse der Studienlage kommen sie zu dem Schluss, dass alle drei Richtungen möglich sind: Einige Menschen entwickeln eine PTBS als Reaktion auf ihre Psychose- und Behandlungserfahrungen, andere entwickeln die Psychose zunächst als Reaktion auf ein Trauma, wobei sich auch ein Teufelskreis aus psychotischen und PTBS-Symptomen entwickeln kann. Darüber hinaus ist es möglich, dass Psychose und PTBS miteinander verwandte Reaktionen auf traumatische Erfahrungen sind. Hierfür zeigen die Autoren die Ähnlichkeiten von PTBS und Psychose im Hinblick auf die Reaktionsweise, die Entstehungs- und die aufrechterhaltenden Mechanismen auf.

Für Letzteres spräche auch eine Ähnlichkeit zwischen den Symptomen einer PTBS und einer Psychose, die sich in Positiv- und Negativsymptome aufteilen ließen (ebd.). Demnach gibt es Ähnlichkeiten zwischen Intrusionen und Flashback-Erfahrungen auf der einen sowie Halluzinationen und Wahnerlebnissen auf der anderen Seite. Einige Autoren gehen davon aus, dass Halluzinationen und andere psychotische Positivsymptome als Intrusionen dissoziierter Selbstanteile oder Erinnerungen als Folge traumatischer Erfahrungen verstanden werden können. Diese Erinnerungen oder Selbstanteile gelangen immer wieder ins Bewusstsein und können zunächst die Funktion haben, diese nicht integrierten Anteile dem Bewusstsein für eine nachträgliche Verarbeitung zur Verfügung zu stellen.

Ähnliche Analogien lassen sich zwischen erhöhter Anspannung und Misstrauen sowie Hypervigilanz ziehen, die jeweils als Schutzreaktion vor erneuter Traumatisierung verstanden werden können (Morrison u. a. 2003). Auch die Negativsymptome der PTBS (etwa emotionale Betäubung, Rückzug, Vermeidung) weisen eine hohe Überlappung mit psychotischen Negativsymptomen auf. Werden Positivsymptome initial als nachträglicher Versuch der Verarbeitung interpretiert, können Negativsymptome als Versuch angesehen werden, sich vor den damit einhergehenden, überwältigenden Gefühlen zu schützen (Read & Mosher u. a., 2008; Morrison u. a. 2003). Sowohl für PTBS als auch für psychotische Negativsymptome gilt, dass es dadurch nur zu kurzfristiger Spannungsreduktion kommt, langfristig aber von einer Aufrechterhaltung oder Verstärkung der Symptome ausgegangen werden muss. Neben Vermeidungsverhalten nehmen die Autoren weitere Mechanismen an, die in der Entwicklung und Aufrechterhaltung einer PTBS und Psychose eine Rolle spielen. Als ein möglicher vermittelnder Mechanismus werden dissoziative Phänomene angesehen (Morrison u. a. 2003; Tschöke u. a. 2017).

Auch *dissoziative Störungen* weisen eine klare Assoziation mit traumatischen Erfahrungen auf. In den letzten Jahren ist die Verbindung zwischen dissoziativen und psychotischen Störungen verstärkt in den Fokus geraten, nachdem dies in den Jahrzehnten davor lange aus dem Blickfeld geraten war (für einen Überblick siehe Moskowitz u.a. 2019). Empirische Studien weisen dabei einen deutlichen Zusammenhang auf. So zeigen sich bei Patienten mit der Diagnose »Schizophrenie« häufiger und stärkere dissoziative Phänomene als in der Durchschnittsbevölkerung, aber weniger häufig und intensiv als bei PTBS, Borderline oder Dissoziativen Störungen (Schäfer u.a. 2019).

Ingo Schäfer und Kollegen berichten weiterhin von einer sehr hohen Variabilität im Ausmaß dissoziativer Symptome bei Psychosepatienten sowie von möglichen Hinweisen auf eine hohe Korrelation vor allem mit der Positiv-, aber weniger mit der Negativsymptomatik. Andersherum findet sich bei Patienten mit dissoziativen Störungen ein hohes Maß an psychotischer Positivsymptomatik. Verschiedene Studien zeigten beispielsweise, dass selbst die Schneider'schen Erstrangsymptome, die ursprünglich als schizophreniespezifisch angesehen wurden, im Rahmen dissoziativer Störungen nicht nur überhaupt auftraten, sondern oft ausgeprägter als bei einer diagnostizierten Schizophrenie (zur Übersicht siehe Vogel & Metzger 2017; Sar & Öztürk 2019; Sar u.a. 2010). Weiterhin ließ sich entsprechend den Befunden bei PTBS und Borderline beobachten, dass psychotische Symptome bei Störungen, die als entweder dissoziativ oder schizophren diagnostiziert wurden, psychopathologisch-phänomenologisch nicht voneinander unterscheidbar waren (Tschöke u.a. 2017).

Auch hier stellt sich die Frage, ob es sich bei psychotischen und dissoziativen Phänomenen um zwei distinkte, klar voneinander abgrenzbare Entitäten handelt und sie sich auf einem Kontinuum abbilden lassen oder beiden ein ähnlicher, dissoziativer Mechanismus zugrunde liegt. Letzteres würde bedeuten, dass psychotische Symptome bei einigen Patienten als quasi dissoziativer, mit traumatischen Erfahrungen verbundener Verarbeitungsmechanismus verstanden werden können (Vogel & Metzger 2017). James Scott und Kollegen (2019) interpretieren eine Übersicht über die Studienlage dahingehend, dass es ein Spektrum an traumaassoziierten Störungen mit psychotischen Symptomen gibt, an deren einem Ende dissoziative Störungen (ohne Anzeichen von Negativsymptomatik) liegen und am anderen Störungen mit neurokognitiven Defiziten und Negativsymptomatik. Für Letztere gehen die Autoren von einer entwicklungsbedingten neuropathologischen Disposition aus, die auch durch frühkindliche traumatische Erfahrungen entstanden sein kann. Unterschiedliche Subtypen (nichtdissoziative Schizophrenie, dissoziative Schizophrenie, schizo-dissoziative Störung, dissoziative Identitätsstörung, siehe hierzu: Sar u.a. 2010, S. 34) ließen sich auf diesem Spektrum einordnen.

Auch Vedat Sar und Kolleginnen (2010) gehen von einem traumaassoziierten dissoziativen Subtyp der Schizophrenie aus, schlagen aber alternativ zu einem dimensionalen Zugang zwei qualitativ distinkte Psychopathologien vor: eine schizophrene und eine dissoziative. In ihrem dualen (Interaktions-)Modell können diese beiden zeitgleichen oder aufeinander folgenden Psychopathologien koexistieren und sich wechselseitig beeinflussen. Dissoziation kann dann sowohl als Schutz vor, Risikofaktor für oder Reaktion auf eine schizophrene Störung verstanden werden.

Die enge Überlappung mit Traumatisierungen und dissoziativen Symptomen mit psychotischen Störungen findet sich auch für *somatoforme Störungen*. Somatoforme Dissoziationen können als nicht in die Zeitlinie eingeordnete, chronifizierte Körpererinnerungen verstanden werden und alle Formen psychosomatischer Symptomatik annehmen (Hantke 2006, S. 119). Zönästhesien oder Körperhalluzinationen können möglicherweise auch als derartige somatoforme Dissoziationen verstanden werden. Nach Matthias Vogel und Coraline Metzger (2017) lässt sich diese Verbindung zwischen psychotischen körpernahen Symptomen und Vernachlässigung in der Kindheit psychodynamisch im Sinne eines Bindungsäquivalents erklären: »Gehen Eltern nicht ausreichend spiegelnd und markierend auch auf diese Erlebensdimension ein, so fehlt dem Kind eine Grundlage zur De-Somatisierung früher Erlebensweisen, welche fortan primärprozesshaft und in manchen Fällen unterhalb der Mentalisierungsschwelle verharren« (ebd., S. 210). Sie vermuten dementsprechend, dass zönästhetische, schizophrene und somatoforme Symptome zwei Seiten derselben dissoziativen Medaille darstellen, für die sie einen gemeinsamen zugrunde liegenden neurobiologischen Mechanismus unter der Annahme einer jeweils traumaassoziierten Genese diskutieren (über die neuronale HPA-Achse).

Entwicklungslinien zwischen traumatischen Erfahrungen und Psychosen: Modellierungsversuche

Es lässt sich festhalten, dass sich bei Menschen mit Psychose-Erfahrungen ein hohes Maß an Traumatisierungen findet und dass es eine hohe Komorbidität und/oder einen großen psychopathologischen Überschneidungsbereich mit anderen Traumafolgestörungen gibt. Dies wirft vielfältige diagnostische, ätiologische und behandlungsbezogene Fragen auf und legt nahe, die diesbezüglich vorherrschenden Kategorien zu überdenken. Es wird deutlich, dass traumatischer Stress kein einheitliches psychopathologisches Bild erzeugt, sondern eine Vielfalt komplex miteinander interagierender Symptome, die die

Grenzen des kategorialen diagnostischen Systems überschreiten (Tschöke u.a. 2017). Die unterschiedlichen symptomatischen Reaktionsweisen auf traumatische Lebensereignisse könnten dabei als unterschiedliche Komponenten eines Langzeitprozesses verstanden werden, die als adaptive Reaktionen anfangen und zu verschiedenen maladaptiven Störungen in unterschiedlichen Bereichen führen können (Read & Goodman u.a. 2008).

Versteht man die Entwicklung psychotischer Symptomatik als einen komplexen Langzeitprozess, dann können mögliche Entwicklungslinien von frühen Bindungserfahrungen und Traumatisierungen gezeichnet werden, in denen dissoziative Phänomene und Mentalisierungsfähigkeiten bzw. -defizite vermittelnde Variablen darstellen. Verschiedene Autorinnen und Autoren haben Modelle vorgestellt, in denen potenzielle Ausschnitte solcher Entwicklungslinien beschrieben werden. Das *Cognitive Attachment Model of Voices* (CAV) von Katherine Berry und Mitarbeiterinnen (2017, 2019) modelliert beispielsweise die Verbindung zwischen traumatischen Erfahrungen und Stimmenhören unter Rückgriff auf Bindungstheorie und kognitive Modelle zum Stimmenhören. Benjamin Brent und Mitarbeiter (2014, 2009) beschreiben in ihrem bindungsbezogenen Modell für die Entstehung einer Vulnerabilität für Psychosen die Wechselwirkung zwischen biologischen und umweltbezogenen Faktoren, insbesondere Störungen in frühen Bindungsbeziehungen, daraus resultierenden Mentalisierungsdefiziten und Beeinträchtigungen des biologischen Stressregulationssystems.

Aufbauend auf einem Modell von Amy Hardy (2017) stellen Andrew Moskowitz und Rosario Montirosso (2019) einen Zusammenhang zwischen (frühen) traumatischen Kindheitserfahrungen und Wahnvorstellungen her. Sie verstehen Wahnvorstellungen in Anlehnung an Brendan Maher (1974) sowie Daniel Freeman und Kolleginnen (2002) als Versuche, sich anormale Erfahrungen zu erklären, die wiederum bruchstückhafte Versatzstücke von Erinnerungen an traumatische Erfahrungen enthielten und mit heftigen Gefühlen verbunden seien.

Amy Hardy beschreibt in ihrem Modell einen Weg von frühen traumatischen Erfahrungen hin zu psychotischen Symptomen, bei dem traumabasierte wahrnehmungsbezogene Intrusionen von Erinnerungen als Basis für psychotische Erfahrungen verstanden werden. Diese können nicht bewusst erinnert, aber umso leichter durch innere oder äußere Stimuli getriggert werden und treten dann ohne jegliche Verankerung im episodischen Gedächtnis auf, sodass sie mit Hier-und-jetzt-Qualität ohne Bezug zur ursprünglichen traumatischen Situation erlebt werden.

Als »Vulnerabilitäts-Faktoren« für das Auftreten derartiger Intrusionen der traumatischen Erfahrungen nennt Hardy neben Problemen mit der Affektregulation Defizite in der Kontextualisierung wahrnehmungsbezogener Repräsentationen im episodischen Gedächtnis. Derartige Schwierigkeiten in der Gedächtnisverarbeitung könnten durch wiederholte bzw. andauernde/persistierende Traumatisierungen und damit einhergehende erhöhte Stresssensitivität entstehen. Als weiteren aus traumatischen Kindheitserfahrungen hervorgehenden Vulnerabilitätsfaktor bezeichnet Hardy den Abdruck dieser Erfahrungen im persönlichen semantischen Gedächtnis, das relevantes Wissen über sich selbst und in Bezug zu anderen enthält und als Teil des Selbst-Gedächtnis-Systems an der aktuellen Selbststeuerung beteiligt ist. Diese traumabezogenen Vulnerabilitätsfaktoren begünstigen die Entstehung verschiedener Formen intrusiver Eindrücke, die dann wiederum, in Abhängigkeit von der jeweiligen Bewertung und Reaktion auf sie, zu psychotischem Erleben führen können.

Andrew Moskowitz und Rosario Montirosso (2019) argumentieren, dass es insbesondere *frühe* traumatische oder wiederholte aversive Erfahrungen sind, die die Grundlage für wahnhafte Erfahrungen bilden, da diese nicht bewusst gespeichert seien und somit keine Möglichkeit für eine verbale Erinnerung bestünde. Neben (auch potenziell später auftretenden) traumatischen Erfahrungen durch sexuelle oder andere physische Gewalt beziehen sie explizit auch andauernde bedrohliche Störungen in den Beziehungen zu den Bezugspersonen mit ein, wie sie etwa im Typ-D-Bindungsmuster beschrieben sind.

Nach Andrew Gumley und Giovanni Liotti (2019) kann dies etwa in Interaktionen mit Bezugspersonen entstehen, die beängstigend-bedrohlich oder selbst hilflos-verängstigt, verwirrt oder gelähmt sind, beispielsweise aufgrund eines eigenen unverarbeiteten Traumas oder Verlusts. Da in dieser Situation Verteidigungs- und Bindungssystem aktiviert sind, können spätere Intrusionen dieser Erfahrungen sowohl durch bedrohliche innere und äußere Stimuli ausgelöst werden als auch wenn das Bindungssystem aktiviert ist. Moskowitz und Montirosso (2019) sehen neben desorganisierter Bindung auch in den schon früher beschriebenen ungünstigen Beziehungsmustern wie »double bind«, »communication deviation«, »disruptive affective communication« oder »high expressed emotions« mögliche Ausgangspunkte für frühe aversive Erfahrungen, die nur in Form von körper-, wahrnehmungs- oder emotionsbezogenen Erinnerungen gespeichert und später als Intrusionen wiedererlebt werden können. Beispiele seien etwa die dem Wahn oft vorausgehende Wahnstimmung oder bestimmte Formen von Halluzinationen. Die wahnhaften Erklärungen würden dabei helfen, den unerklärlichen Eindrücken eine Bedeutung beizumessen, und gleichzeitig weitere mögliche affektbezogene bzw. konfliktregulierende Funktionen erfüllen. So könnten sie Versuche darstellen, zu verhindern, dass eine traumatische Erfahrung ins Bewusstsein gerät, oder einen unerträglichen Affekt zu halten bzw. auszuhalten, oder aber als Flucht- oder Lösungsversuch eines Konflikts betrachtet werden.

Zusammenfassende Überlegungen: Risiken und Chancen

Die beschriebenen Befunde und theoretischen Überlegungen machen deutlich, dass sowohl traumatische (Beziehungs-)Erfahrungen als auch behindernde Einflüsse auf die Entwicklung der Fähigkeiten zur emotionalen Stressverarbeitung und deren komplexe Wechselwirkungen für das Verständnis sozial-emotionaler Schwierigkeiten bzw. der daraus erwachsenden Sensibilität psychose-erfahrener Menschen hilfreich sind.
In der ätiologischen Forschung und Theoriebildung um das diagnostische Konzept »Schizophrenie« hat dies die Frage aufgeworfen, ob es sich dabei nicht eigentlich auch um eine Form von Traumafolgestörung handelt oder aber hier von einer Disposition auszugehen ist, die sich durch die Wechselwirkung genetischer Anlagen mit frühen Beziehungserfahrungen entfaltet und in der mangelnden Ausbildung von Fähigkeiten zur Regulation von Nähe und Distanz resultiert (Lempa u.a. 2016). Wie sich gezeigt hat, scheinen beide Positionen eine Berechtigung zu haben. Zum einen kann traumatischer Stress zu einer Vielzahl komplex miteinander interagierender Symptome führen, einschließlich psychotischer Erlebensweisen. Zum anderen weisen sowohl die sozial-emotionalen Schwierigkeiten, die in der Sensibilität zum Ausdruck kommen können, als auch die Entwicklung psychotischer Krisen ohne (erkennbare) traumatische Erfahrungen in der Vorgeschichte auf die Bedeutung der Entwicklung der Fähigkeiten zur emotionalen Stressverarbeitung und weiterer Ich-Funktionen hin.
Letzteres beinhaltet allerdings die Schwierigkeit, dass die dafür relevanten Erfahrungen schwer mess- oder erfassbar sind, umso mehr, wenn es sich um die als besonders relevant erachteten ersten Lebensjahre handelt, für die keine bewusste Erinnerung besteht. Darüber hinaus ist gerade für diese ersten Lebensjahre nicht nur die Erfassung, sondern auch die diagnostische Abgrenzung schwierig, was

als traumatisch bezeichnet wird und was nicht. Während vor allem in den ersten Lebensjahren gerade durch die noch fehlende Entwicklung einer Vielzahl von Fähigkeiten die Wahrscheinlichkeit für Erfahrungen, die mit Ohnmachtserleben oder extremen Ängsten einhergehen, deutlich höher ist, könnte eine Berücksichtigung dieser Erfahrungen als traumatisch zur Aufweichung des Konzepts »Trauma« führen (ebd., S. 45). Gleichwohl ist der Traumabegriff aktueller Diagnosesysteme nicht unumstritten. Michaela Huber plädiert etwa dafür, Trauma nicht – wie in der ICD-11 – über das auslösende Ereignis zu definieren, sondern als »die Wunde, die durch die Reaktionen des Menschen auf extrem stressreiche Ereignisse entsteht« (Huber 2020, S. 151).

Die beschriebenen komplexen Zusammenhänge machen deutlich, dass es auch hier nicht um eine einfache Antwort im Sinne von »entweder – oder« gehen kann, sondern für die Entstehung und Entwicklung psychotischer Symptome intraindividuell langfristige komplexe Wechselwirkungsprozesse vorausgesetzt werden müssen und innerhalb dieser Prozesse interindividuell viele unterschiedliche Pfade möglich sind.

Derartige Überlegungen machen *diagnostische* Schwierigkeiten um das Konzept »Schizophrenie« und daran anschließende behandlungsbezogene Konsequenzen deutlich. Unser aktuelles diagnostisches System konzentriert sich auf die vorherrschende Symptomatik und bezieht explizit keine ätiologischen Annahmen mit ein. Für die Diagnose »Schizophrenie« ist das Vorliegen psychotischer Symptome ausreichend, in der ICD-10 sogar eines der klassisch der »Schizophrenie« zugehörigen Symptome. Wie sich gezeigt hat, sind diese Symptome aber nicht diagnosespezifisch und innerhalb der aktuellen diagnostischen Kategorien phänomenologisch nicht unterscheidbar. Für die Differenzialdiagnose einer Traumafolgestörung wäre – als ein ätiologischer Aspekt – das Vorliegen einer traumatischen Erfahrung notwendig.

Schwerwiegende Folgen ergeben sich aus dem vorherrschenden diagnostischen System, wenn anhand des Vorliegens psychotischer Symptome eine »Schizophrenie« diagnostiziert und dann von dieser Diagnose auf eine »schizophrene Genese« zurückgeschlossen wird. Während deutlich wird, dass es *die* »schizophrene Genese« nicht geben kann, wird diese Genese meist in Abgrenzung zum Vorliegen traumatischer Erfahrungen in einer genetisch oder strukturell bedingten »Vulnerabilität« gesehen – mit allen damit verbundenen konzeptionellen Schwierigkeiten und Reduktionismen. Dies birgt vor allem die Gefahr, potenziell traumatische oder belastende Erfahrungen bei Menschen, die die Diagnose »Schizophrenie« erhalten haben, weniger zu berücksichtigen oder ungenügend in die Behandlung einzubeziehen.

Für die *Behandlung* von Menschen mit Psychose-Erfahrungen bergen diese Überlegungen aber gerade eine therapeutische Chance. Während wir zwar für die Genehmigung einer Behandlung durch die Krankenkassen eine Diagnose innerhalb der diesbezüglich unbefriedigenden diagnostischen Klassifikationssysteme stellen müssen, kann das Wissen um die potenziellen psychopathologischen Überlappungen mit anderen diagnostischen Kriterien durchaus hilfreich sowohl für den Umgang mit der Diagnose als auch für das Verständnis der Symptome und die Behandlung sein. Insbesondere wenn Klientinnen und Klienten schon mit der gestellten Diagnose einer Schizophrenie in die Behandlung kommen, müssen (und sollten) wir ja nicht auf ätiologische Annahmen *rück*schließen.

Gleichwohl kann das Wissen um die potenzielle Bedeutung früher Einflüsse auf die Entwicklung der Fertigkeiten zur emotionalen Stressverarbeitung und damit zusammenhängende psychische Funktionen sowie den potenziellen Einfluss (auch früher) traumatischer Erfahrungen und deren komplexe Wechselwirkung für die Entwicklung eines jeweils individuellen Verständnisses von Sensibilität und Symptomatik hilfreich sein. Dies bedeutet zum einen, dass es notwendig ist, traumatische Erfahrungen konsequent und umfassend in der Diagnostik und Behandlung zu berücksichtigen, und auch explizit zu erfragen (SCHÄFER u.a. 2015; VAN DER GAAG & VAN DEN BERG 2017). Zum anderen sollte die potenzielle Bedeutung belastender bis traumatischer Erfahrungen auch dann in der Behandlung berücksichtigt werden, wenn zunächst keine traumatischen Erfahrungen explizit berichtet oder erinnert werden.

So kann es beispielsweise für das Verständnis der existenziellen Panik, von der manche Menschen mit Psychose-Erfahrung berichten, hilfreich sein, zu berücksichtigen, dass diese möglicherweise mit sehr frühen Erfahrungen verbunden sind, in denen insgesamt wenig eigene Fähigkeiten schon (voll) ausgebildet waren – einschließlich des expliziten Gedächtnisses und einer damit möglichen bewussten Erinnerung. Unabhängig davon, ob wir diese Erfahrungen als »traumatisch« bewerten oder nicht, kann es zudem hilfreich sein, auch zu berücksichtigen, dass diese mit Ohnmachtserfahrungen und extremen Ängsten einhergegangen sein können – also als traumatisch erlebt wurden – und damit gleichzeitig Mechanismen posttraumatischer Verarbeitung beinhalten sowie etwa das Wiedererleben fragmentiert abgespeicherter Versatzstücke vornehmlich emotional-sensorischer Qualität nach sich ziehen können.

In den letzten Jahren sind die hier vorgestellten Befunde auch zunehmend in Behandlungsansätze eingeflossen. So wurden verschiedene Therapieansätze für Menschen mit Psychose-Erfahrung entwickelt, die auf die Förderung der

Mentalisierungsfähigkeiten abzielen oder diese in der Behandlung berücksichtigen (Brent 2010; Brent u.a. 2014; Lempa u.a. 2016; Moritz u.a. 2010; Sachs & Feldberger 2013; Salvatore u.a. 2012). Mit dem Metakognitiven Training von Steffen Moritz und Kolleginnen (2015) sollen etwa die metakognitiven Fähigkeiten geschult werden. Zusammen mit Informationen zu problematischen Denkstilen oder Denkverzerrungen wie etwa dem voreiligen Schlussfolgern werden Übungen angeboten, über die sowohl die eigene Tendenz zu derartigen Denkstilen bewusst werden als auch alternative Möglichkeiten eingeübt werden können. In dem von Benjamin Brent und Mitarbeiterinnen entwickelten mentalisierungsbasierten Behandlungsansatz für Psychosen werden sowohl Annahmen über die Bedeutung früher Bindungserfahrungen für die Entwicklung von Mentalisierungsfähigkeiten als auch über deren Einfluss auf das Stress-(Bewältigungs-)System einbezogen. In der Behandlung werden zum einen allgemeine mentalisierungsorientierte Interventionen in Zugang und therapeutischer Haltung angewendet, die auf die Verbesserung dieser Fähigkeiten abzielen. Zum anderen wird mit der Person ein jeweils individuelles Verständnis dafür entwickelt, welche Situationen (biografisch bedingt) möglicherweise mit einem hohen Ausmaß erlebten (bindungsbezogenen) Stresses einhergehen und auf diese Weise die Mentalisierungsfähigkeiten beeinflussen können sowie in der Folge dysfunktionale Bewältigungsversuche einschließlich symptomatischer Erlebensweisen wahrscheinlicher machen.

Daneben zeigt sich eine zunehmende Berücksichtigung emotionaler Wahrnehmungs- und Regulationsfertigkeiten in Behandlungsansätzen für Menschen mit Psychose-Erfahrung – auch in der Kognitiven Verhaltenstherapie. Hier wird das klassische Vorgehen der Kognitiven Verhaltenstherapie um emotionsbezogene Interventionen ergänzt, etwa die Vermittlung von Informationen über Gefühle und deren Bedeutung sowie von Fertigkeiten, das emotionale Erleben zu beeinflussen (Anfälligkeit für negative Gefühle reduzieren, positive Gefühle fördern etc.). Derartige Ansätze können sich darin unterscheiden, inwieweit sie in der Grundorientierung der Kognitiven Verhaltenstherapie verhaftet bleiben, indem sie auf den determinierenden Einfluss der Gedanken und Überzeugungen fokussieren, oder sich tatsächlich ein Wandel hinsichtlich einer stärkeren Prozessorientierung, einer Zuwendung zu den tatsächlich erlebten Erfahrungen sowie der Berücksichtigung präkognitiver Erlebensweisen vollzieht. Gleichzeitig findet sich in der Behandlung von Menschen mit Psychose-Erfahrung eine zunehmende Übertragung bzw. Anwendung von konkreten Therapieansätzen, die der dritten Welle der Verhaltenstherapie zugerechnet werden, etwa achtsamkeitsbasierte Ansätze (Newman-Taylor &

ABBA 2013; 2019), die Akzeptanz- und Commitment-Therapie ACT (MORRIS 2019) oder die Compassion-Focused-Therapy (CFT; siehe (HERIOT-MAITLAND & RUSSEL 2019).

Nicht zuletzt wird auch die Bedeutung traumatischer Erfahrungen in der Behandlungspraxis zunehmend einbezogen sowohl im Sinne eines übergreifenden traumainformierten oder -sensiblen Ansatzes als auch hinsichtlich einer spezifischen traumatherapeutischen Behandlung etwa in der Psychotherapie (SCHÄFER 2011). Dies beinhaltet Therapieprogramme mit Schwerpunkt auf Stabilisierung und Förderung von Bewältigungsfertigkeiten sowie expositionsbasierte Verfahren. Hier zeigen sich erste positive Befunde, die die Notwendigkeit derartiger Interventionen und deren Anwendbarkeit bei Menschen mit Psychose-Erfahrung unterstreichen – aber auch den Bedarf weiterer Forschung aufzeigen.

So gibt es etwa – analog zu Diskussionen in der Traumabehandlung generell – unterschiedliche Haltungen dazu, ob und auf welche Weise eine Traumaexposition möglich und notwendig ist und ob dem eine Stabilisierungsphase vorausgehen sollte. Daniel VAN DEN BERG (2017) spricht sich beispielsweise für eine schnelle Traumaexposition im Sinne der Prolongierten Expositionstherapie oder des EMDR für Menschen mit PTBS und Psychose aus, was er durch positive Befunde eigener Studien stützt (siehe auch VAN DEN BERG u. a. 2018). Eine vorausgehende Stabilisierungsphase hält er nicht nur für nicht notwendig, sondern sogar für hinderlich, weil sie die Phase der unbehandelten PTBS verlängere und sich daher auch negativ auf den weiteren Verlauf auswirken könne (VAN DER GAAG & VAN DER BERG 2017). Der Arbeit von van den Berg und seinen Kolleginnen kommt das klare Verdienst zu, eine bestehende Zurückhaltung gegenüber der Anwendung traumafokussierter Methoden bei Menschen mit Psychose-Erfahrung radikal infrage zu stellen. An dieser Stelle sind sicher weitere Studien notwendig, um diese Befunde zu stützen und mögliche Hinweise darauf zu geben, für welche Personen und unter welchen Bedingungen welche Vorgehensweisen hilfreich sind.

Sarah BENDALL und Kolleginnen (2017) stellen mit TRIPP (TRauma-Integrated Psychotherapy for Psychosis) einen Ansatz vor, bei dem mehrere Komponenten miteinander kombiniert werden. Er beinhaltet eine Stabilisierungsphase (»safety«), die sich etwa auf die Behandlung von Suizidalität, Selbstverletzung und Substanzmissbrauch bezieht und in der Coping-Skills einschließlich Emotionsregulationsstrategien vermittelt werden. Im weiteren Verlauf der Behandlung wird nach Psychoedukation zu Psychose und posttraumatischen Reaktionsweisen aus einer gemeinsam erarbeiten Zeitlinie bisheriger – einschließlich traumatischer – Erfahrungen ein Verständnis der aktuellen Symptome und Schwierigkeiten formuliert, das diese in Bezug zu den traumatischen Erfahrungen setzt und auf die das weitere Vorgehen in der Therapie aufgebaut wird. In diesem Vorgehen werden traumatische Erfahrungen berücksichtigt und thematisiert, nicht aber notwendigerweise eine Exposition mit den traumatischen Erinnerungen forciert.

Ein weiteres Problem: Viele der hier vorgestellten Konzepte setzen bezüglich der Entwicklung von Vulnerabilität einen Fokus auf die ersten Lebensjahre und erweitern damit die rein biologisch-genetischen Konzepte, die die Entwicklung prä- und möglicherweise noch perinatal verorten. Der Fokus auf die ersten Lebensjahre wird damit begründet, dass sich vor allem in dieser Phase die in den biologischen Anlagen angelegten Strukturen – in Interaktion mit ihrer Umwelt – epigenetisch weiterentwickeln und ausdifferenzieren und sich erst damit entscheidet, wie bestimmte Anlagen zum Tragen kommen. Die dabei gemachten Erfahrungen schreiben sich in inneren Konzepten bzw. Schemata nieder, für die es keine bewusst erinnerbare Erfahrung gibt.

Trotz dieser Bedeutung der ersten Lebensjahre wird zunehmend berücksichtigt, dass die persönliche Entwicklung ein lebenslanger Prozess ist und heilende, schwierige oder traumatisierende Erfahrungen auch im weiteren Verlauf Einfluss nehmen. Insbesondere Erkenntnisse zur Neuroplastizität haben deutlich gemacht, dass auch im Gehirn über das ganze Leben hinweg neue Strukturen gebildet werden und damit strukturelle Veränderungen und Regenerationen möglich sind. Ebenso sind psychologische Entwicklungen, die traditionell mit dem Eintritt ins Erwachsenenalter als abgeschlossen angesehen wurden, auf die gesamte Lebenszeit erweitert worden, da die Persönlichkeitsentwicklung zu keinem Zeitpunkt als abgeschlossen angesehen werden kann. Aspekte von Vulnerabilität können also grundsätzlich stärker vor oder während der Geburt oder erst nachgeburtlich bedingt entstehen, aber auch im weiteren Verlauf der Entwicklung günstig oder ungünstig beeinflusst werden. Über die gesamte Lebensspanne hinweg ist eine positive Veränderung möglich, und zwar in einem mindestens dreifachen Sinn:

- Abschwächung der Vulnerabilität,
- Stärkung der Resilienz,
- Veränderung der Bewältigungsmechanismen.

Es gibt dabei eine Vielzahl möglicher Faktoren, die die Entwicklung günstig, stabilisierend, protektiv oder ausgleichend beeinflussen oder aber eher zu einer Verstärkung oder Festigung der Vulnerabilität beitragen können.

Diese Faktoren sind weder krankheits- noch psychosespezifisch (Bock 2020, S. 60 f.)
Daneben liegt der Fokus in einigen Ansätzen sehr stark auf den frühen Bindungserfahrungen. In der Kombination mit einem ausschließlichen Fokus auf die ersten Lebensjahre besteht hier die Gefahr eines neuen Determinismus, wie es etwa in einigen Varianten des Konzepts struktureller Störungen enthalten ist. Eine individuelle Vulnerabilität wird in diesen erweiterten Modellen zwar nicht mehr (rein) biologisch, sondern mindestens ebenso als durch die ersten Bindungserfahrungen mit den nahen Bezugspersonen bedingt betrachtet, das Resultat bleibt aber eine Konzeption der individuell angelegten Schwäche oder Disposition, die schwer oder gar nicht veränderbar sei.
Während hier zwar die Perspektive auf die individuelle Entwicklung um interpersonell-soziale Erfahrungen ergänzt wird, liegt der Fokus dabei häufig (ausschließlich) auf den familiären Erfahrungen insbesondere mit den primären Bezugspersonen. Dieser Fokus birgt weiterhin die Gefahr einer erneuten Pathologisierung familiärer Beziehungen (heute auch als »family blaming« bezeichnet). Das Bewusstsein für derartige Stigmatisierungs- und Diskriminierungstendenzen darf im Gegenzug allerdings nicht dazu führen, dass mögliche diesbezügliche belastende Erfahrungen oder sogar Traumatisierungen (weiterhin) nicht berücksichtigt oder nicht thematisiert werden. Vielmehr scheint hier ein generelles Hinterfragen und Aufbrechen dichotomer Bewertungs- und Schuldzuweisungspraktiken nicht nur gesamtgesellschaftlich, sondern auch aufseiten der Behandelnden notwendig. Wenn nur dichotome Konstruktionen von Schuld zur Verfügung stehen, erschwert das die Auseinandersetzung auf beiden Seiten und kann Veränderungsprozesse einschließlich der Übernahme von Verantwortung behindern. Die Tatsache, dass Entwicklung in den ersten Lebensjahren meistens vor allem in der Familie stattfindet, darf nicht außer Acht lassen, dass dabei (fast) immer schwierige *und* hilfreiche, destabilisierende *und* stabilisierende Erfahrungen gemacht werden und dass diese in komplexe Zusammenhänge mehrgenerationaler und gesellschaftlicher Strukturen vor dem jeweiligen historischen und kulturellen Hintergrund eingebunden sind (Bock 2020, S. 64 f.).
Das der Schematherapie zugrunde liegende theoretische Modell liefert einen Rahmen, der die komplexe Wechselwirkung unterschiedlicher Bedingungen in ihrer Bedeutung für die Entstehung und weitere Entwicklung individueller menschlicher Erlebens- und Verhaltensweisen allgemein und symptomatischer Ausdrucksformen im Besonderen einzubeziehen vermag. Innerhalb dieses allgemeinen Rahmenmodells können individuelle Entwicklungslinien unter

der Berücksichtigung der jeweils individuell relevanten Bedingungen und deren Wechselwirkungen nachgezeichnet werden. Während in dem Behandlungsmodell ein Fokus auf der Verarbeitung belastender emotionaler Erfahrungen – analog zur Traumabehandlung – liegt und der dadurch angestrebten Auflösung der Fusion von Vergangenheit und Gegenwart, werden allerdings potenziell reduzierte emotional-soziale Fertigkeiten in der Behandlung weniger explizit einbezogen. Dies macht Modifikationen für die Anwendung in der Psychosenpsychotherapie notwendig.

Fortschreibung und Festigung von Entwicklungslinien nach Psychose-Erfahrungen

Dorothea Buck schreibt in ihrem Buch *Auf der Spur des Morgensterns* (2010, S. 122):

» Als ich 26 Jahre später zum erstenmal versuchte, meine Krankheitsgeschichte aufzuschreiben, musste ich bald wieder aufgeben, weil der Zorn, der in mir aufstieg, der Zorn über die erlittene Entwertung und die verweigerte Hilfe, einfach zu groß war; er war mir in dieser Heftigkeit bis dahin gar nicht bewußt gewesen. Die Unterdrückung unserer Gefühle scheint mir neben dem Zwang, unsere Psychose-Erfahrungen als sinnlos von uns abzuspalten, das Schlimmste zu sein, was uns die Psychiatrie antut. In Bethel durfte ich mir nach der Sterilisation meine Verzweiflung nicht anmerken lassen, um meine Entlassung nicht zu gefährden. Denn alle starken Emotionen galten als krankhaft und wurden als Widerstand bekämpft. Alle Emotionen, so berechtigt sie auch sein mochten, wurden so ins Unbewußte verdrängt. Auch heute noch bekämpft die Psychiatrie die Emotionalität der Patienten mit einem ganzen Arsenal von gefühlsunterdrückenden Maßnahmen: Betäubung, Dauerschlaf, gefühlsreduzierende Psychopharmaka. Und nach der Entlassung zwingt uns der Makel, der uns als ›Geisteskranken‹ anhaftet, uns so angepaßt und unauffällig zu geben, wie es als normal gilt, also unsere wahren Gefühle weitgehend zu verleugnen.
Wahrscheinlich ist aber gerade die Unterdrückung von Gefühlen eine entscheidende Voraussetzung für die Entstehung von Psychosen; zumindest wird die Psychose dadurch begünstigt. Bei mir war es in der Kindheit das unterdrückte Gefühl der Benachteiligung, für das ich einen Ausgleich brauchte. Die Entwertung als ›Geisteskranke‹ verstärkt den Gefühlsstau und macht damit immer wieder neue Schübe notwendig. Die Psychiatrie müßte diesen Gefühlsstau lösen; stattdessen fördert sie ihn durch ihre unterdrückenden Maßnahmen. Und dann wundert sie sich, wenn Schizophrene nicht adäquat über ihre Gefühle sprechen – sie werden ja gezwungen, sie in sich zu verschließen. «

Ebenso wie die Entstehung und Entwicklung psychosozialer Behinderungen sind auch deren Fortschreibungen komplexe Prozesse, bei denen vielfältige

Mechanismen auf unterschiedlichen Ebenen zusammenwirken. An dieser Stelle soll für aufrechterhaltende – die Eigendynamik vorantreibende – Bedingungen nach Psychose-Erfahrungen (bzw. nach Diagnosestellung) das komplexe Zusammenwirken unterschiedlicher Mechanismen auf verschiedenen Ebenen beschrieben werden. Ergänzend soll im folgenden Kapitel auf resilienz- oder genesungsfördernde Bedingungen eingegangen werden.

Innerpsychische Fortschreibungsprozesse

In vielen psychotherapeutischen Ansätzen stehen die innerpsychischen und interpersonellen Fortschreibungsprozesse im Vordergrund. Vor allem in der verhaltenstherapeutischen Arbeit sind für viele psychische Störungen Bewältigungsstrategien beschrieben worden, die aufgrund ihrer kurzfristig entlastenden Wirkung durch die Reduktion negativer Gefühle und Anspannung (negative Verstärkung) aufrechterhalten werden, auch wenn sie langfristig mit negativen Konsequenzen verbunden sind (für die neurobiologische Komponente dieser Mechanismen siehe Grawe 2004, S. 366).
Neben der vor allem anspannungsreduzierenden Funktion können für alle psychischen Störungen bzw. deren Symptome auch auf der inhaltlichen Ebene »sinnvolle« Bewältigungsaspekte beschrieben werden, die dann eine Eigendynamik entwickeln und mehr oder weniger »aus dem Ruder« laufen. So können sowohl die übersteigerte Wachsamkeit als auch das Vermeidungsverhalten bei Angststörungen zunächst als sinnvolle Reaktionen auf Angst angesehen werden (Schutz vor Gefahr, Sicherheit), dann aber zu einer Verstärkung der Angst und Generalisierung beitragen sowie verhindern, dass neue, beruhigende Erfahrungen gemacht werden. Analog dazu können auch bei Psychosen Mechanismen identifiziert werden, die sinnvolle Bewältigungsaspekte beinhalten und beruhigend wirken – wie etwa die kognitiven Strategien zur Suche nach einer Erklärung für unverständliche und bedrohliche Gefühle und Wahrnehmungen –, gleichzeitig aber die Eigendynamik der Psychose vorantreiben.
In anderen psychotherapeutischen Konzepten werden zusätzlich die aufrechterhaltenden Mechanismen auf der Bedürfnis- bzw. Konfliktebene und deren individueller biografischer Bezug stärker berücksichtigt. So wird etwa in der Schematherapie davon ausgegangen, dass bestimmte Strategien zu einem früheren Zeitpunkt unter ihren meist extremen Lernbedingungen durchaus hilfreich waren, aber in den veränderten aktuellen Bedingungen hinderlich

sind, weil sie eine Offenheit für und Anpassung an die neuen Bedingungen und damit auch neue Lernerfahrungen verhindern. Im Fokus stehen dabei die psychischen Grundbedürfnisse, die ursprünglich durch die jeweilige Bewältigungsstrategie geschützt werden sollten (Vermeidung erneuter Verletzung), langfristig aber auch eine Annäherung und Befriedigung des Grundbedürfnisses verhindern. So können sozial-emotionale Vermeidungsstrategien, wie sie von psychose-erfahrenen Personen beschrieben werden, zwar vermeintlich Sicherheit und Schutz vor erneuter Verletzung des Bindungs- und/oder Autonomiebedürfnisses gewährleisten, gleichzeitig aber dazu führen, dass diese Bedürfnisse weiterhin nicht wirklich befriedigt werden.

Auch in psychodynamischen Konzeptionen werden diese Formen innerpsychischer Fortschreibungsprozesse berücksichtigt. Stavros Mentzos (2017) unterscheidet zwischen zwei Formen von circuli vitiosi: einem primären und einem sekundären. Der primäre Zirkel bezieht sich auf die in den Bewältigungsstrategien (Abwehr-/Kompensierungsmechanismen) enthaltene Vermeidung sozialer Beziehungen. Dies bezieht sich sowohl auf die direkte Vermeidung als auch auf die in den objektbezogenen Tendenzen (Unterwerfung) beinhaltete indirekte Vermeidung »echter« Beziehungen, also inklusive tiefer Bindungen. Beide Formen der Vermeidung bedeuten eine ständige Einschränkung und Verschlechterung der Möglichkeiten zur Herstellung neuer, tiefer Beziehungen, die korrigierende soziale Erfahrungen ermöglichen könnten.

Das heißt also: Je mehr sich die Person vor Beziehungen schützt, desto weniger ist es möglich, neue korrigierende Beziehungserfahrungen zu machen und nachzuholen, was die Voraussetzung für tatsächliche Veränderung wäre, weil es dann eher möglich wird, eine Balance zwischen selbst- und objektbezogenen Tendenzen und Bedürfnissen herzustellen. Der sekundäre Zirkel baut auf dem primären auf: Durch den ersten Teufelskreis verliert die Person zunehmend ihre sozialen, emotionalen und kognitiven Fähigkeiten (auch auf rein somatischer Ebene durch Abnahme der Synapsendichte), sodass weiterhin der Aufbau neuer Beziehungen erschwert wird und damit korrigierende Beziehungserfahrungen noch weniger wahrscheinlich werden.

Die enge Verwobenheit von Lebensthemen und Erkrankung kann dazu führen, dass auch die Psychose-Erfahrung selbst zu einer Wiederholung bzw. Aufrechterhaltung der bestehenden Problematik beiträgt. Dies beinhaltet Aspekte des Selbstbildes und damit zusammenhängende emotionale und soziale Muster. Bei schon vor der Psychose bestehenden negativen Selbst-Schemata birgt die mit der Psychose-Erfahrung häufig einhergehende tiefgreifende Erschütterung des eigenen Identitätsgefühls die Gefahr einer Verstärkung der negativen Sicht auf sich selbst und der damit verbundenen Versagensgefühle – was eng mit den zur Verfügung stehenden kulturellen Krankheitskonzepten und Sinnstiftungsangeboten korrespondiert. Darüber hinaus kann das Vertrauen in die eigenen Fähigkeiten – allen voran das Vertrauen in die eigene Wahrnehmung – zusätzlich erschüttert werden und damit verwobene interpersonelle Schwierigkeiten weiter verstärken.

Diese eher individuellen aufrechterhaltenden Faktoren und Mechanismen psychischer Störungen sind für die Behandlung wichtig und müssen berücksichtigt werden. Daneben sollten allerdings auch die weiteren gesellschaftlichen Ebenen betrachtet werden, die zur Aufrechterhaltung bestimmter Beeinträchtigungen beitragen und Genesungsprozesse behindern. Dies sind vor allem Bedingungen, die zu sozialer Benachteiligung beitragen und als Diskriminierung auf der strukturellen, institutionellen und der diskursiven, ideologischen Ebene verstanden werden können.

Fortschreibungsprozesse durch Stigmatisierung und Diskriminierung

Nach Asmus Finzen (2001, S. 24) wird das »Leiden unter dem Stigma, unter Vorurteilen, Diffamierung und Schuldzuweisungen« für Menschen mit einer schizophrenen Erkrankung und ihre Angehörigen zur »zweiten Krankheit« (siehe auch Finzen 2013). Die Schizophrenie wird als jene diagnostische Kategorie betrachtet, die mit der höchsten Belastung durch Stigmatisierung einhergeht (Bennett u. a. 2008; Bock & Naber 2003; Read & Haslam u. a. 2006; Schomerus & Bauch 2017).

Für Menschen mit der Diagnose einer schizophrenen Erkrankung sind vielfältige Aspekte sozialer Benachteiligung etwa in den Bereichen Ausbildung, Arbeit, Wohnen, Einkommen, Sozial-/Krankenversicherung beschrieben worden. Darüber hinaus zeigen Studien, dass sich die Einstellungen – gemessen über das Bedürfnis nach sozialer Distanz oder negative emotionale Reaktionen wie Angst, die als Basis für Stigmatisierungsprozesse angesehen werden – gegenüber Menschen mit einer Schizophreniediagnose in den letzten Jahren noch verschlechterten, während sie gegenüber Menschen mit anderen psychischen Diagnosen gleich blieben oder sogar positiver wurden (Angermeyer u. a. 2013; Schomerus & Bauch 2017). Das Stigma der Erkrankung hat einen erheblichen Einfluss auf das Selbst- und Identitätsgefühl der Betroffenen, und zwar sowohl durch direkte oder antizipierte Stigmatisierungserfahrungen als auch durch die Internalisierung der damit verbundenen Überzeugungen in Form von Selbststigmatisierungsprozessen. Das Stigma der Schizophrenie stellt daher eins der größten Hindernisse für den Gesundungsprozess dar (Davidson 2003; Horvath 2007).

Stigmatisierung ist ein komplexer Prozess, für dessen Verständnis unterschiedliche Ebenen (individuelle, interindividuelle, strukturelle und diskursiv-ideologische) berücksichtigt werden müssen. Bruce Link und Jo Phelan (2001, S. 382) bieten eine Definition von Stigmatisierung an, die das Zusammenwirken unterschiedlicher Komponenten auf unterschiedlichen Ebenen umfasst:

» Stigma exists when elements of labeling, stereotyping, separating, status loss, and discrimination co-occur in a power situation that allows these processes to unfold. «

Stigmatisierung und Diskriminierung sind abhängig von sozialer, ökonomischer und politischer Macht. Es sind Prozesse, die immer in die gesellschaftlichen Machtverhältnisse eingebettet sind und gleichzeitig zu deren Herstellung und Aufrechterhaltung dienen. Als Grundlage für die Diskriminierung werden Differenzierungs- und Separierungsprozesse (»othering«) angesehen, die im Kontext von Machtdiskursen Subjekte als die Anderen konstruieren, klassifizieren und behandeln (Lerch 2019).

Dies beinhaltet zum einen, dass menschliche Unterschiedlichkeit entlang bestimmter Differenzlinien kategorisiert wird. Die Auswahl der sozial relevanten Kategorien erfolgt dabei nicht zufällig, »sondern in einer historisch aufklärbaren Weise regelmäßig [...] entlang bestimmter Differenzverhältnisse« (Mecheril & Plösser 2018, zitiert nach Lerch 2019). Auf der diskursiven Ebene werden diese Kategorien binär (dichotom, sich gegenseitig ausschließend), »naturgegeben«/essenzialistisch und entlang einer vermeintlichen, gesellschaftlich definierten Norm konstruiert, sodass bestimmte Gruppen als »Überlegene und vermeintlich ›Richtige‹ oder ›Normale‹ erscheinen [...] und andere als vermeintlich ›Abweichende‹, ›Nicht-Normale‹« (Young 1996, S. 196).

Diskriminierungsprozesse und die kulturellen Repräsentationen, auf denen sie beruhen bzw. die zu ihrer Rationalisierung verwendet werden, sind in der Gesellschaft auf vielen Ebenen verankert. Sie führen dazu, dass sie verinnerlicht werden sowohl von den jeweils Dominanten als auch den jeweils Unterdrückten oder Diskriminierten. Beide Gruppen haben die Repräsentationen verinnerlicht und zeigen ein Verhalten, das das System aufrechterhält (siehe auch unter Punkt »Selbststigmatisierung«). Wichtig dabei ist allerdings, dass diese individuellen/persönlichen und interpersonellen/zwischenmenschlichen Formen der Diskriminierung nur einen Teil ausmachen und für ein Verständnis sozialer Benachteiligung und Unterdrückung auch die strukturelle/institutionelle und die diskursive/ideologische Ebene berücksichtigt werden muss (Schmidt 2009, S. 85). Im Zusammenhang mit »schizophrenen Erkrankungen« als diagnostisches Label können beispielsweise die komplexen Zusammenhänge um die psychotherapeutische Unterversorgung von Menschen mit »Schizophrenie«-Diagnose als strukturelle Diskriminierung angesehen werden (siehe Einleitung). Zum Verständnis derartiger Diskriminierungen reicht es nicht aus, die individuellen Entscheidungsprozesse zu analysieren, die einen bestimmten Therapeuten dazu veranlassen, eine Behandlungsanfrage abzulehnen, sondern diese Entscheidung muss auch im Zusammenhang mit der in den gesellschaftlichen Strukturen verankerten Diskriminierung betrachtet werden.

Während Diskriminierung lange Zeit vornehmlich im Kontext von Rassismus, Sexismus, Homophobie oder Klassismus untersucht wurde und aus diesbezüglichen sozialen Bewegungen ihren Ausgangspunkt nahm, werden zunehmend auch Diskriminierung und soziale Ausgrenzung von Menschen mit Behinderungen in den Blick genommen (dies wird mit dem Begriff »Ableismus« als Übersetzung des englischen Begriffs »ableism« bezeichnet).

In der Analyse von Unterdrückungs- und Diskriminierungsprozessen wird zunehmend deren Mehrdimensionalität berücksichtigt. So werden etwa aus der Perspektive der Intersektionalität soziale Ungleichheiten im Kontext von Mehrfachzugehörigkeiten und deren Verwobenheit und Wechselwirkungen betrachtet (Crenshaw 1991). Dies ermöglicht es, auch die Auswirkungen intersektionaler Diskriminierung (etwa Rassismus, Sexismus und Homophobie) für die Betroffenen zu berücksichtigen, wobei davon auszugehen ist, dass sich diese Auswirkungen nicht einfach additiv ergänzen, sondern durch ihre Wechselwirkungen und Verwobenheiten gegenseitig verstärken (Winker & Degele 2009).

Fortdauernde Diskriminierungs- und Unterdrückungserfahrungen haben vielfältige Auswirkungen auf die psychische Gesundheit der Angehörigen von Minderheiten. Im Modell des »minority stress« (Meyer 2003) werden die vielfältigen Belastungen durch strukturelle und individuelle Diskriminierung und deren Wechselwirkungen im Sinne einer erhöhten Stressbelastung für die Betroffenen konzipiert.

Im Kontext psychischer Erkrankung bzw. psychosozialer Behinderungen ist es dabei notwendig, anzuerkennen und einzubeziehen, dass auch die Bedeutung der sozialen Kategorie »psychische/psychosoziale Behinderung« mit komplexen Stigmatisierungs- und Diskriminierungsprozessen verbunden ist. Diese können gegebenenfalls mit weiteren Diskriminierungserfahrungen entlang anderer Differenzlinien verwoben sein und sich wechselseitig verstärken.

Die Ebene symbolischer, diskursiv-ideologischer Repräsentationen

Die Einschätzung und Kategorisierung der psychischen Gesundheit erfolgt anhand der psychiatrischen Diagnosesysteme, wobei die Diagnosen auch die Voraussetzung für Behandlung und Zuweisung von Unterstützung sind. Psychiatrische Diagnosen sind Konventionen über Kategorien und damit soziale Konstrukte, die in den aktuellen Diagnosesystemen auf deskriptiv-phänomenologischen Kriterien beruhen und mit einigen Ausnahmen keine ätiologischen Überlegungen einbeziehen oder diesbezügliche Schlussfolgerungen nahelegen sollen. Die wissenschaftlich-fachliche Definition dessen, welche Kategorien berücksichtigt werden, wie diese Kategorien definiert werden und was die Vergabe der jeweiligen Diagnose rechtfertigt, unterliegt einem fortlaufenden Aushandlungs- und Veränderungsprozess. In Bezug auf die Diagnose »Schizophrenie« wird beispielsweise diskutiert, ob eine solche einheitliche Diagnose überhaupt gerechtfertigt ist, da sowohl die Unterschiede innerhalb der Gruppe der so diagnostizierten Menschen als auch die Überlappungen mit anderen diagnostischen Kategorien so groß sind, dass eine eindeutige Zuordnung in vielen Fällen kaum möglich ist.

Dieser fachlichen Konvention steht der Umgang mit den Diagnosen gegenüber, und zwar im fachlich-wissenschaftlichen Handeln, im versorgungspraktischen Handeln sowie in weiteren sozialen Bezügen (»soziales Label«). Hier werden Diagnosen allgemein und die Diagnose »Schizophrenie« im Besonderen oft wie naturgegebene, eindeutige Kategorien verstanden und behandelt, die gleichzeitig eine Abweichung von der Norm behaupten und mit Hierarchisierungen verbunden sind. Diese Prozesse der Normierung, Kategorisierung, Essenzialisierung und Hierarchisierung menschlicher Unterschiedlichkeit stellen die Basis für Diskriminierung dar; das heißt, dimensionale Merkmale menschlicher Vielfältigkeit und Diversität werden (nicht zufällig) ausgewählt, kategorisch (binär, dichotom) und als natürlich vorgegeben, also meist biologisch bedingt, konstruiert. Sie stellen die Grundlage für Separierungs- und Abwertungsprozesse der so klassifizierten Personen als »anders«, »fremd«, »abweichend«, »nicht normal« etc. dar (siehe auch Weinmann 2019).

Während diese Prozesse allgemein für den Umgang mit psychiatrischen Diagnosen beschrieben werden können, spielen bestimmte Aspekte im Kontext der Diagnose »Schizophrenie« eine besondere Rolle. So werden die der Schizophrenie zugeordneten Symptome oder Erfahrungen nicht nur als abweichend von der Norm, sondern häufig auch im Gegensatz zu anderen psychischen Symptomen als *qualitativ anders* von allgemeinen menschlichen Erlebensweisen konzipiert. Auch die Fokussierung essenzialistischer Konstruktionen – insbesondere als genetisch bedingt und determiniert – hat im Kontext der Schizophreniediagnose eine besonders starke Ausprägung. Diese Praxis enthält den Widerspruch, eine Diagnose anhand des Symptombildes unabhängig von ätiologischen Annahmen zu treffen, dann aber von der Diagnose auf eine genetische Ätiologie zurückzuschließen. Darüber hinaus wird das entscheidende Merkmal bzw. die Ursache der Abweichung – des Ver-rückt-Seins – im Kontext der Diagnose »Schizophrenie« im Kern der Person lokalisiert (eine Person *ist* schizophren).

Diese Widersprüchlichkeit kann anhand der im vorausgegangenen Kapitel beschriebenen diagnostischen Schwierigkeiten verdeutlicht werden: Psychotische Symptome werden für die Diagnose einer Schizophrenie zugrunde gelegt, sind aber nicht diagnosespezifisch und innerhalb der bestehenden diagnostischen Kategorien phänomenologisch nicht unterscheidbar. Gleichzeitig geht die Diagnose »Schizophrenie« mit bestimmten präferierten ätiologischen Annahmen einher und ist mit weiteren negativen und pessimistischen Einschätzungen assoziiert, die auch Einfluss auf die Zuweisung von Behandlungsangeboten haben. Eine fehlende Berücksichtigung belastender bis traumatischer Lebenserfahrungen von Menschen mit dieser Diagnose kann in diesem Kontext auch als Ausdruck struktureller Diskriminierung im Kontext dominanter Diskurse von Normalität, Anormalität und Verrücktheit verstanden werden.

Für Menschen mit der Diagnose »Schizophrenie« sind vielfältige Formen struktureller und individueller Diskriminierung die Folge, welche wiederum Einfluss auf die psychische Gesundheit haben. Insbesondere der Widerspruch zwischen der Komplexität der Erfahrungen auf der einen Seite und deren Auflösung durch die zur Verfügung stehenden dichotomen, hierarchisch konstruierten Konzepte auf der anderen Seite kann Genesungsprozesse etwa im Sinne der biografischen Krankheitsverarbeitung (oder Krankheits-Identitäts-Arbeit) erschweren (Estroff u. a. 1997; Estroff 1989; Schmidt 2012; Topor 2001).

Als Psychotherapeutinnen bewegen wir uns unweigerlich in diesen Spannungsfeldern. Leonore Lerch weist daraufhin, dass Diskriminierungsprozesse nicht außerhalb des therapeutischen Raums stattfinden, sondern wir selbst »Teil der komplexen Beziehungen und Dynamiken von Differenzproduktion und der Herstellung sozialer Ungleichheit« sind (Lerch 2019, S. 55, zitiert nach Punz 2015, S. 66). Die therapeutische Situation weist eine inhärente Machtasymmetrie auf, einschließlich unserer Macht (und Verpflichtung) zu diagnostizieren. Durch die Diagnose »produziert« Psychotherapie gewissermaßen erst »das Andere« und verfolgt gleichzeitig das Ziel der (Wieder-)Anpassung an die Norm (»Normalisierungsinstrument«, Butler 2009, zitiert nach Lerch 2019, S. 52). Gleichzeitig ergibt sich daraus auch die Chance für einen reflektierten, kritischen Umgang mit dieser Position, der auch die Möglichkeit beinhaltet, Konstruktionen psychischer Normalität als solche zu hinterfragen.

Auch für die Psychotherapie bleibt das Differenzdilemma im Umgang mit Diskriminierungs- und Unterdrückungspraktiken bestehen: »Wenn die Differenzen von subordinierten Gruppen ignoriert werden, führt das zur falschen Neutralität; wenn man sich aber ganz auf den Aspekt der Differenz konzentriert, kann das das Stigma der Abweichung verstärken oder gar erzeugen« (Minow 1990, zitiert nach Spiess 2008, S. 56). Dies bedeutet, dass ein Ansatz, der jegliche mögliche Unterschiede ignoriert, Gefahr läuft, unterschiedliche Lebenswelten und -erfahrungen sowie Unterdrückungsstrukturen zu leugnen. Gerade die Anerkennung von anderen Kulturen im erweiterten Sinn (Transkulturalität, Geschlechtlichkeit, sexuelle Identität, körperliche oder geistige Befähigung etc.) bedeutet aber auch immer ein Konstruieren der anderen als anders – und trägt damit zur Reproduzierung und Fortschreibung dieser Differenz bei (Lerch 2019, S. 55).

Aufbauend auf den Arbeiten von Judith Butler (2009), Sandra Smykalla (2010), Paul Mecheril und Melanie Plösser (2018) entwickelt Leonore Lerch Empfehlungen für die Psychotherapie zum Umgang mit diesen Spannungsfeldern. Ausgangspunkte sind die Anerkennung und Achtung menschlicher Vielfalt und Diversität und eine sich daraus ergebende Notwendigkeit, »Ambivalenzkompetenz« zu entwickeln. In Anlehnung an Butler meint Ambivalenzkompetenz »die Fähigkeit, sich auf die Ambivalenz als eine nicht immer gleichbleibende, aber unvermeidbare Gleichzeitigkeit von Gleichheit und Differenz einzulassen« (Lerch 2019, S. 56). Grundlage dafür ist eine Haltung von Offenheit und Nichtwissen, die die Bereitschaft einschließt, »die Illusion der Kompetenz zu verlieren, d. h. sich von einem instrumentellen Zugriff auf das ›Wissen über andere‹ zu verabschieden« (ebd., zitiert wird hier Kalpaka & Mecheril 2010, S. 96).

Die strukturell-institutionelle Ebene

Mit der Ratifizierung der UN-Behindertenrechtskonvention, die ausdrücklich Menschen »mit psychosozialen Beeinträchtigungen« miteinschließt, hat sich Deutschland dem Ziel einer »inklusiven« Gesellschaft verpflichtet, was beinhaltet, eine am individuellen Bedarf orientierte Teilhabe an allen Bereichen des sozialen Lebens für alle Menschen zu gewährleisten (Stengler & Becker 2017). Inklusion bedeutet hier – im Gegensatz zur Integration – nicht die Anpassung der Menschen an die Bedingungen der Gesellschaft, sondern die Gestaltung der gesellschaftlichen Strukturen so, dass eine Teilhabe daran für alle möglich wird. Entscheidend für die Zugänglichkeit und Teilhabe an der Gemeinschaft ist die Wahlfreiheit des Einzelnen, die in den strukturellen Bedingungen ermöglicht werden muss.

Ingmar Steinhart und Günther Wienberg (2017) kommen nach einer ausführlichen Analyse der psychiatrischen Versorgungssituation in Deutschland zu dem Schluss, dass es in Bezug auf die Teilhabechancen und die Wahlfreiheit von Menschen insbesondere mit schweren psychischen Erkrankungen noch erhebliche Defizite gibt. Diese führen sie auf folgende drei Strukturprobleme der psychiatrisch-psychosozialen Versorgung zurück (ebd., S. 26 f.):

Mangelnde Personorientierung Durch die mangelnde Personorientierung des psychiatrischen Versorgungssystems können insbesondere zeitintensive und komplexe Behandlungsbedarfe nur im stationären oder institutionellen Setting realisiert werden, wodurch die Wahlmöglichkeiten extrem eingeschränkt werden – etwa eine Behandlung in der eigenen Lebenswelt.

Fragmentierung der Leistungen Die Fragmentierung der Leistungen in einem zergliederten sozialen System mit vielfältigen Zuständigkeiten, Finanzierungsarten und Leistungserbringern nach den unterschiedlichen Sozialgesetzbüchern macht eine personenbezogene Integration und Koordination dieser Leistungen (Behandlung, Rehabilitation, Teilhabe etc.) extrem schwierig, und diese Fragmentierung konnte bislang nicht zufriedenstellend überwunden werden.

Mangelnde Kontinuität Diese strukturellen Bedingungen führen zu einer mangelnden Kontinuität in der Behandlung mit ständigen Wechseln und Brüchen – institutionell, konzeptionell und personell. Diese mangelnde Durchlässigkeit im psychiatrischen Versorgungssystem sowie dessen zunehmende Ökonomisierung führen dazu, dass Behandlungsentscheidungen und -dauern weniger personenorientiert als an wirtschaftlichen Kriterien orientiert getroffen werden.

Insgesamt kann es dadurch schwer werden, das System, wenn man einmal darin angekommen ist, wieder zu verlassen (STEINHART & WIENBERG 2017; RICHART & STEINHART 2017; SCHLIMME u. a. 2019). Ingmar STEINHART (2017) spricht mit Blick auf die Eingliederungshilfe von einer Einbahnstraße.
Konkret bedeutet das für Menschen mit schweren psychischen Erkrankungen, dass für sie die Möglichkeiten sozialer Teilhabe weiterhin beschränkt bleiben und sie in vielen Bereichen nicht über die dafür notwendige Wahlfreiheit verfügen. Dies beinhaltet auch, dass viele Faktoren, von denen inzwischen bekannt ist, dass sie sich positiv auf die Genesung auswirken würden, nicht realisiert, wenn nicht sogar behindert werden.
In der S3-Leitlinie für psychotische Erkrankungen ist inzwischen festgelegt, dass die Kombination medikamentöser und psychotherapeutischer Behandlung die Methode der Wahl wäre. Auf die stark eingeschränkte Zugänglichkeit zu Psychotherapie für Menschen mit psychotischen Erkrankungen und die zugrunde liegenden vielfältigen strukturellen Faktoren habe ich bereits hingewiesen. Strukturelle Bedingungen zeigen sich etwa neben den oben beschriebenen Aspekten in den Veränderungen im Psychotherapiegesetz, mit dem zwar die Behandlung von Menschen mit schweren psychischen Erkrankungen gefördert werden soll, gleichzeitig aber Kurzzeittherapien mit nur 24 oder weniger Behandlungsstunden besser vergütet werden als Langzeittherapien.
Zusammen mit den Auswirkungen stigmatisierender Krankheitskonzeptionen werden derartige Bedingungen persönliche Entscheidungen von Psychotherapeuten zur Übernahme schwer psychisch kranker Menschen beeinflussen, bei denen die Behandlung in 24 Stunden zumindest unwahrscheinlich ist. Insgesamt führt diese eingeschränkte Zugänglichkeit dazu, dass Menschen mit Psychose-Erfahrung oft nur die Möglichkeit einer alleinigen medikamentösen Weiterbehandlung bleibt, was sich wiederum auf verschiedenen Ebenen negativ auf Genesungsprozesse auswirkt.
Mit Blick auf die Sicherstellung der Teilhabe an Erwerbstätigkeit durch Arbeits- oder Beschäftigungsmöglichkeiten würde Inklusion bedeuten, dass diese vorrangig auf dem allgemeinen Arbeitsmarkt realisiert werden kann. Es ist inzwischen bekannt, dass auch für die Genesung eine möglichst zeitnahe Ermöglichung einer Tätigkeit auf dem allgemeinen Arbeitsmarkt förderlich ist, weil sie vielfältige Funktionen erfüllt: Strukturgebung, Identifikation, Erleben von Effizienz und Anerkennung (Selbstwirksamkeit), Wertschätzung sowie Austausch mit anderen (STENGLER & BECKER 2017, S. 234; STEINHART & WIENBERG 2017). Dies wird beispielsweise durch Ansätze des Supported Employments möglich, die dem Prinzip des »first place, than train« – also erst

platzieren, dann dort trainieren – folgen, statt erst in Reha-Maßnahmen und speziellen Einrichtungen zu trainieren und dann einen Wechsel auf den allgemeinen Arbeitsmarkt anzustreben (Hoffmann 2017). Allerdings gibt es in Deutschland solche Angebote bisher kaum und es fehlen niedrigschwellige Zugangswege zum allgemeinen Arbeitsmarkt für Menschen mit schweren psychischen Erkrankungen (Stengler & Becker 2017).
Auch wenn berufliche Integrationsmaßnahmen und Arbeitsangebote in speziellen Einrichtungen (wie Werkstätten) eine wichtige Ergänzung darstellen können, vor allem wenn sie tatsächlich eine Weiterleitung auf den allgemeinen Arbeitsmarkt anstreben, können sich hier erschwerende, aufrechterhaltende Teufelskreise entwickeln, insbesondere wenn die Weiterleitung nicht im Fokus steht.

Beispiel Herr M. arbeitete in einer Werkstatt für behinderte Menschen und kam mit den Anforderungen dort gut zurecht. Er fühlte sich allerdings eher unterfordert und wünschte sich, in eine Anstellung auf dem allgemeinen Arbeitsmarkt zu wechseln. Dass er dies noch nicht geschafft hatte, löste bei ihm immer wieder Selbstzweifel und Versagensgefühle aus, die mit depressiven oder psychotischen Krisen und Rückzugstendenzen einhergingen, durch die er der Arbeit fernblieb. Ebenso war seine Beschäftigung für ihn stark mit seiner Erkrankung assoziiert und er fühlte sich in der Werkstatt »abgestellt« – was seiner Motivation für diese Arbeit nicht zuträglich war.
Vor einigen Jahren hatte er nach einer erfolgreichen Reha-Maßnahme auf eine Stelle auf dem allgemeinen Arbeitsmarkt gewechselt. Dieser Wechsel aus der Einrichtung hatte aber auch dazu geführt, dass seine Betreuung kurze Zeit nach Beginn der Arbeit beendet wurde. Einige Monate später war er in eine Krise geraten und hatte in deren Folge die Arbeit wieder aufgegeben. Diese Erfahrung schürte bei ihm die Angst, dass ein erneuter Versuch in eine neue Krise führen könnte, was er nicht noch einmal aushalten zu können glaubte. Die extreme Anspannung dieses Konflikts (Arbeitsstelle gleichzeitig als »letzte Chance« und Gefahr einer erneuten Krise) beanspruchte seine Belastbarkeit weiter. Seine Fehlzeiten bei der Arbeit führten bei seinen »Vorgesetzten« (und ihm selbst) aber eher dazu, dass sie an seiner Belastbarkeit für eine Arbeit auf dem allgemeinen Arbeitsmarkt zweifelten und ihm zunächst mal eine Reduktion seiner Stundenzahl vorschlugen. ×

Dieses Beispiel macht neben der teufelskreisartigen Entwicklung auch ein weiteres strukturelles Problem deutlich, das der Realisierung sozialer Teilhabe auf dem allgemeinen Arbeitsmarkt in Deutschland entgegenwirkt: Die vorherrschenden Wiedereingliederungsprogramme arbeiten nach dem Prinzip »erst trainieren« (in einer Wiedereingliederungsmaßnahme), »dann platzieren« (auf dem allgemeinen Arbeitsmarkt). Dabei findet nach Ende der Wiedereingliederungsmaßnahme nur in Ausnahmefällen und dann auch nur zeitlich befristet eine weitere Begleitung am Arbeitsplatz statt. »Die derart Wiedereingegliederten bleiben in der Folge im rauen Umfeld des allgemeinen Arbeitsmarktes sich selbst überlassen« (Hoffmann 2017, S. 246) – was die Gefahr von Überforderungssituationen und fehlender rechtzeitiger Reaktion bei Krisen begünstigt. Bei den Hilfebedarfsgruppen der Eingliederungshilfe sinkt der Hilfebedarf bei zunehmender Selbstständigkeit. Dies ist grundsätzlich sicher sinnvoll, es ermöglicht aber nicht, Hilfeleistungen flexibel anzupassen, etwa wenn gerade bei einem Wechsel auf den allgemeinen Arbeitsmarkt der Bedarf (zeitweise) ansteigt und dann langfristig bedarfsorientiert weitergeführt werden könnte.

Ähnlich sieht es beim Wohnen aus. Mit Blick auf die Sicherstellung der Teilhabe im Bereich Wohnen würde Inklusion die Möglichkeit beinhalten, den eigenen Aufenthaltsort frei zu wählen – und nicht verpflichtet zu sein, in besonderen Wohnformen zu leben. Menschen mit schweren psychischen Erkrankungen sind besonders von Gentrifizierung betroffen, können sich Wohnraum kaum noch leisten und werden so aus den Stadtzentren und beliebten Wohnlagen verdrängt. Für viele heißt dies, wenn sie umziehen wollen (etwa beim Auszug aus dem Elternhaus) oder auch müssen, sich eine Wohnung in ihrem Lebenskontext nur über eine Betreuungssituation leisten oder realisieren zu können. Gleichzeitig heißt es für Menschen, für die eine Betreuungssituation nicht mehr länger notwendig ist, dass sie ihren Wohnort verlassen müssen, weil der an die Betreuungssituation gebunden ist. Dieses Problem könnte beispielsweise dadurch behoben werden, dass auch in Betreuungssituationen die Mietverträge auf die dort lebenden Menschen laufen, nicht über die Institution.

Es ist vielfach beschrieben worden, welche Behandlungsbedingungen für einen Menschen, der eine akute Psychose erlebt, hilfreich wären (Ruhe, Sicherheit, kontinuierliche zugewandte Begleitung, Reizarmut etc., siehe etwa die Konzepte von Soteria, Krisenpension und anderen) und dass die Rahmenbedingungen auf einer psychiatrischen Akutstation dem meist extrem widersprechen. Weiterhin ist längst deutlich geworden, inwieweit diese Bedingungen auf einer Akutstation sowohl aggressive Aufschaukelungsprozesse als auch Zwangsmaßnahmen provozieren. Damit begünstigen sie das Auftreten aggressiver Verhaltensweisen – auf beiden Seiten –, während gleichzeitig durch die Beziehungsarbeit das Aufschaukeln von Aggression schon früh verhindert werden könnte. Zwangsmaßnahmen stellen für die Betroffenen traumatische Erfahrungen dar und widersprechen zudem den Anforderungen der UN-BRK.

BEISPIEL Herr N. hat in seiner Biografie vielfältige traumatische Gewalterfahrungen gemacht, angefangen mit einem hoch aggressiven, gewalttätigen Vater. Auch für ihn selbst ist seine eigene Wut extrem angstbesetzt, weil sie zum einen immer wieder mit Gewalt bestraft wurde und er zum anderen keine alternative Ausdrucksform dafür zur Verfügung hat als die, die er bei seinem Vater und anderen Familienmitgliedern erlebt hat. Gefühle von Wut sind bei ihm ein interner Trigger für psychotische Ängste und daran anschließende psychotische Erlebensweisen.
Während eines Krankenhausaufenthalts war er, nach mehrfachen ergebnislosen Versuchen, mit jemandem über seine Situation zu sprechen, in eine extreme Anspannungssituation geraten und hatte ein Möbelstück zerschlagen, was zu einer Fixierung inklusive Zwangsmedikation führte. Diese stellte für ihn eine weitere belastende Situation dar. Darüber hinaus interpretierte er dieses psychiatrische Vorgehen als allein aus seiner eigenen, für ihn unverständlichen Aggression resultierend, was bei ihm zu großer Scham führte. Er gab allein sich selbst die Schuld. Dies führte dazu, dass er seine unbewussten Kontrollmechanismen über seine Wut außerhalb psychotischer Phasen weiter verstärkte, wodurch seine psychotischen Ängste immer mehr zunahmen. Der konstruktivere Umgang mit Gefühlen von Wut und Ärger wurde weiter erschwert. ×

Es ist zum Teil erschreckend, wie wenig die Hilfestrukturen das bieten, was zu einer stabilen, nachhaltigen Genesung nötig wäre, um im weiteren Lebensverlauf besser mit der psychotischen Vulnerabilität umgehen zu können. Dem vermeintlich erfolgreichen Durchlaufen der vorhandenen Angebotsstruktur entspricht das mehr als dem Hilfebedarf aus Sicht der Patientinnen und Patienten. Wie das Beispiel von Herrn N. zeigt, ist der sekundäre Effekt der »Hilfe« oft sogar nicht nur eine Verstetigung der Erkrankung, sondern kann sogar zu einer strukturellen Abwärtsbewegung als krassestem Gegenstück von »Hilfe« führen.
Für die Psychotherapie ist es notwendig, sich diese institutionellen Bedingungen als Ausdruck struktureller Diskriminierung und ihre Verankerung in den zugrunde liegenden kulturellen Repräsentationen etwa von Gesundheit und Normalität bzw. Abweichung davon bewusst zu machen und in der therapeutischen Arbeit zu berücksichtigen. Auf der individuellen und interpersonellen Ebene kommt es häufig zu einer engen Verwobenheit persönlicher

Lebensthemen und Diskriminierungsmechanismen, die es begünstigen, bestehende Schwierigkeiten allein als Problem der Person – oder Ausdruck ihrer Erkrankung – zu verstehen. Derartige Angebote und Praktiken tragen zur Aufrechterhaltung der Problematik und Erkrankung bei – und finden ihr Pendant aufseiten der betroffenen Personen in Form von Selbststigmatisierungsprozessen.

Fortschreibung durch Selbststigmatisierungsprozesse

Neben den objektiven Diskriminierungen, denen psychisch erkrankte und insbesondere psychotische Personen ausgesetzt sind, und den damit einhergehenden subjektiven Erfahrungen von Abwertung und Ausgrenzung, geht das Stigma der Erkrankung mit weiteren psychologischen Folgen für die Patienten einher, die mit dem Konstrukt des »internalisierten Stigmas« beschrieben und erfasst werden (Ritsher u.a. 2003). Als Mitglied einer Gesellschaft lernen und übernehmen Menschen die vorherrschenden Meinungen, Überzeugungen und Repräsentationen über stigmatisierte Gruppen. Wenn sie sich selbst als psychisch krank bezeichnen, dann werden sie selbst zu einem Mitglied der stigmatisierten Gruppe. Das heißt, als Teil der Gesellschaft haben sie die herrschenden Werte und Vorstellungen von »Normalität« internalisiert und damit auch die vorherrschenden abwertenden Vorstellungen und Bilder über die (nun) eigene Gruppe (Young 1996).
Schon vor direkten Erfahrungen von Stigmatisierung und Diskriminierung bauen die Personen durch das internalisierte Stigma Erwartungen darüber auf, wie Menschen der stigmatisierten Gruppe in der Gesellschaft behandelt werden, insbesondere mit Abwertung und Ausgrenzung. Im Prozess der Selbststigmatisierung wird die internalisierte negative Bewertung psychisch Kranker nun gegen die eigene Person gerichtet, das heißt, aus einer allgemein kulturell geteilten negativen Aussage über Menschen mit psychotischen Erkrankungen werden individuelle Aussagen über die eigene Person (Knuf 2005 a). Eine Folge sind reduziertes Selbstvertrauen, Unsicherheit und (zusätzlich) erschwerte soziale Interaktionen, was wiederum mit schwerwiegenden Konsequenzen für das Selbstkonzept der Betroffenen einhergeht und in Selbstabwertung und Schamgefühle führt. Berücksichtigen wir, dass möglicherweise schon eine grundlegende innerpsychische Verunsicherung bezüglich der eigenen

Verortung in sozialen Beziehungen besteht, wird deutlich, wie schwerwiegend und hinderlich diese zusätzlichen sozialen Erschwernisse für die Krankheitsbewältigung sind.

Neben diesen direkten negativen Auswirkungen können zusätzlich individuelle Bewältigungsversuche beschrieben werden, also potenzielle Versuche, mit dem Stigma der Erkrankung fertigzuwerden, die aber auch hinderlich für Genesungsprozesse sein können (LINK u.a. 1991, 1997; KNIGHT u.a. 2003; GOFFMAN 1967; ERTUGRUL & ULUĞ 2004; KNUF 2004). Eine fehlende Krankheitseinsicht oder Nichtakzeptanz des »Labels« »psychisch krank« wird beispielsweise auch als Versuch verstanden, sich vor den sozialen und individuell-psychologischen Konsequenzen des Stigmas der Erkrankung zu schützen. Sofern sich dies allein auf die Krankhaftigkeit, das Label oder die Übernahme eines medizinischen Krankheitsverständnisses bezieht, kann dies sicher »gesund« sein, sobald dadurch aber auch eine individuelle Auseinandersetzung mit der Psychose verhindert wird, können hilfreiche Aspekte wie die Integration der Erfahrungen oder die Annahme hilfreicher Unterstützungsangebote behindert werden.

Auch Strategien der Informationskontrolle bzw. das »Management nicht offenbarter diskreditierbarer Informationen über sich selbst« (GOFFMAN 1967, S. 57) oder der Vermeidung von potenziell mit Stigmatisierung und Diskriminierung einhergehenden Situationen sind einerseits Reaktionen zur Bewältigung von Stigmatisierung. Andererseits können Verheimlichung und Vermeidung aber auch zu weiteren negativen Konsequenzen führen, beispielsweise indem Behandlungsangebote (medizinische wie psychosoziale) weniger wahrgenommen werden (FUNG & TSANG 2008). Auch potenzielle Zugänge zum Arbeitsmarkt aufgrund der erwarteten Diskriminierung werden dann von vornherein ausgeschlossen (ANGERMEYER u. a. 2004) oder soziale Situationen allgemein gemieden, was bis zur sozialen Isolation reichen kann (KNUF 2004).

Prozesse der Selbststigmatisierung können daher zu einer Verstärkung der Krankheitsfolgen beitragen und den Gesundungsprozess auf vielfältige Weise erschweren. Stigmatisierung und Selbststigmatisierung halten zudem nach Abklingen der akuten Symptomatik an (LINK u. a. 1997; AMERING & SCHMOLKE 2012; JENKINS & CARPENTER-SONG 2009). Aus diesem Grund wird es zunehmend als notwendig erachtet, die Bewältigung der (Selbst-)Stigmatisierung als einen eigenständigen Aspekt der Krankheitsbewältigung zu betrachten und diesen in der Behandlung zu berücksichtigen.

Individuelle psychologische Prozesse der Selbststigmatisierung können nicht nur zu einer Aufrechterhaltung der psychischen Problematik, sondern auch zur Aufrechterhaltung der (Fremd-)Stigmatisierung und der damit verbundenen

Machtverhältnisse beitragen (Link & Phelan 2001). Im Rahmen der Diskriminierungsforschung werden sie daher auch als Formen der »internalisierten Unterdrückung« bezeichnet (Schmidt 2009). Stigmatisierung, Diskriminierung und die damit einhergehenden Konsequenzen sind *soziale* Probleme, keine *individuellen Störungen* und müssen vor allem auf diesen Ebenen angegangen werden. Während in soziologischen Ansätzen häufig die gesellschaftliche Definitionsmacht betont wird und wenig bis keine Handlungsspielräume des Individuums gesehen werden, um sich diesen zu widersetzen, werden in integrativen Ansätzen vermehrt auch individuelle Handlungsräume sowohl für die Stigmatisierten als auch für die Stigmatisierenden aufgezeigt, die alternative Strategien zu internalisierter Unterdrückung und internalisierter Dominanz aufzeigen (ebd.).

Diskriminierungsprozesse sind in ideologisch-diskursiven Repräsentationen psychischer Erkrankungen und strukturellen Bedingungen verankert und können sich in individuellen und interpersonellen Prozessen manifestieren. Für die Psychotherapie ist es wichtig, die enge Verwobenheit individueller Lebensthemen sowohl mit Psychose- als auch mit Diskriminierungserfahrungen zu berücksichtigen.

Diskriminierungserfahrungen beginnen nicht erst mit einer Diagnosestellung. Menschen kommen von Beginn an mit den kulturellen Repräsentationen von Normalität und Abweichung, von Gesundheit und psychischer Erkrankung, von Schuldzuweisungen und den damit assoziierten Reaktionen auf und Umgangsweisen mit eigensinnigen Erlebens- und Verhaltensweisen in Kontakt. Sie werden vermittelt über die jeweils individuellen interpersonellen Erfahrungen und bilden sich in den entwickelnden Selbst- und Fremdbildern ab. Auf diese Weise können die Diskriminierungserfahrungen während oder nach Psychosen in einer Kontinuität mit bestimmten bisherigen Erlebnissen stehen und diese fortschreiben.

Die in der akuten Psychose häufig eindrückliche Erfahrung der Unvereinbarkeit des eigenen und eigensinnigen Erlebens mit der sozial geteilten Realität kann sowohl in einer Kontinuität mit biografischen Erfahrungen als auch mit dem Erleben der besonderen Sensibilität dieser Menschen bestehen. Gesellschaftliche Konzeptionen – etwa der psychotischen Symptomatik als sinnfrei und verrückt – sowie daran anschließende Behandlungspraktiken können zu einer Fortschreibung und Festigung der Abkopplung oder Abspaltung bestimmter Erlebensweisen beitragen – und damit einer Inklusion auch eigensinniger Erlebens- und Verhaltensweisen entgegenwirken.

Diskriminierungserfahrungen und Selbststigmatisierungsprozesse sind sehr eng mit den innerpsychischen und interpersonellen Bedingungen und

Erfahrungen verwoben. Oder anders ausgedrückt: Durch die Verwobenheit mit den individuellen Lebensthemen und den darin beinhalteten innerpsychischen Mechanismen zeigen sich Selbststigmatisierung und Diskriminierungserfahrungen oft in einem individuellen Gewand. So können etwa Internalisierungs- und Identifikationsprozesse auch auf gesellschaftlicher Ebene als Bewältigungsmechanismen verstanden werden, die das Überleben und die Handlungsfähigkeit sichern sollen, gleichzeitig aber mit einem Verlust an Selbstwert, Integrität und Autonomie einhergehen (Lerch 2019, S. 54).

Negative Selbstschemata, die in den jeweils individuellen Erfahrungen verankert sind und durch sie ihre jeweils inhaltliche Ausdifferenzierung erfahren, sind schon in ihrem Kern durch die kulturellen Repräsentationen geprägt, die über jeweils individuelle interpersonelle Erfahrungen vermittelt werden. Ein individuell ausgestaltetes, interpersonell vermitteltes negatives Selbstbild (»Ich bin nichts wert«, »... anders«, »... das Problem«, »... schuld«, »... ein Versager«; »Meinen Wahrnehmungen kann man nicht trauen, sie sind falsch«) sowie Versuche, dagegen anzukämpfen, führen dazu, dass die Diagnose und die mit ihr verknüpften negativen Assoziationen von der Person selbst (und/oder ihrem Umfeld) als Bestätigung erlebt werden, verbunden mit Annahmen über ihre Unveränderbarkeit (»Ich bin tatsächlich ein Versager und daran wird sich auch nichts mehr ändern«).

Der Einfluss negativer Konzeptionen psychischer Krankheit im Allgemeinen und von »Schizophrenie« im Besonderen ist oft nicht bewusst und wird dadurch auch selten explizit thematisiert. Es erschüttert mich immer wieder, wie in beiläufigen Bemerkungen von Klientinnen und Klienten der negative Einfluss einer solchen Krankheitskonzeption deutlich wird und wie schnell ich geneigt bin, ihn zu vernachlässigen und nicht ausreichend explizit zu thematisieren und aufzugreifen. Das individuelle Gewand dieser Konstruktionen birgt dabei nicht nur die Gefahr der Aufrechterhaltung und Fortschreibung der darin zum Ausdruck kommenden psychosozialen Behinderungen, sondern auch die Gefahr, die Bedeutung von Diskriminierung und Selbststigmatisierung in diesem Prozess zu unterschätzen bzw. ganz zu vernachlässigen – und ihm allein als Problem des Individuums zu begegnen.

In der Psychotherapie von Psychosen erscheint es umso wichtiger, auch diese Anteile wahrzunehmen und zu berücksichtigen. Das heißt auch, die negativen und resignativen Einstellungen oder Konnotationen gegenüber psychotischen Menschen aufzugreifen und explizit zu thematisieren sowie zu versuchen, deren Konfundierung mit den individuellen Erfahrungen aufzulösen.

Recoveryprozesse und deren Unterstützung durch Psychotherapie

» Was einen Menschen zufrieden und authentisch leben lässt, können wir nicht wissen. In jedem einzelnen Menschen selbst, davon sind wir überzeugt, liegt die Antwort auf diese Frage. « (Schlimme u. a. 2019, S. 229)

Wenn wir Genesungsprozesse begleiten oder sogar fördern wollen, dann ist es wichtig, uns mit Fragen nach der Richtung dieses Prozesses (Wohin?) und dem, was dabei hilfreich sein kann (Was? Wie? Wozu?), zu beschäftigen.

Recoveryprozesse

Die Betonung der Frage, was die »Genesung« von einer Psychose erleichtern und begünstigen kann, verdanken wir vor allem dem aus der Betroffenenbewegung entstandenen Recoveryansatz (Deegan 1988, 2001; Amering & Schmolke 2012; Knuf 2008) sowie daraus hervorgegangenen Forschungsprojekten, die sich speziell mit der Frage nach den subjektiven Erfahrungen der Betroffenen im Hinblick auf (gelingende) Genesungsprozesse beschäftigt haben (Schlimme & Brückner 2017; Topor 2001; Davidson 2003).
Ein zentraler Aspekt dabei ist, dass das Ziel von Recovery oder Genesung nicht unbedingte Symptomfreiheit um jeden Preis bedeutet, sondern dass es sich vielmehr um einen Prozess handelt, der darauf ausgerichtet ist, auch mit bestehenden psychischen Problemen ein sinnerfülltes, zufriedenes und selbstbestimmtes Leben zu führen. Es geht also um Kohärenz mit den impliziten Bedürfnissen und um die Fähigkeit, mit der inneren Vielfalt bewusst, akzeptierend und integrierend umzugehen. Jann E. Schlimme und Kollegen sprechen von einem authentischen Leben, »welches sich im Einklang mit den tiefsten und fundiertesten eigenen Interessen befindet« (Schlimme u. a. 2019, S. 229). Entscheidend dabei ist, dass Recovery zu jedem Zeitpunkt auch bei schweren psychischen Erkrankungen und nach langjähriger Krankheit möglich ist und unabhängig von Symptomfreiheit und erneuten Krisen betrachtet werden muss. Dass eine Ausrichtung darauf nicht selbstverständlich ist und

wie viel Spannung um diese Frage herum entstehen kann, macht das folgende Beispiel deutlich:

BEISPIEL In einem Netzwerkgespräch um einen jungen Mann, an dem neben vielen verschiedenen Beteiligten aus professionellen Kontexten auch dessen Eltern teilnahmen, entwickelte sich der Fokus auf die Frage, wie der Druck reduziert werden könne, der an vielen Stellen hinderlich wirkte. Es zeigte sich, wie sehr der Druck mit einem Denken in dichotomen Extremen verbunden war: gesund und normal versus krank, Begleitung durch das Hilfesystem versus kompletter Ausstieg daraus, Medikation versus Absetzen, Ausbildung im geschützten Bereich versus Studieren im Ausland etc. Insbesondere der Vater litt sehr unter der Vorstellung, dass sein Sohn nie »ein normales Leben führen würde«, was für ihn mit verschiedenen Indikatoren für Gesundheit und Funktionieren verknüpft war. Als er in diesem Zusammenhang anfing zu weinen, erwiderte der junge Mann: »Vielleicht werde ich nie ganz gesund, aber ich kann doch glücklich sein!« ×

Verschiedene Autoren haben die unterschiedlichen Phasen beschrieben, die im Rahmen eines Recoveryprozesses durchlaufen werden (Andresen u. a. 2003; Spaniol u. a. 2002; Ralph u. a. 1999). Allen gemeinsam ist eine Bewegung von einem Zustand der Überwältigung durch die Erkrankung und des Gefangenseins in den Beschränkungen der Patientenrolle hin zu einem selbstbestimmten, erfüllten Leben. Diese letzte Phase und damit das Ziel des Prozesses ist gekennzeichnet von einem Wohlbefinden und einem positiven Selbst-Konzept. Emotionale Höhen und Tiefen können akzeptiert werden, ohne sich von drohenden Krisen überwältigt zu fühlen. Die unterschiedlichen Bezeichnungen für diese Phase (»growths« bei Andresen u. a. 2003; »living beyond disability« bei Spaniol u. a. 2002; »living outside mental illness« bei Davidson 2003; »Stadium der integrierten Psychose« bei Schlimme u. a. 2017, 2019) machen deutlich, dass es nicht einfach um die Rückkehr zu einem Zustand vor der Erkrankung geht, der ja gerade in die Erkrankung geführt hatte (Horvath 2007). Vielmehr geht es um ein inneres Wachstum und eine Entwicklung, die es ermöglicht, die persönlichen, sozialen und gesellschaftlichen Folgen der Erkrankung zu überwinden und dabei möglicherweise auch einen positiven Einfluss der Krankheitserfahrungen für diesen persönlichen Entwicklungsprozess wahrzunehmen (Deegan 2001; Andresen u. a. 2003).

Entscheidend für diese Entwicklung scheinen bestimmte Wendepunkte zu sein, in denen die Abwärtsspirale unterbrochen wird und der »Weg nach oben«

beginnt (Topor 2001, S. 190). Nach Alain Topor müssen derartige Wendepunkte keine dramatischen Ereignisse sein. Sie können zwar durch Veränderungen in äußeren Bedingungen hervorgerufen werden, entscheidend ist dabei allerdings, dass es zu einer Veränderung darin kommt, wie die Person sich selbst in Bezug zu ihrem Leben, ihren Symptomen und ihrem Zustand wahrnimmt (ebd., S. 189).

Bei der »integrierten Psychose-Erfahrung« nach Schlimme und Kollegen (2019) vollzieht sich »ein tiefgreifendes Umdeuten der Psychose-Erfahrung und ein Neuentwickeln von weniger dilemmatischen bzw. emotional weniger anstrengenden Beziehungen. Eigene (Abgrenzungs-)Bedürfnisse können verbalisiert und eingebracht werden, ohne das eigene Dazugehören zu gefährden oder ohne mit extremem emotionalen Stress ›bezahlen‹ zu müssen. Außerdem gilt es, eine eigene Genesungsgeschichte zu entwickeln bzw. die Botschaft der eigenen Psychose zu entschlüsseln« (ebd., S. 33).

Jann E. Schlimme und Kollegen (2019) beschreiben als ersten zentralen Wendepunkt für den Genesungsprozess die »Exklusivitätseinsicht«, also einen Moment, in dem dem Betroffenen die Exklusivität der Psychose-Erfahrung klar wird. Diese entsteht durch die Intervention eines anderen Menschen, denn es braucht einen »dritten Standpunkt«, der zwischen der sozial geteilten Realität und dem hoch privaten, als exklusiv erkannten Aspekt der Erfahrung vermittelt. »Exklusivitätseinsicht« bezieht sich dabei nur auf die Einsicht in die Exklusivität oder Privatheit der jeweiligen (Psychose-)Erfahrung, nicht auf die Annahme einer Krankhaftigkeit dieser Erfahrung (in Abgrenzung zum Konzept der Krankheitseinsicht; ebd., S. 23 f.).

Es können einige Komponenten, Aufgaben und Faktoren unterschieden werden, die als bedeutsam für einen erfolgreichen Verlauf von Genesungsprozessen angesehen werden:

Hoffnung finden Hoffnung kann als der Motor des Recoveryprozesses angesehen werden. Ohne Hoffnung darauf, dass Veränderung und Verbesserung möglich sind, fehlt der Antrieb dafür, diese Veränderungen anzugehen (Corbin & Strauss 2004). Für Menschen, die die Diagnose »Schizophrenie« erhalten haben, ist diese Hoffnung von besonderer Bedeutung, da der Krankheit bis heute das »Stigma der Unbeeinflussbarkeit und der Unheilbarkeit« anhaftet (Amering & Schmolke 2012, S. 12). Bis heute kommen Betroffene zu mir in die Psychotherapie mit der Überzeugung, ihre Erkrankung sei »unheilbar« und es gäbe keine Chancen auf Besserung – oft wurde ihnen das im Rahmen der Behandlung so vermittelt. Welche Bedeutung die Hoffnung hat und welche fatalen Folgen es haben kann, jemandem die Hoffnung zu nehmen, möchte ich an einem Beispiel aus einem anderen medizinischen Feld verdeutlichen:

BEISPIEL P., eine mir nahestehende junge Frau, erhielt, als sie im fünften Monat schwanger war, die Diagnose eines nicht heilbaren Gehirntumors. Es handelte sich um einen besonders bösartigen Tumor und die Statistiken zeigten eindeutige Zahlen: Die Chancen, noch länger als drei Jahre zu leben, lag bei wenigen Prozent. Ihre Ärztin, eine hochkompetente Fachfrau für die chemo- und strahlentherapeutische Behandlung dieses Tumors, machte P. bei jedem Treffen deutlich, dass sie bald sterben würde und keine Überlebenschance habe.

Bei einem Treffen, in dem auch der Mann von P. und ihre Familie (Geschwister und Eltern) anwesend waren, legte die Ärztin ihr nahe, das Kind abzutreiben, da kein Vater ein mutterloses Kind aufziehen wolle. Insbesondere diese Begegnung versetzte P. und die gesamte Familie in einen Schock und stürzte sie für Wochen in einen Zustand der Lähmung und Hoffnungslosigkeit. Erst nachdem sie einige Wochen später zu einer »Wunderheilerin« gegangen waren, die mit einer »Teekur« P.s Zwillingsschwester behandelte, entwickelten P. und ihre Familie wieder eine worauf auch immer fußende Spur von Hoffnung.

P. informierte sich über weitere alternative Behandlungsmöglichkeiten, stellte ihre Ernährung um und suchte weitere Spezialisten auf, die eine neue Immuntherapie entwickelt hatten. Es wurde festgestellt, dass ihr Glioblastom eine seltene Mutation hatte, wodurch die Behandlungschancen etwas besser waren. Sie schrieb mir eine E-Mail, in der sie mir voller Tatendrang von all diesen Aktivitäten erzählte und in der mich besonders die Worte berührten: »Jetzt, wo ich weiß, dass ich nicht in den nächsten drei Jahren sterben werde …« Bis heute, mehr als drei Jahre nach der Diagnose, hat sich das bewahrheitet. P. hat einen inzwischen drei Jahre alten Sohn und im MRT lassen sich momentan keine Anzeichen für ihren Tumor mehr nachweisen. ×

Diese Geschichte macht auf berührende Weise deutlich, dass individuelle Prognosen selbst bei den deutlichsten Statistiken nicht möglich sind und dass nichts es rechtfertigt, einem Menschen jegliche Hoffnung zu nehmen. Die kollateralen Auswirkungen auf die individuellen Kräfte zur Krankheitsbewältigung sind fatal. Wir wissen nicht, was in welchem Maße zu der bisherigen positiven Entwicklung beigetragen hat und welchen Anteil daran die Wunderheilerin hat, was sie aber sicher erreicht hat, ist, wieder erste Keime der Hoffnung zu sähen. Damit hat sie eine zentrale Funktion erfüllt.

Selbstverantwortung übernehmen Die Übernahme von Selbstverantwortung wird als ein notwendiger Entwicklungsschritt im Recoveryprozess angesehen.

Dabei geht es nicht nur um den Umgang mit der Erkrankung, etwa das Symptommanagement, Entscheidungen über die Behandlung oder die Bewältigung sich anbahnender Krisen, sondern vor allem um Verantwortung für den eigenen Gesundungsprozess und um allgemeine Lebensentscheidungen. Die Übernahme von Selbstverantwortung ist eine Voraussetzung für Selbstbestimmung – umgekehrt ist die wahrgenommene Möglichkeit zur Selbstbestimmung eine Voraussetzung für die Übernahme von Selbstverantwortung. Die Person muss über Möglichkeiten verfügen, zwischen denen sie sich entscheiden kann.

Selbstbestimmung bedeutet zudem, dass die Person das Recht hat, sich frei zu entscheiden, auch wenn sie sich gegen Veränderung bzw. für »minimale Aktivität« (Knuf 2005, S. 5b) entscheidet oder dafür, Risiken einzugehen, möglicherweise zu scheitern und es dann erneut zu versuchen (Andresen u.a. 2003). In der Recoverybewegung wird darauf hingewiesen, dass »the dignitiy of risk« und »the right to failure« Grundrechte jedes Menschen sind, die psychisch Kranken allerdings aufgrund des Krankheits- oder sogenannten Rückfallrisikos häufig aberkannt werden. Selbstverantwortung für derartige Entscheidungen zu übernehmen – und dabei auch den eigenen Anteil an der Aufrechterhaltung der Erkrankung anzuerkennen – kann dazu beitragen, dass die Person ein Gefühl von Kontrolle und Selbstwirksamkeit zurückgewinnt.

Sinn finden Die Suche nach einem Sinn im Leben, des Lebens allgemein oder eines konkreten Ereignisses spielt generell eine große Rolle. Victor Frankl sah im Sinnbedürfnis eins der zentralen Motive des Menschen (Bock u.a. 2014, S. 25). Das Erleben von Sinnhaftigkeit wird als ein genereller Schutzfaktor oder eine Ressource zur Bewältigung von Leid angesehen (Antonovsky 1993). Durch das Eintreten einer schweren Erkrankung werden oft bestehende Vorstellungen über den (individuellen) Sinn des Lebens infrage gestellt, sodass die Herausforderung entsteht, Sinn im bzw. gerade *trotz* des Leidens zu finden (Bock u.a. 2014, S. 31).

Die Suche nach Sinn beinhaltet zum einen die Frage nach der Ursache einer Erkrankung (Warum? Warum ich?) und zum anderen nach ihrem Zweck bzw. ihren Funktionen (Wozu?). Diese Fragen verdeutlichen, dass »Sinn meist erst im größeren Zusammenhang der dynamischen Vernetzung von Vergangenheit, Gegenwart und Zukunft, von Ursache und Wirkung, Ausgangspunkt und Zielen erkannt wird« (ebd., S. 28). Die eigenen Psychose-Erfahrungen auf diese Weise in einen individuell sinn-vollen Zusammenhang mit der eigenen Lebensgeschichte zu bringen, stellt für viele Betroffene einen integralen Bestandteil ihres Gesundungsprozesses dar.

Sinn(-Findung) ist damit einerseits ein zutiefst individuelles Geschehen, denn Sinn muss von jeder Person individuell in den spezifischen Rahmen- und Lebensbedingungen konstruiert werden. Andererseits greift die Person dabei auf bestehende gesellschaftliche Konstruktionen von Sinn zurück. Sie verwendet im kulturellen Repertoire zur Verfügung stehende Vorstellungen, um ihren individuellen Sinn zu konstruieren. Für Menschen mit psychotischen Erkrankungen wird der Prozess einer auf Gesundung ausgerichteten und biografisch gewonnenen Sinnfindung zusätzlich dadurch erschwert, dass wenig kulturell akzeptierte Modelle oder Konzepte zur Verfügung stehen, auf die die Betroffenen zurückgreifen können. Eine psychotische Erkrankung und Gesundung werden eher als sich gegenseitig ausschließende Aspekte konstruiert:

> » […] gerade an dieser Stelle hat sich die traditionelle Psychiatrie gegenüber Psychose-Erfahrenen nicht gerade mit ›Ruhm bekleckert‹: Mit keiner Erkrankung wurde in der Geschichte der Psychiatrie resignativer, hoffnungsloser und zerstörerischer umgegangen – mit dem schrecklichen Gipfel von Zynismus, Hoffnungslosigkeit und Verbrechen durch die Nazi-Psychiatrie. « (Bock u.a. 2014, S. 285)

Kontrolle erlangen Die Bedeutung eines Gefühls von Kontrolle (»agency«) spielt für ein selbstbestimmtes Leben erst recht im Umgang mit einer schweren Erkrankung eine zentrale Rolle. Für Aaron Antonovsky (1993) stellt die Annahme, dass bestimmte Anforderungen bewältigbar (»manageability«) sind, neben der Verstehbarkeit und Sinnhaftigkeit in der Bewertung von Erfahrungen, einen zentralen gesundheitsfördernden Faktor dar. Das Eintreten einer schweren psychischen Erkrankung und die Psychose-Erfahrungen im Besonderen gehen häufig mit Gefühlen von Kontrollverlust und Hilflosigkeit einher. Die Gefahr erneuter psychotischer Episoden kann die Angst auslösen, erneut die Kontrolle zu verlieren. Ein Gefühl von Kontrolle zurückzugewinnen stellt daher einen entscheidenden Aspekt des Gesundungsprozesses dar.

Ein derartiges Kontroll- oder Selbstwirksamkeitserleben muss nicht notwendigerweise aus Symptomfreiheit oder dem Ausbleiben psychotischer Krisen erwachsen, resultiert vielmehr aus der Überzeugung, diese bewältigen zu können. Für viele Psychose-Erfahrene gehen allerdings auch Behandlungsangebote mit (zusätzlichen) Erfahrungen von realem Kontrollverlust einher – in der extremsten Form durch Zwangseinweisung, Fixierung oder Zwangsmedikation. Eine aktive Rolle in der Krankheitsbewältigung einzunehmen, beispielsweise durch Fertigkeiten im Symptommanagement oder die selbstbestimmte Inanspruchnahme von Hilfeangeboten, kann dazu beitragen, die Kontrolle über das eigene Leben zurückzugewinnen. Der Übernahme von Kontrolle und Selbstbestimmung kommt im Rahmen der Bewältigung von Psychose-Erfahrungen auch deshalb eine besondere Bedeutung zu, weil Psychosen selbst als Ausdruck eines Ringens um die eigenen Grenzen sowie um eine Balance zwischen Bindung und Autonomie verstanden werden können.

Sinnstiftende Aktivitäten und soziale Rollen ausüben Ein weiterer wichtiger Aspekt von Recovery ist die Beteiligung an sinnstiftenden Aktivitäten und die Einbindung und Ausübung anerkannter sozialer Rollen. Entscheidend dabei ist weniger, welche Aktivitäten oder Rollen ausgeübt werden, als vielmehr das damit verbundene Gefühl der Einbindung in die Gesellschaft und der eigenen Möglichkeit, Beiträge zu leisten. Für Betroffene ist es häufig von großer Bedeutung, dass es sich um *echte* Teilhabe handelt, beispielsweise eine berufliche Tätigkeit auf dem allgemeinen Arbeitsmarkt – während sie sich in Werkstätten oder alternativen Betätigungsangeboten eher als »geparkt«, abgestellt und ausgeschlossen fühlen. Die Durchführung von Aktivitäten und die Ausübung sozialer Rollen jenseits der Krankenrolle können darüber hinaus Sinn, Ziel und Richtung im Leben vermitteln. Menschen mit schweren psychischen Erkrankungen werden durch vielfältige gesellschaftliche Barrieren daran behindert, ihren Wunsch nach sozialer Teilhabe und (Re-)Integration umzusetzen. Andauernde Stigmatisierung und Diskriminierung werden dabei als Hauptprobleme bzw. Widerstände auf dem Weg »vom Patienten zum Bürger« angesehen (Amering & Schmolke 2012, S. 225 ff.).

Unterstützt werden Trotz oder gerade wegen des starken Fokus auf die Übernahme von Selbstverantwortung im Gesundungsprozess stellt soziale Unterstützung eine zentrale Bedingung für Recovery dar. Einen Menschen in seinem Umfeld zu haben, der an einen glaubt und Hoffnung vermittelt, insbesondere in Zeiten, in denen man sich selbst dazu nicht in der Lage fühlt, wird von vielen Betroffenen als ein wichtiger Aspekt in ihrem Gesundungsprozess beschrieben. Andere Menschen, ob Freunde, Angehörige, Peers oder Professionelle, können aber auch die Funktion eines Mentors oder Rollenmodells erfüllen. Nach Schlimme und Kollegen (2019) ist für Psychose-Erfahrene der Kontakt zu anderen, vor allem zu nicht professionell Tätigen auch daher besonders wichtig, um den Umgang mit anderen und die Überwindung des sozialen Dilemmas zu üben und zu trainieren. Dies bedeutet ein dosiertes Miteinander, Räume für Kontakte und dosierte Begegnung sowie Erzählräume zum Mit-Teilen der eigenen Erfahrungen.

Alain Topor (2001, S. 277) bezeichnet »die anderen« als »Co-Actors« und »Counter-Actors«, womit angedeutet wird, dass Unterstützung – so wohlmeinend sie intendiert sein kann – durchaus auch schädlich oder zumindest hinderlich sein kann. Dies gilt auch und insbesondere für professionelle Hilfeangebote. Viele Betroffene beschreiben neben hilfreichen auch– und teilweise sogar eher – schwierige und hinderliche Erfahrungen im Zusammenhang mit ihrer Behandlung. Dabei spielen neben Zwangsmaßnahmen oder Gewalterfahrungen die in psychiatrischen Institutionen vermittelten Denkweisen eine zentrale Rolle, etwa in Form demoralisierender Prognosen oder pathologisierender Klassifizierungen »abweichenden« Verhaltens. Professionelle Hilfe ist insgesamt nur einer von vielen Faktoren, die Recovery fördern können, und Gesundung ist ohne, mit und manchmal auch trotz professioneller Hilfe möglich (Knuf 2008).

Komplexität zulassen Gesundungsprozesse sind komplex und individuell, sie verlaufen selten (nur) geradlinig und keiner gleicht einem anderen. Auch wenn einige generelle Komponenten identifiziert werden können, die dabei hilfreich sind, ist die individuelle Ausgestaltung oder Bedeutung jeweils sehr unterschiedlich. Die Beschreibung der Psychose-Erfahrungen und der mit deren Verarbeitung einhergehenden Herausforderungen hat deutlich gemacht, dass diese oft das Nebeneinander unterschiedlicher, teilweise sogar widersprüchlicher Erlebensweisen und Anforderungen beinhaltet. Komplexität beinhaltet beispielsweise die Möglichkeit, verrückt *und* rational, gesund *und* krank zu sein, und ist durch die Vorstellung von »sowohl-als-auch« anstelle von »entweder-oder« gekennzeichnet (Schmidt 2012; Topor 2001). Widersprüche entstehen dann unter anderem durch die dem individuellen Verständnis zugrunde gelegten oder zur Verfügung stehenden Kategorien, die in den vorherrschenden gesellschaftlichen und medizinischen Diskursen in Form von Dichotomien konzeptualisiert sind, etwa in Vorstellungen von Abbruch versus Kontinuität, Krankheit versus Gesundheit, Familie als Ursache versus als Problemlösung, Bewältigungsversuch versus Kontrollverlust.

Psychotherapeutische Begleitung von Recoveryprozessen

» Wenn Recovery ›zu sich (selbst) kommen‹ bedeutet, ist es wichtig, die Betroffenen dabei zu unterstützen, sich als Mensch zu verstehen, sich aber auch als Teil dieser Welt, also als Mitmensch zu spüren. « (Schulz 2019, S. 9)

Aus den beschriebenen Erfahrungen und Erkenntnissen der Recoverybewegung wird deutlich, dass Gesundung ein individueller Prozess ist, der darauf ausgerichtet ist, ein sinnerfülltes und selbstbestimmtes Leben zu führen, das im Einklang mit den eigenen Interessen und Bedürfnissen steht. Zentrale Aspekte in diesem Prozess sind neben der Hoffnung darauf, dass dies möglich ist, ein Gefühl von Kontrolle, Selbstwirksamkeit und Selbstbestimmung (zurück) zu erlangen und Sinn in der eigenen Lebensgeschichte und den eigenen Aktivitäten zu finden.

Vieles davon scheint in einer Psychose verloren zu gehen oder bedroht zu sein. Psychose-Erfahrungen können mit dem Verlust von Selbst-Verständlichkeit und Kontrolle einhergehen. Psychotische Erlebens- und Verhaltensweisen werden oft als unverständlich, sinnfrei oder zusammenhangslos erlebt oder bewertet. Ein anderer Blick auf Psychosen ermöglicht es aber auch, zu erkennen, dass bestimmte Aspekte von Authentizität, Selbstbestimmung oder Orientierung an den eigenen Bedürfnissen manchmal eben nur in dem potenziell traumatischen Ausnahmezustand der Psychose möglich sind. Dann kann in der Psychose ein Signal dafür gesehen werden, dass es im eigenen Leben mehr Raum für diese Bedürfnisse braucht, und dass es darum geht, Wege zu finden, wie sie darin vorkommen dürfen, ohne dass es dafür einer oft sehr belastenden und folgenschweren Psychose bedarf.

Eine Klientin verband vor allem mit den Anfangsphasen ihrer Psychosen, dass es ihr eigentlich gut gegangen sei, sie sich freier und selbstbewusster gefühlt habe und Beziehungsmuster, die sie selbst als anhänglich und abhängig machend bezeichnete, weniger Ausdruck gehabt hätten. Sie hätte sich mehr auf ihre eigenen Interessen konzentrieren können, einschließlich ihrer kreativen künstlerischen Tätigkeit. Rückblickend assoziieren sie und andere solche Phasen vor allem mit den Psychosen selbst, was bei ihr die Angst auslöste, dadurch leichter in eine Psychose zu geraten, und bei anderen die Tendenz zu aufpassenden, überbehütenden oder überwachenden Verhaltensweisen verstärkte.

Was können nun Therapeutinnen und Therapeuten als ein Teil des Netzwerks aus unterschiedlichen Hilfeangeboten und Begleitungen tun, um Entwicklungs- oder Recoveryprozesse zu begleiten – oder sogar zu fördern?

Fördern von Selbstbewusstsein und Selbstverständnis

Die Aspekte von Recoveryprozessen, zu sich selbst zu kommen, sich selbst zu verstehen und aus diesem Verständnis heraus zu mehr Selbstbestimmung und -wirksamkeit zu gelangen, korrespondieren mit dem allgemeinen psychotherapeutischen Ziel, komplexes Selbsterfahrungswissen zu entwickeln, an dem das eigene Handeln, der Umgang mit eigenen Werten, Zielen, Bedürfnissen und die Begegnung mit anderen Menschen orientiert sind. Selbstbewusstsein (im Sinne von »sich selbst bewusst sein«) und ein darauf aufbauendes Selbstverständnis, das auch die eigenen Verletzungen und Bedürftigkeiten miteinschließt, kann dabei helfen, mit den verschiedenen, manchmal widerstreitenden inneren Anteilen einen bewussten und akzeptierenden Umgang zu finden. Ein derartiges Selbsterfahrungswissen – die individuelle Expertise über sich selbst – kann nur aus der Person selbst heraus entstehen und sich aus ihr entwickeln. Ausgangspunkte müssen also die subjektiven Erfahrungen, das Erleben der Person und ihre eigenen Bedürfnisse und Motive sowie die damit gemachten Erfahrungen sein.

Es geht nicht – und dies scheint gerade für Menschen mit Psychose-Erfahrung von enormer Bedeutung zu sein – um (mehr) Rationalität oder (noch mehr) Orientierung an äußeren Einschätzungen, Werten, Normen oder Erwartungen, sondern um einen aus dem Wissen, dem Verständnis und der Integration der eigenen Bedürfnisse resultierenden Zuwachs an Flexibilität, Souveränität und Kohärenz. Bildlich gesprochen könnte man sagen, dass es darum geht, den inneren Kompass und den inneren Motor »freizulegen« und nutzbar zu machen. Der innere Kompass – als das jeweils aktuell relevante Selbsterfahrungswissen – kann Orientierung vermitteln, der innere Motor die jeweils notwendige Energie für die erforderlichen Prozesse freisetzen. Entscheidende Komponenten in diesem Kompass-Motor-System sind (potenziell widerstreitende) implizite Bedürfnisse und Motivationszustände, Gefühle als Informations- und Belohnungssysteme sowie die Erfahrung und Hoffnung, dass diese in einem möglichst hohen Maß an Kohärenz realisiert werden können.

Für Menschen mit Psychose-Erfahrungen kann der Zugang zum Selbsterleben – zum inneren Kompass und Motor – durch vielfältige Hindernisse erschwert sein, manchmal so stark, dass Teile davon wie abgetrennt von dem sich im aktuellen Geschehen, in der Interaktion mit anderen befindlichen Modus erscheinen. Selbstbewusstsein und Selbstverständnis zu entwickeln schließt daher auch mit ein, zu verstehen, welche seelischen Hindernisse die Zugänglichkeit und Miteinbeziehung des inneren Systems und die Orientierung daran erschweren.

Entwickelt über einen langjährigen Prozess und eingeflochten in ein komplexes Geflecht aus inneren und äußeren Bedingungen beinhalten diese Hindernisse und die mit ihnen verbundenen Erlebens- und Verhaltensweisen viele unterschiedliche, teilweise widerstreitende Anteile. Psychotherapie kann dabei unterstützen, das Verständnis für und den Umgang mit den individuellen Hindernissen zu fördern – angefangen mit der Differenzierung der unterschiedlichen darin beinhalteten Anteile, die nicht bewusst sein müssen und eng miteinander verwoben sein können. Der Prozess dieser Differenzierung und des Verständnisses der unterschiedlichen Anteile kann die Grundlage dafür darstellen, herauszufinden, welcher Umgang jeweils hilfreich ist und welcher Unterstützung der Patient bedarf.

In diesem Prozess können auch aktive oder intentionale Aspekte unterschiedlicher Anteile bewusster werden. Die Annahme aktiver Anteile bedeutet nicht, dass es sich dabei um bewusste, reflektierte Vorgänge handelt, die einfach verändert werden könnten. Immer liegen diesen Anteilen komplexe seelische Konflikte und Spannungen zugrunde, die zumindest zunächst nicht anders gelöst werden können oder konnten. Selbst wenn ein Bewusstwerden aktiver Anteile Raum für mehr Handlungs- und Entscheidungsspielraum ermöglichen kann, müssen im Therapieprozess auch die dahinterliegenden Spannungen und Konflikte berücksichtigt werden, um Veränderungen umsetzen zu können.

Fördern von Kohärenz und Ausbalancierung von Spannungsverhältnissen

Kohärenz und Sinn sind wohltuende Lebenszutaten für jeden Menschen, stellen allgemeine Resilienzfaktoren dar und sind gleichzeitig wichtig für die Verarbeitung jeder Erkrankung, ob körperlich oder seelisch, sowie hilfreich für die Bewältigung jeder Lebenskrise. Dies gilt auch und im Besonderen für die Verarbeitung von Psychosen – möglicherweise weil beides in besonderem Maße als bedroht erscheinen mag.

Psychosen werden auch als Integrationsproblematik beschrieben, was in den Erlebens- und Verhaltensweisen einer akuten Psychose dann treffend erscheinen kann, wenn verschiedene Anteile auseinanderbrechen, etwa Denken, Fühlen, Handeln und die sinnlichen Wahrnehmungen, und gerade dadurch alles »sinnfrei« wirkt. Auch wenn oder gerade weil dem möglicherweise Abspaltungsprozesse zugrunde liegen, gilt es, Bezüge zu und zwischen ihnen zu rekonstruieren, sodass sie auch als eigene Erlebensweisen angenommen werden können. Hilfreich kann es sein, sie aus dem biografischen Gewordensein zu verstehen und genau diesen Prozess psychotherapeutisch zu unterstützen.

Integration geschieht nicht dadurch, dass diese Dinge so schnell wie möglich auf einen vereinfachten, erst recht nicht von außen vorgegebenen Nenner gebracht werden. Weder Kohärenz noch Sinn lassen sich von außen vorgeben, erst recht nicht manualisiert konstruieren. Für einen auf zunehmende Kohärenz, Sinn und Integration ausgerichteten therapeutischen Prozess ist es wichtig, zunächst die »Vielstimmigkeit und Vielschichtigkeit der zeitlichen, sozialen, situativen und vor allem subjektiven Zusammenhänge« (Bock u.a. 2014, S. 286) psychotischen Erlebens anzuerkennen und zuzulassen. In diesem Prozess geht es für die Patientinnen und Patienten darum, immer wieder spiralförmig und zunehmend selbstreflexiv verschiedene Anteile zu differenzieren, zu verstehen sowie das Nebeneinander dieser unterschiedlichen, auch widersprüchlichen Anteile zuzulassen und neu auszubalancieren.

Eine solche Differenzierung kann sich auf unterschiedliche Ebenen beziehen: Aspekte von Wunsch und Angst, von Traum und Albtraum, aktive und passive Anteile, Störung und Bewältigung, Schutz oder Bedrohung, Auslieferung oder Ausbruch, Kontrollversuch und Kontrollverlust etc. Es geht dann auch darum, die unterschiedlichen »Hindernisse« zu differenzieren, etwa die inneren und äußeren Anteile von (Nicht-)Können, (Nicht-)Wollen und (Nicht-)Dürfen, sowie zu unterscheiden zwischen eigenem und fremdem Erleben, zwischen verschiedenen Perspektiven, Wahrnehmungen, Einstellungen, Wünschen und Realitäten. Nicht zuletzt geht es darum, die unterschiedlichen Zeitebenen von Vergangenheit, Gegenwart und Zukunft auseinanderzuhalten, denn auch hier ist es gerade die Differenzierung der unterschiedlichen Anteile, die es ermöglicht, sowohl das eigene Gewordensein in einer sinnvollen bzw. eigenen Geschichte zu konstruieren als auch gleichzeitig die starke Fusion des aktuellen und zukunftsgerichteten Erlebens mit dem Erleben der Vergangenheit voneinander zu lösen und neu auszubalancieren.

Auch die Notwendigkeit der Ausbalancierung von Spannungsverhältnissen ist nicht psychosespezifisch, sondern eine allgemeinmenschliche Herausforderung und zentraler Bestandteil psychotherapeutischer Arbeit.

Dabei kann das Konzept der Werte- und Entwicklungsquadrate von Friedemann Schulz von Thun hilfreich sein:

» Um den dialektisch strukturierten Daseinsforderungen zu entsprechen, kann jeder Wert (jede Tugend, jedes Leitprinzip, jedes Persönlichkeitsmerkmal) nur dann zu einer konstruktiven Wirkung gelangen, wenn er sich in *ausgehaltener Spannung* zu einem positiven Gegenwert, einer ›Schwestertugend‹, befindet. [...] Ohne diese ausgehaltene Spannung (oder Balance) verkommt ein Wert zu seiner ›Entartungsform‹ (Helwig) – oder sagen wir lieber: zu seiner *entwertenden Übertreibung.* « (Schulz von Thun 2008, S. 38)

Im Wertequadrat wird damit die Vorstellung von einem optimalen Fixpunkt zwischen zwei »fehlerhaften Extremen« (ebd., S. 40) durch die Vorstellung einer dynamischen Balance bzw. eines positiven Spannungs- oder Ergänzungsverhältnisses zwischen zwei Schwestertugenden ersetzt (sowohl – als auch). Eine Tugend (Fähigkeit, Wert, Persönlichkeitsmerkmal etc.) wird erst durch die Auflösung, Negierung oder gänzliche Vermeidung des Gegenübers – die entwertende Übertreibung – zu einem Unwert. Auf der Seite der Unwerte besteht kein positives Spannungsverhältnis zwischen den Polen mehr, das einen flexiblen Umgang mit den dialektisch strukturierten Daseinsforderungen ermöglichen würde, sondern sie sind als sich gegenseitig ausschließende Extreme konstruiert (entweder – oder).

In der Psychotherapie geht es dementsprechend nicht darum, einen »richtigen« Weg für alle möglichen Konstellationen zu lernen oder zu entwickeln, sondern Flexibilität in der Auswahl des Weges zu fördern. Die Entwicklungsrichtungen ergeben sich dann nicht durch die »Auflösung« des im Vordergrund stehenden »Unwerts«, sondern durch die ergänzende Förderung der bisher stärker vermiedenen oder unterdrückten »Schwestertugenden«, sodass die unterschiedlichen Fähigkeiten oder Tugenden flexibler – in dynamischer Balance miteinander – eingesetzt werden können. Diese Entwicklung beginnt mit der Anerkennung der im aktuell im Vordergrund stehenden Unwert enthaltenen (einseitig fokussierten) Fähigkeit sowie den in ihr enthaltenen Funktionen und individuellen Bedeutungen. Gerade diese Anerkennung kann dabei hilfreich sein, zu verstehen, dass es nicht um die Aufgabe oder den Verlust der schon bestehenden Fähigkeiten und Funktionen geht, sondern um die Erweiterung und Ergänzung durch weitere Möglichkeiten.

BEISPIEL In der Therapie von Frau O. hatte immer wieder die starke Orientierung an den und Erfüllung der Erwartungen anderer auf Kosten einer Orientierung an ihrem eigenen Befinden und ihren Bedürfnissen eine Rolle gespielt. Im Verlauf der Therapie konnte sie auch die mit der fehlenden Fürsorge für sich selbst einhergehenden schmerzlichen Erfahrungen erleben und die entsprechenden Impulse für mehr Selbstbehauptung. Der Umsetzung dieser Wünsche stand immer die Sorge entgegen, dann als egoistisch und selbstsüchtig erlebt zu werden. Für den Mut, auch mal andere Verhaltensweisen auszuprobieren, war die Verdeutlichung hilfreich, dass sie – wenn sie in bestimmten Situationen mehr auf sich achte und auch mal die Bedürfnisse der anderen hintenanstellte oder auch zurückweise (was sie bei ihren Freundinnen durchaus als positive und selbstfürsorgliche Kompetenzen erlebte) – ihr Verhaltensrepertoire erweitere,

nicht aber ihre Fähigkeit, sich auf andere einzustellen, sie zu unterstützen oder sich ihnen anzupassen, grundsätzlich aufgab.
Wir hielten dies auf der Zeichnung einer Normalverteilungskurve fest, in der sie ihr eigenes Verhalten an dem einen Ende sowie ihre Befürchtungen an dem anderen Ende lokalisierte. An dieser Zeichnung konnte sie erkennen, dass sie, wenn sie mal ein anderes Verhalten ausprobierte, nicht unmittelbar am anderen Extrempunkt landete – im Gegensatz zu ihrem Erleben in solchen Situationen. Die Zeichnung half ihr, sich dieses Bild immer wieder ins Gedächtnis zu rufen und ihrem Erleben gegenüberzustellen, und zwar sowohl bei der eigenen Ermutigung zu Alternativen als auch der rückblickenden Bewertung. ×

Ein anderes Beispiel:

BEISPIEL Herr P. betonte zu Beginn der Therapie vor allem seinen Frust und Ärger darüber, dass er »nur gelebt« werde, keine eigenen Entscheidungs- und Einflussmöglichkeiten auf sein Leben habe. Dies konnte aus seinen biografischen (Beziehungs-)Erfahrungen verständlich werden. In den Therapiestunden drückte er seinen Ärger über aktuelle schwierige Beziehungssituationen sehr vehement aus und betonte immer wieder, er brauche niemanden, sei sich selbst genug. Ich merkte, dass ich meinen dabei entstehenden Impuls, ihn zu bremsen oder vorschnell auch zu Beziehungs- und Kontaktmöglichkeiten zu motivieren, ausbalancieren musste und es zunächst wichtiger war, ihn bei der Umsetzung seines Ärgers in konkrete und klare Abgrenzungs- und Selbstbehauptungserfahrungen im Hier und Jetzt zu unterstützen. Erst als er durch derartige Erfahrungen mehr Selbstwirksamkeitserleben in Bezug auf die Gestaltung von Beziehungen hatte, konnte er auch seinen eigenen Wunsch nach Nähe und Kontakt wieder gelassener wahrnehmen und den Mut entwickeln, sich auf Freundschaften einzulassen, ohne seine Abgrenzungs- und Selbstbehauptungsfertigkeiten dabei aufgeben zu müssen. ×

Die Grundvorstellung, dass bestimmte Merkmale, Fähigkeiten oder Tugenden erst durch ihren rigiden, unflexiblen Einsatz zu Schwierigkeiten führen, findet sich auch in der Konzeption der Bewältigungsmodi der Schematherapie, auf das im Kapitel zum Modusmodell näher eingegangen wird.
Ziel ist es dann, durch die Bearbeitung der inneren Spannungen und Konflikte in ihrem biografischen Bezug und die Ermöglichung neuer Erfahrungen in der therapeutischen Beziehung und in aktuellen Konfliktsituationen die Polarisierung so weit abzuschwächen, dass die dynamische Spannung zwischen den Polen als Teil menschlicher Daseinsanforderungen aushaltbar wird.

Eine integrative Psychotherapie, die um Verstehen bemüht und dabei biografisch orientiert ist, die erlebnis-, emotions- und bedürfnisorientierte ebenso wie systemische Aspekte integriert, kann einen Raum und Rahmen bieten, in dem Phasen dieses Prozesses begleitet und unterstützt werden. Dabei bedarf es einer reflektierten therapeutischen Haltung, die eine Beziehung auf Augenhöhe ermöglicht sowie einen behutsamen Zugang, der auch die Bedeutung und Funktion des Unverständlichen und Widersprüchlichen als Teil der psychotischen und menschlichen Erfahrung anerkennt.

Therapeutische Haltung

Auch als Therapeuten und Therapeutinnen bewegen wir uns unaufhörlich in Spannungsverhältnissen und müssen verschiedene Aspekte und Anliegen ausbalancieren: Es geht darum, Hoffnung zu vermitteln und gleichzeitig der Trauer um verhinderte Möglichkeiten Raum zu geben, zu ermutigen, Risiken einzugehen, und vor Überforderung zu schützen, zu vermitteln zwischen Nähe und Distanz, zwischen Unterstützung und Förderung von Selbstverantwortung. Gleichwohl scheint mir gerade in der Therapie mit Menschen mit Psychose-Erfahrung die Gefahr groß zu sein, dass wir selbst auf einer Seite – einem »Unwert« – festhängen, sei es durch die Vehemenz der sich entfaltenden Beziehungsdynamik, an der auch unsere eigenen Anteile mitwirken können, sei es durch das Festhalten an negativen Krankheitskonstruktionen.

Für die Grundhaltung in der Therapie ist das Verlassen der dichotomen Polarisierung wichtig, was sich nicht nur anthropologisch, sondern auch sowohl emotionstheoretisch als auch aus einer diskriminierungssensiblen Perspektive begründen lässt. Zum einen können bei den Patientinnen und Patienten sehr rigide Abtrennungen unterschiedlicher Erlebensweisen oder zwischen Ausdruck und innerem Erleben bestehen, denen Vermeidungs-, dissoziative oder Abspaltungsprozesse zugrunde liegen können. Das erfordert es, Anknüpfungspunkte und Begegnungsräume suchen zu müssen, Brücken zu bauen und Verbindungen herzustellen sowie das Nebeneinander widersprüchlicher Perspektiven und Positionen zuzulassen. Zum anderen stehen gerade für den Umgang und die Einordnung psychotischer Erlebens-, Erfahrungs- und Verhaltensweisen vornehmlich dichotome Kategorien zur Verfügung, die diese Polarisierung weiter verstärken können (etwa wenn psychotisches Erleben als qualitativ anders, nicht normal, verrückt, sinnfrei oder ausschließlich krank konstruiert wird).

Was aber kann hilfreich sein bei Fragen der Ausbalancierung von Spannungsverhältnissen, denen wir in der Therapie mit Menschen mit Psychose-Erfahrungen begegnen?

Kritische Reflexion und gemeinsame Aushandlung

Als Ausgangspunkt ist eine Haltung hilfreich, die versucht, den Menschen ganzheitlich in den Blick zu nehmen und ihn in seinen Erlebensweisen zu verstehen – und ihn damit auch zu ermutigen, sich selbst als Mensch (in Beziehungen) zu erleben, zu verstehen und mitzuteilen. Eine derartige Haltung schließt die Bereitschaft ein, Ambivalenzen, Widersprüchlichkeiten, das Nebeneinander unterschiedlicher Positionen und Perspektiven sowie Lücken, Unverständliches und offene Fragen auszuhalten. In diesem Prozess die eigene therapeutische Haltung immer wieder kritisch zu reflektieren, bedeutet zum einen, das eigene Selbsterfahrungswissen zu vertiefen und einzubeziehen, um die eigenen wunden Punkte und Widersprüchlichkeiten (Gegenübertragungen) zu erkennen und sich eigener Tendenzen zu »Unwerten« bewusst zu werden. Zum anderen bedeutet es, die eigene Positionierung und den Umgang mit Macht und Diskriminierung kritisch zu reflektieren und in das therapeutische Handeln einfließen zu lassen. Dies schließt wiederum ein, das eigene Verhaftetsein in vereinfachten, traditionellen und potenziell die Macht- und Diskriminierungsverhältnisse stabilisierenden Krankheitsbildern zu hinterfragen.

Wenn wir die Selbstexpertise unseres Gegenübers als Grundlage für unsere therapeutische Arbeit betrachten, dann entwickeln sich daraus die Antworten auf Fragen danach,

- welche Erfahrungen und Erkenntnisse wann hilfreich und aushaltbar sind,
- welche Veränderungen zu welchem Zeitpunkt möglich und erstrebenswert sind,
- welche Risiken eingegangen, welche Schritte gewagt werden wollen,
- wann Verantwortung selbst übernommen werden oder zwischenzeitlich entlastend abgegeben werden kann.

All dies kann niemand für sein Gegenüber definieren oder entscheiden. Die gemeinsame Aushandlung dieser Fragen erfordert einen behutsamen zwischenmenschlichen Zugang, der offen ist für die Signale des anderen – auch wenn sie in Form von »Symptomen« ausgedrückt werden –, um zu verstehen, welche Botschaft auch *an uns* darin enthalten ist. So können auch diese Fragen und mit ihnen verbundene Spannungsverhältnisse angesprochen und miteinander abgewogen werden.

BEISPIEL Frau Q. brachte mir ein Geschenk mit in die Therapie, mit dem sie sich bedanken wolle, dass ich für sie da sei und ihr helfe. Da wir schon ab und zu über Geschenke in der Therapie gesprochen hatten, betonte sie, wie wichtig es ihr sei, ihre Dankbarkeit auszudrücken, und bat mich, das Geschenk anzunehmen. Ich teilte ihr mit, dass ich ihre Dankbarkeit spüre und diese Botschaft bei mir angekommen sei, dass ich aber gleichzeitig aus unseren bisherigen Gesprächen wisse, dass sie oft andere genau dann versorgen würde, wenn sie in sich Bedürfnisse, versorgt zu werden, wahrnehme – und daher zurückhaltend sei, das Geschenk anzunehmen. Sie erzählte daraufhin, dass sie in sich einen »Schrei nach Liebe« spüre, ein ganz tiefes Bedürfnis und das Gefühl, dass immer etwas gefehlt habe.
Es entwickelte sich ein sehr berührendes Gespräch über diese bedürftige Seite in ihr, in dem sie auch über ihr Gefühl, »eine Mutter zu vermissen«, und ihre Beziehung zu ihrer Mutter sprach, die sie durch deren eigene psychische Erkrankung und Alkoholabhängigkeit als nicht verfügbar erlebt hatte und mit der sie die Erfahrung gemacht hatte, um »überhaupt geliebt zu werden, den anderen versorgen zu müssen«. Am Ende der Sitzung entschieden wir zusammen, dass die Dekoration des Geschenks als Zeichen ihrer Dankbarkeit bei mir bleiben würde, sie das Geschenk aber für sich selbst mitnehmen würde – es war auch etwas, was sie sich selbst zwar wünschte, für das sie für sich aber niemals so viel Geld ausgeben würde. ×

Thomas Bock hat immer wieder betont (zuletzt siehe Bock 2020), dass sich in der Therapie von Menschen mit Psychose-Erfahrungen alle Therapieschulen notwendigerweise annähern müssten, um beziehungsfähiger zu werden. Sozialen Beziehungen und somit auch der therapeutischen Beziehungsgestaltung kommt in der Psychotherapie eine zentrale Bedeutung zu. Das macht es notwendig, dass wir uns als Therapeutinnen und Therapeuten verstärkt mit der Beziehung beschäftigen, unsere eigene Rolle in der Beziehung reflektieren, Gegenübertragungen klären und in der Beziehung als emotionales und soziales Gegenüber zur Verfügung stehen – und dies möglicherweise mehr, als wir das sonst insbesondere in verhaltenstherapeutischen Therapien gewohnt sind.
Die Notwendigkeit einer besonderen Reflexion der Beziehung und einer kritischen Auseinandersetzung mit der eigenen Rolle kann aus zwei Perspektiven begründet werden. Zum einen kann die besondere Sensibilität psychose-erfahrener Menschen dazu führen, dass Beziehungen als notwendig und bedrohlich zugleich erlebt werden. Es kann eine starke Sehnsucht nach Beziehung und

Nähe gehen, die gleichzeitig mit einer starken Angst vor Bindung einhergeht. Das heißt, schon die grundsätzliche Beziehungssituation und das damit verbundene Bindungsangebot können als konflikthaft und existenziell bedrohlich erlebt werden – und mit enormer innerer Anspannung verbunden sein. Die schon erwähnte, von den Teilnehmenden einer Gruppentherapie formulierte zentrale Frage »Wie kann ich in Beziehung geben, ohne dabei selbst verloren zu gehen?« macht diese Herausforderung (nicht nur) psychose-erfahrener Menschen auf besondere Weise deutlich.

In der Therapie geht es also darum, gemeinsam einen Begegnungsraum zu entwickeln, in dem nicht nur Beziehung zueinander, sondern vor allem der Kontakt zu sich selbst möglich wird, sodass sich die Person im Kontakt selbst erleben und wahrnehmen kann und gleichzeitig ein Kontakt zum Gegenüber möglich wird. Dabei kommt den individuellen, sich in der therapeutischen Beziehung reaktualisierenden Beziehungserfahrungen und -mustern eine zentrale Funktion zu, die sicherlich in psychodynamisch orientierten Psychotherapien bislang deutlich mehr berücksichtigt wurde als etwa in verhaltenstherapeutischen. Diese sich manchmal schon im initialen Kontakt aufdrängenden oder entfaltenden Reaktualisierungen erfordern von uns eine besondere Reflexion unserer Haltung und *unserer* Art der Beziehungsgestaltung. Meiner Erfahrung nach spielen oft Beziehungserfahrungen eine Rolle, die mit Grenzüberschreitung, Übergriffigkeit oder einer Verletzung der eigenen Integrität verbunden waren. Dies macht es notwendig, dass wir sensibel und behutsam vorgehen und unseren eigenen Umgang mit Grenzen kritisch reflektieren.

Darüber hinaus sind Menschen mit Psychose-Erfahrungen in besonderem Maße einer Diskriminierung ausgesetzt, die meist auf der interpersonellen Ebene vermittelt bzw. mindestens aktualisiert wird. Deshalb ist es notwendig, dass wir unsere eigene Haltung, unsere Behandlungspraktiken und unsere Formen der Beziehungsgestaltung und deren Eingebundensein in Formen der Macht und Machtausübung immer wieder kritisch reflektieren. Im therapeutischen Kontext sind dabei neben den Formen offener Diskriminierung vor allem Formen internalisierter Dominanz und Unterdrückung von Bedeutung. Hierzu zählen entmündigende und/oder schädigende Formen von Hilfe, die durch Schuld-, Scham- oder Überlegenheitsgefühle motiviert sind, letztendlich aber insbesondere die Fähigkeit, sich selbst zu helfen und Selbstverantwortung zu übernehmen, einschränken können.

Das betrifft auch die »benevolente Diskriminierung«, bei der das Gegenüber zwar aus einer wohlmeinend erlebten Intention »besser« behandelt oder unterstützt wird, dies aber in den gleichen Stereotypen (Mitleid mit dem

Schwächeren oder auch das sogenannte Helfersyndrom) begründet ist und letztendlich mindestens ebenso negative Auswirkungen für die betreffende Person hat. Es ist allerdings bedeutend schwieriger, derartige Formen von Diskriminierung bewusst wahrzunehmen und sich davor zu schützen. Außerdem gibt es Tendenzen, die Schuld an den Konsequenzen struktureller Unterdrückung bei der benachteiligten Person zu suchen oder unterschiedliche individuelle Lebensrealitäten und Ungleichheiten (einschließlich eigener Privilegien) ganz zu ignorieren bzw. zu leugnen (Schmidt 2009, S. 90 ff.).

Neben der Bereitschaft, die Beziehung und vor allem die eigene Rolle immer wieder kritisch zu reflektieren, sind weitere Aspekte der therapeutischen Haltung für den Therapie- und Genesungsprozess hilfreich:

Sich zurücknehmen Sich selbst zurückzunehmen bedeutet, einen zwischenmenschlichen Raum aufzumachen, der – bildlich gesprochen – Raum für das Gegenüber (entstehen) lässt, sich selbst wahrzunehmen. Das hat nichts damit zu tun, aus dem Kontakt zu gehen oder keine Verantwortung zu übernehmen. Vielmehr geht es um eine präsente Zurückhaltung, die letztendlich auch das Einfühlen erleichtert.

Das heißt auch, dass nicht alles unmittelbar verstanden, erklärt oder verändert werden muss, was auf Therapeutenseite zu Konflikten mit (verhaltenstherapeutischen) Anforderungen an Effizienz, Diagnostik, Psychoedukation oder der raschen Vermittlung von Störungsmodellen sowie zum schnellen Einsatz von Therapiemethoden zur Symptomreduktion führen kann. Solche Impulse können daraus resultieren, dass das Leid des Gegenübers spürbar wird, aus der inneren Verpflichtung, hilfreich sein zu sollen, und der oft vermittelten Vorstellung, helfen können zu *müssen,* woran zuweilen eine rigide Orientierung an prototypischen Vorstellungen, was hilfreich ist, hängt. Es ist meiner Ansicht nach wichtig, diesen Impulsen nicht (immer) nachzugeben, weil sie vorschnell verhindern können, dass ein Begegnungsraum überhaupt entsteht, oder sich wenig hilfreiche Erfahrungen wiederholen, die dem Menschen schon sehr vertraut sind.

Da sein, Verantwortung übernehmen, Halt geben Gleichzeitig ist es wichtig, verlässlich und präsent zu sein, Beziehungsangebote zu machen, Verantwortung zu übernehmen und Halt zu geben. Dies gilt zum einen für klare Rahmenbedingungen, für eine verlässliche Struktur und für eine transparente Kommunikation. Zum anderen steht dies für die Balance zwischen einer empathischen Präsenz, die es ermöglicht, das Leid des anderen wahrzunehmen und mitzufühlen, sowie der gleichzeitigen Vermittlung von Ruhe und Gelassenheit, die daraus erwächst, sich nicht »anstecken« zu lassen und »mit ins Drama einzusteigen«, wie es eine Patientin sagte.

Neugier und Interesse zeigen statt Wissen und Erklärung Wenn es darum geht, einen Begegnungsraum zu öffnen, in dem das Gegenüber mit seinem eigenen Erleben in Kontakt kommen, seine Gefühle und Bedürfnisse erfahren, seinen gesunden Kern neu entdecken oder erleben, sein Selbst (wieder-)finden kann, dann ist dies etwas, was aus der Person selbst kommt und nur dort zu finden ist. Hilfreich ist dabei, wenn wir ihr mit Neugier und Interesse für diese inneren Prozesse begegnen, statt vorschnell Erklärungen oder als Wissen deklarierte eigene Einschätzungen abzugeben.

Auf Augenhöhe, offen, authentisch sein Eine therapeutische Situation ist niemals symmetrisch. Schon die Grundkonstellation ist mit unterschiedlichen Rollen, Machtpositionen, Privilegien etc. verbunden. Dies zu leugnen, zu ignorieren oder sogar aufzuheben wäre schädlich. Es geht vielmehr um einen reflektierten Umgang mit dieser Situation. Leitfragen sind etwa:

- Wie gehe ich mit meiner Macht um?
- Wann verstecke ich mich hinter meiner Rolle und bin nicht als Person authentisch im Kontakt?
- Wann dient meine Selbstöffnung eher eigenen Interessen und Entlastungen?

Wir können ein kollaboratives Arbeitsbündnis anbieten, das auf die Interessen des Patienten ausgerichtet ist, und innerhalb dieses Arbeitsbündnisses eine ernst zu nehmende, authentische Beziehung. Dies schließt ein, dass der Patient der Experte über sich selbst ist, der Therapeut nur allgemeines, prototypisches Wissen über mögliche Zusammenhänge anbieten kann. Dieses allgemeine Wissen sollte in seinen Begrenztheiten betrachtet und in seinem individuellen Nutzen gemeinsam geprüft werden. Professionalität bedeutet weder Omnipotenz oder Allwissenheit noch »Fehlerfreiheit, sondern die eigene permanente Bereitschaft zur Selbstreflexion und Korrektur« (Wendisch 2015, S. 227).

Hoffnung vermitteln Hoffnung als zentraler Motor von Recoveryprozessen stellt auch einen entscheidenden Grundbaustein in der Psychotherapie dar. Häufig kommen Menschen in die Therapie, die wenig Hoffnung in sich tragen oder die Hoffnung verloren haben – auch wenn der Schritt in die Psychotherapie ja als ein Funken bestehender Hoffnung gewertet werden kann. Neben den erlebten, vielfältigen Auswirkungen der Psychose auf ihr eigenes Leben können auch die gesellschaftlichen Vorstellungen und Diskriminierungen dazu beitragen, Hoffnung zu reduzieren. Es ist also ein wichtiger Bestandteil in der therapeutischen Arbeit, Hoffnung in sich zu tragen und zu vermitteln. Dabei geht es nicht um die unauthentische Vermittlung unrealistischer Erwartungen oder Ziele, sondern um den Glauben daran, dass Veränderung jederzeit möglich ist.

Was kann dabei helfen? Es ist meiner Ansicht nach wichtig, sich von dem »Unheilbarkeitsstigma« zu befreien und dies immer wieder zu hinterfragen bzw. zu reflektieren, wenn es uns selbst gefangen hält. Dafür sind natürlich auch die zahlreichen Erfahrungen hilfreich, in denen Veränderung tatsächlich möglich war, manchmal auf erstaunliche, oft auf unvorhersehbare Weise, häufig erst in einem langsamen Prozess. Es gibt kein Kriterium oder Merkmal, das uns sicher sagen lässt, für wen Veränderung möglich ist oder für wen nicht. Individuelle Prognosen sind nicht möglich. Das öffnet auch den Möglichkeitsraum für jeden Einzelnen. Auch hier kann die Erfahrung helfen, dass man Entwicklungen miterleben durfte, mit denen man so nicht gerechnet hatte. Diese Erfahrung unserer eigenen »Unwissenheit« hilft dabei, den Glauben an die Möglichkeit in uns zu tragen.

Veränderung oder Entwicklung sind dabei nichts Festgelegtes, richten sich nicht auf ein von vornherein klar definiertes Ziel, an dem der Erfolg gemessen werden kann. Es ist die Offenheit dafür, dass der Betreffende dies in sich findet und im Prozess eine Vorstellung darüber entwickeln kann, dass er mehr mit seinen inneren Bedürfnissen in Kontakt kommen und sein Leben zumindest ansatzweise unter den gegebenen Umständen danach ausrichten kann. Das bedeutet nicht, alles dem Patienten selbst zu überlassen, sondern ihn in diesem Prozess zu unterstützen und zu begleiten.

Zeit und Geduld mitbringen »Es dauerte mehrere Jahre und viele Therapiestunden, gesund zu werden, weil Veränderungen und Einsicht Prozesse sind, die aus dem Inneren herauswachsen müssen, die man nicht beschleunigen kann« (Lauveng 2010, zitiert nach Bremer 2014, S. 274). Entwicklungsprozesse brauchen Zeit, gehen individuelle Wege, stoßen immer wieder auf teilweise nicht vorhergesehene, innere und äußere Hindernisse, die mit gefühlten Rückschritten oder Stagnationen einhergehen, und zeigen sich manchmal nur in kleinen, fast unmerklichen Veränderungsschritten. Im Kontext einer immer mehr auf Effektivitätsstreben und schnelle, messbare Erfolge ausgerichteten Behandlungspraxis stellt die Herstellung eines therapeutischen Raums, in dem Zeit dafür ist, dass sich Entwicklung ohne Druck tatsächlich entwickeln darf, möglicherweise eine der größten Herausforderungen dar. Dies betrifft zum einen die organisatorische Ebene der Ermöglichung von ausreichend Therapiesitzungen, zum anderen die Ebene der inneren Haltung.

Die Bedeutung einer sensiblen Sprache

» Es geht nicht allein darum, eine schlecht informierte Öffentlichkeit aufzuklären. Mindestens ebenso wichtig ist es, die Sprache der Diagnostik und Behandlung so zu wählen, dass die kompliziert gewordene innere Welt besser integrierbar und eben nicht einfach nur abgespalten und mit Fremdwörtern belegt wird. «
(Bock 2020, S. 72)

Ausgehend von der tiefgreifenden biografischen Erfahrung, dass das eigene Erleben und die eigenen Wahrnehmungen nicht mit der geteilten und kommunizierten sozialen Realität der Bezugsgruppe vereinbar scheinen, kann das Ringen um Eigensein und Dazugehören, um Selbst- und Fremdperspektive schon auf der Wahrnehmungsebene beginnen und durch das in der Psychose erlebte Auseinanderbrechen von eigener und sozialer Realität zusätzlich verstärkt werden. Welchen meiner Wahrnehmungen kann ich trauen? Und wie kann ich mit diesen auch im Kontakt bleiben, wenn ich einer anderen, als übermächtig erlebten Perspektive begegne, die die eigene Wahrnehmung zu negieren oder mit dieser im Widerspruch zu stehen scheint?
Dieses Ringen kann sich auf der sprachlichen Ebene – der Mitteilung der eigenen Wahrnehmung, Gefühle, Gedanken, Positionierungen etc. – fortsetzen. So kann beispielsweise auch im Rückzug auf Unverständlichkeit und eine eigene Sprache, sei sie verwaschen, assoziationsgelockert, verarmt, logorrhoisch, wortneuschöpfend oder eigensinnig, das Spannungsverhältnis zwischen dem Wunsch nach eigener Definitionsmacht und Angst vor einer klaren Positionierung zum Ausdruck kommen, ebenso wie der Versuch, dieses abzuschwächen.
Das Ringen um eine Sprache zwischen Selbst- und Fremdbedeutung, Selbstbestimmung und -definition kann durch die zur Verfügung stehende medizinisch-psychiatrische Sprache verstärkt werden, die die Kommunikation über die eigenen Erfahrungen nicht unbedingt erleichtert. Die psychiatrischen Fachtermini abstrahieren die individuellen Erfahrungen und kategorisieren sie in klar voneinander und von »normalem Erleben« unterscheidbare, sinnfreie Symptome. Sie führen zu einer Distanzierung von den individuellen Erfahrungen und der subjektiven Bedeutung der Erlebens- und Verhaltensweisen.
Daher ist es wichtig, gemeinsam nach einer Sprache zu suchen, in der die eigenen Erfahrungen, Wünsche, Gefühle etc. mitteilbar werden, durch die Verständigung möglich werden kann und gleichzeitig Raum für Eigensein bleibt. Metaphern und Bilder eignen sich dafür, Beschreibungen zu finden,

die einen Bezug zur individuellen Erfahrung herstellen, der über sie wieder erinner- und erfahrbar werden kann. Ich möchte das an einem Auszug aus einem Therapiegespräch mit einer Klientin verdeutlichen, die sagte:

» In der Therapie war unser gemeinsames Wissen hilfreich und dass man eine gemeinsame Sprache hat. Weil es oft so schwer zu greifen ist, dann ist es erleichternd, wenn man nicht so weit ausholen muss, um sich zu erklären, weil sofort klar ist, worum es geht. Es ist erleichternd, zu wissen, dass da noch jemand ist, der das versteht. Man ist nicht so allein mit all dem Unverständlichen, das einem selbst so eigenartig erscheint. Dann ist es irgendwie greifbarer. Wenn man das Gefühl hat, da ist noch jemand, der das versteht, weil man es selbst oft nicht verstehen kann.
Die Bilder, die wir entwickelt haben, helfen gegen die Sprachlosigkeit – dass man so lose Gefühle und Dinge hat – man kann ja nicht sagen: ›Mir tut der Arm weh.‹ Man kann es nicht so richtig beschreiben. Dann hilft das Bild, um eine Vorstellung zu bekommen – und in der akuten Situation kann das Bild leichter aufgerufen werden, um sich zu erinnern. «

Wenn die Therapeutin Angebote des Verstehens macht, sollten diese vorsichtig formuliert werden, sollten sie als *Möglichkeiten* in einem größeren Raum angeboten werden, der Spielräume zulässt. Insbesondere am Beginn der Therapie ist es daher wichtig, nah an der Sprache des Gegenübers zu bleiben, sich daran zu orientieren und dabei zu versuchen, diese zu verstehen sowie sich gleichzeitig mit eigenen Interpretationen und Definitionen, insbesondere psychiatrischen Kategorien und Zuschreibungen zurückzuhalten bzw. ganz auf sie zu verzichten.

Grundzüge einer emotionsorientierten Psychosenpsychotherapie

Martin Wendisch (2015, S. 135) fasst die Ziele emotionsorientierter Verfahren der sogenannten dritten Welle der Verhaltenstherapie wie folgt zusammen. Es gehe, schreibt er, um die Auflösung:

- der Vermeidung des Kontakts mit dem erlebenden Selbst,
- der Identifikation (»Fusion«) mit den emotional belastenden Vorerfahrungen sowie um
- eine sich daran anschließende Ermöglichung neuer Erfahrungen.

Für das erste Ziel kommt der aktuellen Aufmerksamkeit eine zentrale Bedeutung zu. Dabei vollzieht sich – sowohl in der allgemeinen therapeutischen Ausrichtung als auch in der individuellen therapeutischen Arbeit – ein Wechsel der Aufmerksamkeitsrichtung von den Inhalten der Gedanken (narrativ-kognitives Selbst) zu den durch das Denken vermiedenen Emotionen (erlebendes Selbst). In der therapeutischen Haltung bedeutet das einen Wechsel weg von dem Ziel, möglichst schnell etwas ändern zu wollen, hin zu einer Haltung der Akzeptanz und Validierung der emotionalen Erfahrungen des Gegenübers. Die emotionalen Erfahrungen stehen damit stärker im Fokus und werden – basierend auf einem differenzierteren Verständnis der Emotionsverarbeitung und deren Entwicklung – in ihrer Doppelrolle als Schnittstelle zwischen körperlicher Erregungsverarbeitung und interpersoneller Interaktion betrachtet (ebd., S. 164).

Symptome und andere Störungsaspekte werden dabei als Ausdruck von Prozessen verstanden, die die aktuelle Aufmerksamkeit vollständig binden und/oder den Kontakt zum erlebenden Selbst und den Emotionen blockieren. Besonders die Schematherapie hat auf der Basis einer breiten Integration grundlagenwissenschaftlicher Erkenntnisse und therapeutischer Konzepte eine differenzierte Vorstellung davon entwickelt, wie sich die kognitiven Fusionen und rigiden Verhaltensmuster aus verletzenden sozialemotionalen Vorerfahrungen entwickeln und »wie diese Identifikationen oder Fusionen mit den Erfahrungen analog zu einer Traumabehandlung aufgelöst werden können« (zweites Ziel; ebd., S. 135). Auf der Basis dieses Transformationsprozesses können dann neue Erfahrungen möglich werden (drittes Ziel).

Das Modusmodell als Hintergrundfolie

Das Modusmodell der Schematherapie kann als Hintergrundfolie für die therapeutische Arbeit hilfreich sein, um die Differenzierung unterschiedlicher Erlebensweisen, das Verständnis für deren Bedeutung aus dem individuellen Gewordensein und eine Entwicklung jeweils darauf ausgerichteter, individueller, bedürfnisorientierter Implikationen zu fördern.

Während das Schemamodell noch stark in der kognitiven Theorie verwurzelt ist und auch das schematherapeutische Interventionsverständnis zunächst stark kognitiv ausgerichtet bleibt, rückt in den Weiterentwicklungen zunehmend das emotionale Erleben in den Fokus der Behandlung. Schemata werden als überdauernde neuronale Erregungsbereitschaften verstanden, ein Modus dagegen als die jeweils aktivierte Kombination verschiedener Schemata und damit als der beschreib- und erlebbare momentane Zustand der Persönlichkeit (ROEDIGER 2016, S. 45) – das aktuelle neuronale Erregungsmuster. In einem Modus können somit verschiedene aktivierte Schemata in Erscheinung treten. Dasselbe Schema kann aber je nach Situation auch unterschiedliche Modi hervorbringen (ebd.). Als aktivierter Erlebenszustand steuert ein Modus das aktuelle Erleben, Fühlen, Denken und Handeln (vergleichbar mit einer Brille).

Mit dem Modusmodell wird eine Brücke geschlagen zu Konzepten aus anderen Therapieschulen, die ebenfalls mit »inneren Anteilen« arbeiten, etwa das Modell des inneren Teams (SCHULZ VON THUN 2001), die Transaktionsanalyse (BERNE 1961), das Psychodrama (MORENO 1959), die »innere Familie« der systemischen Therapie (SCHWARTZ 2000) oder die Ego-State-Therapie (WATKINS & WATKINS 2002; ROEDIGER 2009, S. 81).

Diese Ansätze arbeiten damit, inneren Zuständen, Befindlichkeiten und Gefühlen eine Gestalt zu geben – vor allem jenen Dingen, die »kindlich« in einem sind (Freude, Angst, Wut, Täterintrojekte, Trauer etc., siehe Sachsse 2009 a, S. 200 ff.). Gerade Traumatisierte erleben Inneres oft als bedrängend und bedrohlich real. »Ihre Geister und Gespenster sind nach außen projizierte Anteile des seelischen Selbst oder auch Fremdkörper wie Täter-Introjekte – so unsere heutige Glaubensrichtung« (ebd., S. 200).

Die Arbeit mit der Gestaltgebung innerer Anteile nutzt bewusst den Abwehrmechanismus der Externalisierung, das heißt, dem, was sich im Inneren abspielt, wird eine Gestalt gegeben, die außerhalb des Selbst wahrgenommen werden kann. Aus etwas Unbekanntem, Unfassbarem, Unbenennbarem und Unkontrollierbarem wird eine Gestalt, die möglicherweise zunehmend gesteuert aufrufbar und kontrollierbar ist. Nach der Externalisierung kann diese

Gestalt auf vielfältige Weise verändert werden (räumlich größer oder kleiner gemacht, versorgt oder bekämpft werden, je nachdem, um welche Anteile es geht). Die so externalisierte Gestalt ist damit ein Stück weit »dissoziiert« – außerhalb des Selbst, aber nicht völlig aus dem Bewusstsein. Die Arbeit mit diesen Techniken ist angstreduzierend und erhöht die bewusste Kontrolle. Sie ermöglicht in fast paradoxer Weise eine innere Distanzierung bei gleichzeitiger Intensivierung des Erlebens (ebd., S. 201).

Im Folgenden soll das Modusmodell vorgestellt werden, das mit unterschiedlichen inneren Anteilen in Form von Modi arbeitet und in das Konzepte der anderen Ansätze integriert sind.

Während potenziell eine Vielzahl unterschiedlicher (individueller) Modi beschreibbar wäre, werden in der Schematherapie vier Formen von Modi fokussiert:

1. die *Kind-Modi,* die das spontane, noch unverarbeitete emotionale Erleben ausdrücken, sowie die emotionale Repräsentation verletzter Bedürfnisse darstellen;
2. die *inneren Kritiker* oder Antreiber, die den Niederschlag der erlernten und verinnerlichten (internalisierten) Bewertungen und Regeln der Bezugspersonen umfassen (Internalisierung, Introjekte);
3. die automatisiert eingesetzten *Bewältigungsmodi* (ROEDIGER 2009, S. 46).

Während Kind- und Kritiker-Modi auf der inneren Bühne fungieren, können die Bewältigungsmodi auf einer davor liegenden Ebene konzeptualisiert werden, weil sie entwickelt wurden, um dem inneren Erleben einen äußeren Ausdruck zu verleihen (ebd., S. 54).

Bewältigungsmodi beinhalten unterschiedliche, habituell und unbewusst eingesetzte Strategien der Spannungsreduktion und dienen der Bedürfnis-, Emotions- und Beziehungsregulation. Dabei wird unterschieden zwischen »Life-time-Strategien«, die eher präventiv vor einer erneuten Aktivierung oder dem Wiedererleben schmerzlicher Erfahrungen schützen, und solchen, die vermehrt eingesetzt werden, wenn es zu einer erneuten Aktivierung der schmerzlichen Erfahrung kommt.

4. Hinzu kommt der Modus des gesunden *Erwachsenen*, der in der Therapie gestärkt werden soll. Diesen Modus zu stärken bedeutet, die Selbstreflexion und Selbstregulation einer Person zu stabilisieren. Er weist eine Nähe zum Mentalisierungsmodus auf, die auch auf theoretischer Ebene konzeptualisiert ist (ROEDIGER 2009, S. 33–45), und ermöglicht es, eine selbstreflexive Haltung einzunehmen, die eine achtsame Distanz zum emotionalen Erleben schafft.

Aus dieser Perspektive betrachtet, ermöglicht der Modus zudem, verschiedene Handlungsmöglichkeiten unter Berücksichtigung langfristiger Ziele und als Gegenentwurf zu den automatisierten spontanen Schema-Bewältigungsreaktionen abzuwägen und bewusst zu wählen (ebd., S. 60 f.) sowie die gewählte Handlung konsequent und entgegen anderen Tendenzen bewusst bis zum Ende zu bringen (etwa mithilfe von Selbstinstruktionen und Beruhigung oder Blockung automatisierter Tendenzen).

Das Modusmodell beruht auf der Annahme, dass auch jeder »maladaptive« Modus oder innere Anteil »funktionale« Elemente enthält, die es zu berücksichtigen und zu integrieren gilt. Dies entspricht der im Wertequadrat von Friedemann Schulz von Thun beschriebenen Vorstellung, dass aus jedem unflexibel und rigide eingesetzten »Unwert« durch die flexible Ausbalancierung bzw. »dynamische Balance« mit dem anderen Extrem (der bislang unterdrückten »Schwestertugend«) eine wertvolle Tugend werden kann.
So können beispielsweise in den starren Reaktionsweisen der kompensatorischen Bewältigungsmodi Fähigkeiten und Ressourcen erkannt werden, die ihr volles Potenzial durch einen flexiblen adaptierten Einsatz entfalten. Etwa kann der distanzierte Beschützermodus die Fähigkeit beinhalten, emotionales Erleben, das der aktuellen Zielverfolgung im Weg steht, zwischenzeitlich auszublenden oder zu unterdrücken. Diese Fähigkeit kann durchaus adaptiv sein, zum Beispiel wenn wir kurz vor einer Anforderungssituation (eine Prüfung oder ein Vorstellungsgespräch) eine emotional belastende Nachricht bekommen (mit einem Streit konfrontiert sind oder vom Tod eines Bekannten erfahren), der wir uns erst nach der Anforderung zuwenden können.
In der bedürfnisorientiert-situationsbezogenen Anwendung und der potenziellen Kombination mit anderen Fähigkeiten vollziehen sich somit Wandlungen auf einer allgemeinen Ebene:

- Unterwerfung → die Fähigkeit, sich einzuordnen und zu kooperieren,
- distanzierter Beschützer → die Fähigkeit, sich zurückzuhalten und abzugrenzen,
- distanzierte Selbstberuhigung → die Fähigkeit, sich selbstfürsorglich zu begegnen und selbst zu beruhigen,
- Überkompensation und Kampf → die Fähigkeit, sich selbst zu behaupten und etwas einfordern zu können.

Für die Psychotherapie kann das Modusmodell eine Hintergrundfolie liefern, die hilft, das aktuelle Erleben, Fühlen, Denken und Handeln in seiner Bedeutung und Funktion aus der aktuellen Situation und dem biografischen

Gewordensein der Person zu verstehen. Therapeutisches Handeln kann dann auf den jeweils aktivierten Modus zugeschnitten werden. Dies soll im Folgenden näher erläutert und auf die Arbeit mit psychose-erfahrenenen Menschen bezogen werden.

Ein modusorientierter Blick auf Psychosen

In der Arbeit mit den Modi geht es um die aktuell erlebbaren Zustände und die damit verbundenen Erlebens- und Verhaltensweisen einschließlich als symptomatisch bewerteter Erlebens- und Verhaltensweisen. Wichtig ist, dass ein Symptom oder die symptomatische Störung als Ganzes nicht einem einzigen oder fixen Modus zugeordnet werden kann, sondern die Zuordnung unterschiedlicher Menschen, aber auch innerhalb einer Person variieren kann. Dies muss immer im aktuellen individuellen Kontext betrachtet werden. Gerade die Differenzierung der unterschiedlichen Komponenten und Anteile bzw. Modi ist ein wichtiger Aspekt der Förderung des Selbstbewusstseins.

Der gesunde Erwachsenen-Modus

Der gesunde Erwachsenen-Modus verdeutlicht die Entwicklungsrichtung in der Therapie. Er soll mehr Flexibilität hinsichtlich bedürfnis- und situationsangepasster Reaktionsweisen gewährleisten. Zentral ist dabei sowohl der für die Bedürfnisorientierung notwendige verbesserte Kontakt zu den impliziten Bedürfnissen und dem inneren Erleben als auch eine mehr am *aktuellen* inneren und äußeren Geschehen statt an alten Erlebensweisen orientierte Bewertung und Einschätzung der Situation. Dies macht deutlich, dass die Stärkung dieses Modus aus induktiv-verstehenden Prozessen hervorgehen muss, die einen besseren Zugang zum inneren Erleben des impliziten Modus ermöglichen. Ziel ist nicht kognitive Selbststeuerung und wenig Emotionalität, sondern ein fühlender und reflektierender Erwachsener, »der mit seinen verschiedenen inneren Anteilen einen bewussten akzeptierenden Umgang pflegen kann in Richtung eines Zuwachses an Souveränität und Gelassenheit. Kennzeichen dieses Ideals ist eher die Lebendigkeit (Vitalität) als die Rationalität« (Wendisch 2015, S. 71).

Die Integration der unterschiedlichen, teilweise widerstreitenden Bedürfnisse, Gefühle, Gedanken oder Handlungsimpulse erfordert zum einen ein hohes

Maß an Ambiguitätstoleranz, zum anderen eine *flexible* Vermittlung zwischen den jeweiligen situations- und bedürfnisorientierten Anforderungen. Das heißt, dieser Modus kann die teilweise in den rigiden Bewältigungsmodi zum Ausdruck kommenden Ressourcen flexibel nutzen, bewusst einsetzen und mit anderen Fähigkeiten kombinieren.

Der gesunde Erwachsenen-Modus kann (bei Menschen mit Psychose-Erfahrung) insbesondere durch einen fehlenden oder erschwerten Zugang zum inneren Erleben (oder dessen Ausdruck) sowie durch eine starke Konfundierung mit dem Erleben der Vergangenheit »behindert« werden. Er ist aber immer auch schon vorhanden, ihn gilt es in der Therapie zu stärken und zu fördern, und zwar sowohl im Sinne eines Bewusstseins für die impliziten Bedürfnisse und Motive und die schon vorhandenen Fähigkeiten als auch im Sinne einer Stärkung der weniger ausgebildeten, verhinderten Fähigkeiten sowie eines flexiblen, an den Bedürfnissen orientierten situationsbezogenen Einsatzes dieser Fähigkeiten.

Ausdrucksformen anderer Modi können bei oberflächlicher Betrachtung mit dem Modus des gesunden Erwachsenen »verwechselt« werden. Dies kann beispielsweise dann der Fall sein, wenn es zu einer vollständigen Identifikation mit den Wertevorstellungen und Zuschreibungen der Bezugspersonen sowie einer vollständigen Abspaltung der damit nicht kompatiblen Grundbedürfnisse kam, sodass auch keine Konfliktspannung mehr entsteht (Roediger 2009, S. 78). Die daraus entwickelten Bewältigungsmodi können dann jahrelang scheinbar problemlos funktionieren.

Beispiel Frau R. hatte einen »Sonnenschein- und Leistungs-Modus« entwickelt, an dem sie sich orientierte und zu dem sie zurückfinden wollte. Für sie fühlte sich dieser Modus ich-synthon und positiv an, er führte zu stabilen Beziehungen und wenig Konflikten. Von den Menschen in ihrem Umfeld bekam sie dafür positive Rückmeldungen, es schien dann, dass sie nicht mehr »krank« sei – bzw. es vor der Psychose »keine Probleme« gegeben habe. So wollte sie – nach jeder Psychose und allgemein – wieder funktionieren.

Dieser Modus beinhaltete allerdings eine vollständige Orientierung an den Erwartungen von außen und die »Abschaltung« ihrer damit nicht kompatiblen Bedürfnisse und Gefühle. Besonders ihr Wunsch, »normal und nicht mehr krank« zu sein, barg immer die Gefahr, einfach wieder in diesen Modus zurückzuschalten. Normalität und Gesundheit waren für sie fest mit dem Funktionieren in diesem Modus assoziiert. Für die Herausforderung, diesen Modus zu verlassen, was sie als »so viel anstrengender« erlebte, war eine

Auseinandersetzung mit den Vorstellungen von »Normalität und Gesundheit« hilfreich, vor allem aber der Kontakt zu ihrem erlebenden Selbst. Dies beinhaltete zum einen, wahrzunehmen, wie sehr sie sich in diesem Modus überforderte, selbst zu kurz kam, sich fremdgesteuert oder benutzt fühlte, sowie zum anderen positive Erfahrungen im Kontakt mit ihren Bedürfnissen und deren Umsetzung zu registrieren – als Motivation zur Veränderung. ×

Weder das reine Funktionieren als scheinbarer Ausdruck von Gesundheit noch das reine Funktionieren im Sinne einer Unterwerfung unter die Erkrankung – etwa durch hohe Identifikation mit dem somatischen Krankheitskonzept (»Krankheitseinsicht«) und der damit verbundenen Krankenrolle (»engulfment«) – sind Ausdruck eines gesunden Erwachsenen-Modus, sondern eher des Unterwerfungsmodus, der über kurz oder lang wieder zu notwendigen Gegenbewegungen führen wird. Trotzdem ist es – gerade beim »Funktionieren als Gesundheit« – wichtig, die darin zum Ausdruck kommenden Fähigkeiten und Stärken herauszuarbeiten und zu würdigen. Sie sind wichtige Ressourcen, die der gesunde Erwachsene zur Verfügung hat und auf die er jederzeit zurückgreifen kann. Es kann entlastend sein, zu verstehen, dass diese Fähigkeiten nicht falsch sind oder aufgegeben werden müssen, sondern um weitere Kompetenzen und Möglichkeiten erweitert und ergänzt werden – wodurch mehr Entscheidungsfreiheit und Flexibilität entstehen kann.

Der Erwachsenen-Modus ist sozusagen der Bündnispartner für die Therapie. Wichtig ist es, diesen Teil klar herauszuarbeiten und mit ihm ein Bündnis für die Psychotherapie einzugehen. Er steht für eine »harmonische Zusammenarbeit« von implizitem und explizitem Verarbeitungsmodus und damit zusammenhängenden Gedächtnissystemen, die in der Therapie gefördert, ausgebaut und gestärkt werden sollen (Roediger 2009, S. 77). Über das »Bündnis« mit diesem Modus wird die in der Therapie mit psychose-erfahrenen Menschen wichtige Ausbalancierung der Förderung des Kontakts zum erlebenden Selbst bei gleichzeitiger Förderung der Fähigkeiten zur Regulation und reflexiven Verarbeitung des Erlebens realisiert.

Bewältigungsmodi

Bei den Bewältigungsmodi geht es darum, sie als solche zu erkennen und bewusst zu machen, sie in ihrer Funktion aus dem biografischen Gewordensein zu verstehen, zu validieren und als aktuell bestmögliche zur Verfügung stehende Lösungen ernst zu nehmen. So soll ein Bewusstsein dafür entwickelt werden, dass es hinter der äußeren Bühne noch eine innere Bühne gibt, bzw. auch dafür, dass diese keinen (oder nur einen einseitigen) Ausdruck auf der äußeren Bühne findet. Motivation und Mut sind zu stärken, um hinter die Bewältigungsmodi und auf die innere Bühne zu gelangen. Sie werden gefördert durch das zunehmende Bewusstsein für die innere Bühne oder die starke Trennung zwischen innerer und äußerer Bühne, durch das zunehmende Verständnis für die Funktion der Bewältigungsmodi und ihrer aufrechterhaltenden Wirkung sowie durch erste neue Erfahrungen im Umgang mit schwierigen Situationen und Gefühlen.

Bewältigungsmodi stellen gewissermaßen einen Kompromiss zwischen spontanen emotionalen Reaktionsweisen des inneren Kind-Modus und den Forderungen und negativen Bewertungen der internalisierten Regeln und Reaktionsweisen dar. Die Bewältigungsmodi beinhalten somit Anteile von beiden (Kind- und Kritiker-Modi), vermischt in dem (»faulen«) Kompromiss und den damit verbundenen Gefühlen. Aus emotionstheoretischer Perspektive entsprechen die spontanen emotionalen Reaktionen des Kind-Modus den primären Emotionen, die mit den Bewältigungsmodi einhergehenden Gefühle den sekundären Emotionen (Greenberg u. a. 2003; Roediger 2009, S. 69). Die sekundären Emotionen (etwa Schuld- und Schamgefühle im Erduldungs- bzw. Anpassungsmodus) haben dabei auch eine Schutzfunktion im Sinne einer Vermeidung des Erlebens der primären Emotionen (insbesondere der primären adaptiven Emotion wie Ärger) und den damit verbundenen antizipierten Bewertungen und Reaktionsweisen sowohl im inneren Erleben (durch die inneren Kritiker) als auch in den damit verbundenen erwarteten zwischenmenschlichen Konsequenzen.

Die Bewältigungsmodi haben immer eine biografische Dimension, die deren Entwicklung – auch vor der ersten Psychose – nachzeichnet. So kann in der Arbeit und Auseinandersetzung mit diesen Modi rekonstruierbar werden, wann und unter welchen inneren und äußeren Bedingungen sie als Versuch entstanden sind, mit diesen Bedingungen umzugehen.

Bewältigungsmodi werden in drei Grundtendenzen eingeordnet (Roediger 2018, S. 50 ff.):

- Unterordnung bzw. Unterwerfung mit nach innen gerichteten (internalisierenden) bzw. sich selbst verformenden (autoplastischen) Lösungen,
- Gefühlsvermeidung oder Flucht,
- Überkompensation und Kampf mit nach außen gerichteten (externalisierenden) und die anderen formenden (alloplastischen) Lösungen.

Wichtig für die Zuordnung zu diesen Gruppen ist nicht das konkrete Verhalten an sich, sondern dessen zwischenmenschliche Funktion, das heißt, wie die Beziehung mit dem Verhalten gestaltet wird bzw. ob überhaupt eine Beziehung entstehen kann.

In den Life-time-Bewältigungsmechanismen vieler Menschen mit Psychose-Erfahrung scheinen eher vermeidende (distanzierter Beschützer, distanzierter Selbstberuhiger) oder sich anpassende (Unterwerfung) Bewältigungsmodi zu dominieren. Dies korrespondiert mit Befunden, dass eher unsicher-verstrickte oder vermeidende Beziehungsstile die interpersonelle Strategie bestimmen und zur Regulation von Affekten und Stress eingesetzt werden (LEMPA u. a. 2016, S. 38), sowie mit dem analytisch formulierten Dilemma von Verschmelzung und Autismus (MENTZOS 2017). Nicht nur, aber vor allem in der akuten Psychose kommen dann häufig eher Bewältigungsanteile zum Ausdruck, die als eine Art Gegenbewegung zu oder ein Ausbrechen aus den sonst vorherrschenden Life-time-Bewältigungsstrategien verstanden werden können (siehe Pendeln zwischen Extremen, Überkompensation). Als solche haben sie auch eine wichtige erweiterte Selbstbehauptungsfunktion, die relevante Informationen beinhaltet. Die akute Phase einer Psychose hat daher eine wichtige Bedeutung, die in der Behandlung berücksichtigt werden sollte.

Durch die extremen Erlebens- und Verhaltensweisen der akuten Psychose, die durch die (überkompensatorischen) Gegenbewegungen begünstigt werden, und die damit einhergehenden negativen zwischenmenschlichen Erfahrungen und die Reaktionsweisen der anderen führen solche Erfahrungen oft eher zu einer Verstärkung der Life-time-Strategien nach Abklingen der akuten Psychose.

BEISPIEL Bei Frau S. war beispielsweise jegliches Einfordern von Aufmerksamkeit für sich negativ besetzt als Egoismus oder »Drama-Queen«. Ihre Erfahrungen während ihrer Psychosen bewertete sie in diesem Interpretationsmuster so, dass sie nur um sich selbst gekreist sei und dramatisiert hätte, um Aufmerksamkeit zu bekommen – und erhielt auch solche Rückmeldungen – und verstärkte danach eher ihre Tendenz, sich selbst zurückzunehmen und sich ganz um andere zu kümmern. ×

Ähnliches kann für den Ausdruck aggressiver Impulse gelten, wenn diese außerhalb akuter Phasen stark unterdrückt werden. Gerade die damit einhergehenden Erfahrungen – etwa Gewalterfahrungen und Zwangsmaßnahmen – und die darin aktualisierten Ohnmachts-, Angst-, Scham- und Schuldgefühle führen häufig im Anschluss zu einer noch stärkeren Vermeidung jeglicher aggressiver Gefühle und Impulse und damit emotional zu verstärkten Anspannungs- und Angstzuständen, einhergehend mit verstärkten Anpassungs- oder Rückzugstendenzen in sozialen Beziehungen. Dies kann auch für sexuelle oder allgemein vitale Bedürfnisse und Erlebensweisen gelten.

Die Bewältigungsmodi können somit zum Verständnis der individuellen, inneren Anteile aufrechterhaltender Mechanismen und damit zum Verständnis der »Chronifizierung« der Problematik beitragen. Wenn die Reaktion auf die im extremen Ausnahmezustand der Psychose erlebten Erfahrungen eine Verstärkung der ursprünglichen Bewältigungsmodi beinhaltet (»more of the same«), beinhaltet dies auch eine verstärkte Unterdrückung der gemiedenen Gefühle und Bedürfnisse sowie einen verengten Fokus auf die kompensatorischen Beziehungsmuster – und verschärft somit die Gefahr erneuter Gegenbewegungen in die andere Richtung (Überflutung mit Gefühlen, Ausbruch aus Beziehungsmustern, Durchbrechen unterdrückter Bedürfnisanteile etc.).

Dieser allgemein-menschliche Mechanismus im Umgang mit gemiedenen Erlebensweisen kann im Kontext von Psychose-Erfahrungen dadurch verstärkt werden, dass das vermeintlich psychotische Erleben pauschal als Ausdruck einer »somatischen« Erkrankung verstanden wird, die es zu vermeiden gilt, und nicht auch als Ausdruck konflikt- und spannungsgeladener Erlebensweisen, die erlebbar, verstehbar und integrierbar sind. So berichten viele Psychose-Erfahrene rückblickend von der mehr oder weniger bewussten Überzeugung, dass jegliches Erleben während der akuten Psychose um jeden Preis gemieden werden müsse, weil es »die Krankheit selbst« sei und sonst in eine erneute Krise führen würde.

Gefühlsvermeidende Modi

Eine Vermeidung von Gefühlen kann sich in zwei Modi ausdrücken: in dem des distanzierten Beschützers und dem des aktiven Selbstberuhigers.

Der *distanzierte Beschützer-Modus* setzt bei Menschen mit Psychose-Erfahrung vor allem dann ein, wenn eine passive Anpassung bzw. autoplastische Lösung (internalisierend-unterordnend im Unterwerfungsmodus) oder eine aktiv-kämpferische, alloplastische Veränderung der Umwelt (externalisierend-dominant im Überkompensationsmodus) nicht möglich ist (Roediger 2009; S. 70, 74). Er umfasst eher nach innen gerichtete vermeidende Verhaltensweisen von starker Gefühlsabspaltung, Depersonalisationsgefühlen und Tagträumen bis hin zu Dissoziationszuständen, aber auch einen aktiven Rückzug aus sozialen Kontakten (ebd., S. 74).

Dieser Modus kann als eine Konzeption der aktuellen habitualisierten Unterdrückung bzw. Nichtwahrnehmung von Gefühlen und Erlebensweisen betrachtet werden. Diesen Anteil zu erkennen und bewusst erlebbar werden zu lassen, kann zum einen zum Verständnis der starken Trennung verschiedener Programme (Abspaltung vom Selbsterleben) und damit zusammenhängender Phänomene beitragen, zum anderen aber auch dabei helfen, aktive Anteile zu erkennen und damit mehr Einflussmöglichkeiten (auf die habitualisierte Nichtwahrnehmung) zu entwickeln.

BEISPIEL Frau T. kam in die Therapiestunde und erzählte mir, dass sie mit ihrer Betreuerin beim Frauenarzt gewesen und von diesem vergewaltigt worden sei – in Anwesenheit der Betreuerin. Aus meinem bisherigen Kontakt mit Frau T. wusste ich, dass sie in ihrer Kindheit und auch im späteren Leben vielfältige sexuelle und körperliche Missbrauchs- bzw. Vergewaltigungserfahrungen erlebt hatte – in der Kindheit teilweise auch in Anwesenheit der Mutter. Außerdem gab es verschiedene Situationen, in denen sie von Vergewaltigungen und körperlicher Gewalt berichtet hatte, die sich nicht hatten bestätigen lassen und die als psychotischer Wahn interpretiert worden waren.

Wir gingen die Situation also noch einmal kleinschrittig durch. Dabei stellte sich heraus, dass sie während der gynäkologischen Untersuchung dissoziiert hatte, aus ihrem Körper gegangen war und über dem Bett geschwebt hatte. Sie deutete an, dass sie diesen Mechanismus auch aus traumatischen Situationen in ihrer Kindheit kannte. In der Untersuchungssituation war es wahrscheinlich zu einer Reaktivierung traumatischer Ohnmachtserfahrungen gekommen, auf den sie automatisiert mit Dissoziation reagiert hatte. Entsprechend ihres reaktivierten Erlebens und tatsächlicher schädlicher Beziehungserfahrungen füllte sie rückblickend die Erinnerung auf.

Zu verstehen, dass Frau T. in bestimmten, auch weniger extremen Situationen, die mit einer Reaktivierung bedrohlicher Beziehungserfahrungen verbunden waren, habituell dissoziierte und auf diese Weise keine bewusste Erinnerung an das reale Geschehen, sondern vornehmlich eine Erinnerung an das erlebte, reaktivierte Ohnmachts- und Bedrohungserleben hatte, half uns beiden aber auch beim Verstehen dieser und weiterer Situationen. ×

Ein habitualisierter distanzierter Beschützer-Modus kann nicht nur Einfluss auf das Erleben in der aktuellen Situation, sondern auch auf die Erinnerung haben, die dadurch vom Erleben in der realen Situation abgeschnitten bleibt.

Nach Eckhard Roediger kann sich ein distanzierter Beschützer-Modus während der Therapie etwa in folgenden Verhaltensweisen ausdrücken: anhaltendes

Schweigen oder »Zutexten«, damit keine Gefühle oder Fragen aufkommen können, Stunden versäumen, zu spät kommen, keine Zeit haben, keine Gefühle haben, sich nicht konzentrieren können oder dissoziieren (Roediger 2009, S. 74). Bei Menschen mit Psychose-Erfahrungen zeigt sich häufig ein emotionaler Rückzug aus dem Gespräch (oder nicht aufkommender emotionaler Kontakt) mit Schweigen, Unkonzentriertheit, kurzen Antworten. Es mag sich anfühlen, als würde man nicht wirklich miteinander in Kontakt kommen, was damit verbunden sein kann, dass die Person mit sich selbst und ihrem emotionalen Erleben nicht in Kontakt ist.

Wie schon beschrieben, kann allerdings daraus, dass die Person im Kontakt starr und emotionslos wirkt, nicht auf ihr aktuelles inneres Erleben geschlossen werden. Es ist sowohl möglich, dass sie innerlich von einem extremen emotionalen Chaos oder auch heftiger Anspannung und Panik in Bann gehalten wird, als auch, dass sie sich innerlich taub fühlt und keinen Zugang zu ihrem Erleben hat.

Der *aktive Selbstberuhiger-Modus* steht für aktivere und mehr nach außen gerichtete Möglichkeiten der Selbstberuhigung, Spannungsreduktion und Selbstbetäubung bis hin zur Suchtentwicklung (Roediger 2009, S. 75). Hierzu können exzessive gefühlsvermeidende Tätigkeiten gezählt werden wie Kiffen, extremes Computerspielen, Fernsehen, Einkaufen oder Arbeiten, aber auch gesteigerte Sexualität oder Selbstverletzung. Bei Menschen mit Psychose-Erfahrung kann es zur Entwicklung weiterer »Symptome« kommen, die der Spannungsreduktion dienen, etwa zwanghafte Verhaltensweisen oder unkontrolliertes Essverhalten.

Nach Ulrich Sachsse ist Furcht ein wichtiges Beruhigungssystem innerhalb des Paniksystems. Das heißt: »Wir machen uns Furcht, wenn wir eigentlich Panik haben, weil wir mit Furcht besser umgehen können« (Sachsse 2009 b, S. 38). Durch Einsichten, Kognitionen und Erklärungen können wir die Situation verstehen und unseren Verstand nutzen, um mit der Situation umzugehen. Als ein Beispiel hierfür nennt auch Ulrich Sachsse das psychotische Erleben: Vor der Panik setzt ein verzweifelter Versuch ein, einen vernünftigen Grund für diese Gefühle zu finden. Es kommt zur Konstruktion paranoider Wahnsysteme, um die Fehlwahrnehmungen doch zu erklären und in unser Weltverständnis einzubauen. Dieser Mechanismus, bei dem Furcht als »Medikament für die Panik« fungiert, ist bei Psychosepatienten oft zu beobachten, sodass die (paranoiden) Kognitionen wie eine Art Ablenkung von, Erklärung für oder Beruhigung bei den extremen panikartigen Gefühlen wirken.

Dies korrespondiert mit der oben beschriebenen Konzeption einer Funktion von Wahn zum Umgang mit (drohendem) Wiedererleben traumatischer

Erfahrungen. Die individuell typischen symptomatischen Kognitionen wirken dann wie eine Art Flucht vor dem abgespaltenen Gefühl, lösen aber Furcht und einen teufelskreisartigen Prozess aus. Dabei erleben die Patienten häufig eine Trennung von Kopf und Gefühl, mit einem Fokus auf die kognitiven Prozesse. Im Therapieprozess lässt sich manchmal im Erleben differenzieren, dass die sekundäre Angst zwar mit den (paranoiden) Kognitionen verbunden ist, der extreme Panik- oder Spannungszustand aber eher unabhängig davon zu sein scheint. Im Modusmodell können diese Mechanismen auch als Ausdruck des aktiven Selbstberuhigens verstanden werden.
Bislang habe ich für die vermeidenden Bewältigungsmodi vor allem die intrapsychischen, emotionsphobischen bzw. pseudoregulierenden Funktionen beschrieben. Daneben haben sie auch eine interpersonelle, beziehungsregulierende Funktion. Für den distanzierten Beschützermodus ist dies oft der Rückzug aus bzw. die Vermeidung von Beziehungen allgemein. Psychotische Symptome, die als Ausdruck gefühlsvermeidender Modi verstanden werden können, treten häufig in Interaktionen auf, wenn etwas im Kontakt als bedrohlich erlebt und auf diese Weise eine gewisse Distanz hergestellt wird, um den Kontakt zu unterbrechen.

BEISPIEL 1 Herrn U. waren während der Therapie seine eigenen aktiven Anteile an seiner psychotischen Symptomatik bewusster geworden. Im Gegensatz zu den Ausdrücken »Ich bin schizophren« oder »Ich habe Schizophrenie« entwickelte er daraus für sich die Formulierung »Ich schizophrenie«. Er erkannte, dass er beispielsweise dann »schizophrenierte«, wenn es sozial nah wurde und er das Bedürfnis nach Nähe und authentischem Kontakt spürte, aber auf diese Weise aus dem Kontakt ging. Da er intime Nähe als sehr bedrohlich erlebt hatte, schützte er sich so vor seinem eigenen Bedürfnis und den damit assoziierten Gefühlen bzw. antizipierten Reaktionen. ×

BEISPIEL 2 Bei einem anderen Patienten hatten die Halluzinationen in unseren Gesprächen manchmal die Funktion, sowohl mich vor seiner Aggression zu schützen als auch ihn vor meiner gefürchteten Reaktion auf seine Aggression. Wenn etwas in unserem Kontakt – und auch im Kontakt mit anderen – schwierig war oder ihn ärgerte, traten Halluzinationen auf, mit denen er sich dann beschäftigte: Unser Kontakt war unterbrochen, seine Wut reguliert, die Beziehung bzw. wir jeder für sich geschützt. Im Verlauf der Therapie stand er in solchen Situationen zunächst auf und ging auf die Toilette, anschließend beschäftigten wir uns mit der Frage, was zur Unterbrechung unseres Kontaktes geführt bzw. diese wichtig gemacht hatte. ×

Auch in dem folgenden Beispiel wird deutlich, dass Halluzinationen Anteile der Bewältigung im Sinne eines Kompromisses haben, in dem weitere andere Anteile enthalten sind:

BEISPIEL Herr V. hörte immer (und nur dann) Stimmen, wenn er abends allein zu Hause war, und zwar von den Nachbarn aus dem gegenüberliegenden Gebäude. Diese Stimmen schienen für ihn die Einsamkeit zu überbrücken, weil die Menschen, die er dort drüben sah, mit ihm im Kontakt standen. Irgendwann erzählte er mir beispielsweise etwas verschmitzt, dass er selbst eigentlich auch ganz gerne mal die Menschen dort beobachtete. Besonders eine Frau schien ihn zu interessieren. Gleichzeitig erlebte er die Stimmen aber auch als bedrohlich, weil sie entwertend und kritisch waren, sodass er das Rollo schließen musste, was nun wiederum seine Einsamkeit bestätigte. ×

An diesem Beispiel zeigt sich der scheiternde Kompromiss zwischen Nähe und Distanz, den der innere Kritiker zunichtemacht.

Beziehungssichernder Modus: Unterwerfung, Erduldung, Erstarren, Anpassung

Im sozialen Miteinander lassen sich häufig Verhaltensweisen beobachten, die eine starke Orientierung an den Erwartungen und Bedürfnissen der Mitmenschen beinhalten und die eigene, selbstzentrierte Grundbedürfnisse kaum ausdrücken. Solche eher passiv-unterwürfigen Verhaltensweisen sowie unsicher-verstrickte Beziehungsstile werden im Modusmodell dem erduldenden oder unterordnenden Modus (»Unterwerfungsmodus«) zugeordnet. Diese Tendenzen können zum einen mit der schwer zugänglichen Selbstwahrnehmung zusammenhängen, durch diese begünstigt werden und sie weiter verstärken. Dann dominieren eine starke Ausrichtung nach außen und an den Erwartungen oder Regungen anderer sowie der Versuch, diesen gerecht zu werden. Zum anderen können sie Ausdruck übermächtig erlebter innerer Kritiker oder Antreiber sein. Anders als die anderen Bewältigungsmodi beinhaltet dieser Modus eine »Unterwerfung« oder Akzeptanz der jeweils aktivierten Schemata und der damit verbundenen Gefühle und Überzeugungen über sich und andere.

Diesem Modus können Mechanismen zugeordnet werden, bei denen versucht wird, das (Wieder-)Erleben intensiver schmerzlicher Gefühle durch beziehungssichernde Strategien im Außen zu verhindern oder zu beruhigen. Betrachtet man Bewältigungsmodi allgemein als Versuche, eigentlich schon erlebte, vergangene emotionale Dramen zu verhindern, dann geschieht dies in diesem Modus etwa durch Versuche, die Kontrolle, Harmonie oder Sicherheit in den Beziehungen sicherzustellen.

BEISPIEL 1 Eine Patientin reagierte auf die Wahrnehmung eigener Bedürfnisse etwa damit, andere Menschen in ihrem Umfeld in dieser Hinsicht zu versorgen. Eine Strategie, die in ihrer Kindheit die Funktion erfüllt hatte, ihre schwerkranke Mutter zu versorgen, um dadurch auch ein Mindestmaß an eigener Versorgung sicherzustellen. ×

BEISPIEL 2 Eine andere Patientin reagierte auf die Wahrnehmung innerer Anspannung mit dem Versuch, Harmonie in ihren sozialen Beziehungen herzustellen. Die Wahrnehmung ihrer eigenen Wut half ihr, diesem Impuls standzuhalten – und dadurch auch zu realisieren, wie sehr sie sich auf diese Weise immer auch von sich selbst entfernt hatte. ×

Häufig finden sich in diesem Modus Schwierigkeiten, das eigene Erleben – die Wahrnehmung eigener Gefühle und Bedürfnisse – von dem Erleben anderer abzugrenzen. Für die Stärkung dieser Grenze ist eine sensible Förderung des eigenen Erlebens (und dessen Ausdrucks) als Basis für die Differenzierung und stärkere Trennung zwischen eigenen und fremden Erlebnisanteilen wichtig.
Wie beschrieben, bestehen für die Entwicklung derartiger Phänomene unterschiedliche Konzeptionen, in denen sie beispielsweise mit sehr frühen Entwicklungsprozessen in Verbindung gebracht werden und die Entwicklung einer klaren Trennung von sich und anderen als behindert beschrieben wird (siehe Mentalisierungstheorie). Im Extremfall könnten sie auch als Ausdruck bzw. Folge kindlicher Traumatisierungen verstanden werden, in denen das Einfühlen in den Täter zur letzten Überlebensstrategie wurde.

Überkompensationsmodus

Die kämpferisch-dominanten Bewältigungsformen des Überkompensationsmodus beinhalten eine gesteigerte Selbstzentrierung, die arrogante, dominante, kompetitive, kontrollierende oder manipulative Züge annehmen kann. Eckhard Roediger (2009, S. 75) weist darauf hin, dass diese Modi bei manchen Menschen nur in Fantasien vorkommen können und dass es auch dann wichtig ist, sich mit diesen aggressiven Gedanken und Fantasien aufgrund der mit ihnen verbundenen Schuldgefühle zu beschäftigen. Bei aggressiven Verhaltensweisen ist zu unterscheiden, ob sie eher dem wütenden inneren Kind (eher spontan

im Sinne ungerichteter, ohnmächtiger Wut), dem aggressiven Beschützer oder dem Überkompensationsmodus (im Sinne zielgerichtet-destruktiver Aggression) zuzuordnen sind.
Auch bei den Menschen mit Psychose-Erfahrungen, bei denen beziehungssichernde oder vermeidende Bewältigungsmodi vorherrschen, finden sich Ausdrucksformen des Überkompensationsmodus, kommen aber manchmal nur in der akuten Psychose zum Ausdruck. So kann etwa eine übersteigerte Selbstzentrierung, wie sie sich in Größenfantasien oder Verfolgungswahn andeuten mag, anteilig auch dem Überkompensationsmodus zugeordnet werden.

BEISPIEL Herr W., der an einem sehr negativen Selbstbild litt, einhergehend mit starken inneren Kritikern und Antreibern, zog sich immer mehr aus Beziehungen zurück und litt sehr unter seiner Einsamkeit. In seinen Psychosen entwickelte er einen Verfolgungswahn, in dem er als erfolgreicher Spion von allen gejagt wurde. Rückblickend beschrieb er diesen Verfolgungswahn als »Falschdrehbuch«, das verschiedene Funktionen erfüllte und ihm kurzzeitig geholfen habe, sich besser zu fühlen. Zum einen habe er sich wichtig, erfolgreich und von anderen wahrgenommen gefühlt. Zum anderen »landete« er so meist wieder in der Psychiatrie, was ihn zumindest kurzzeitig entlastete und vermeintlich aus seiner Einsamkeit befreite. ×

Gegenbewegungen zu sonst sehr rigiden Bewältigungsmechanismen bergen die Gefahr der Aufrechterhaltung der Problematik durch die anschließend folgende erneute Verstärkung der Vermeidung bestimmter Erlebensweisen. Gleichzeitig beinhalten sie wichtige Impulse, die im gesunden Erwachsenen-Modus stärker ausbalanciert werden müssen (im Sinne einer dynamischen Balance statt eines Switchens zwischen den Extremen). Sie allein als psychotisch – und damit potenziell als sinnfrei und störend – abzutun, verhindert den sich hier bietenden Zugang zu den gemiedenen Gefühlen und Bedürfnissen und mit ihnen verbundenen Konflikten – sowie die sich daraus ergebende Chance, ihnen im Erleben und Leben mehr Raum zu geben.
Allgemein gilt: Die Herausarbeitung der einzelnen Bewältigungsmodi, deren bewusstes Erleben und eine darin begründete individuelle Benennung helfen dabei, den jeweiligen Modus bewusster zu erleben und zu erkennen, denn zunächst laufen die Bewältigungsmodi im impliziten Modus ab, sind nicht bewusst, sondern eher vertraut und zumindest entlastend, weil sie zur Spannungsreduktion beitragen. Das Erkennen und das bessere Verständnis der Modi ist eine wichtige Voraussetzung für die anschließende Regulation dieser Bewältigungsmechanismen im Verlauf der Psychotherapie.

Die innere Bühne

Die Arbeit auf der inneren Bühne dient dazu, die hinter den Bewältigungsmodi liegenden Themen, Spannungen, Widersprüche und Konflikte zu verstehen und zu bearbeiten, um die chronische und aktualisierte Konfliktspannung zu reduzieren und langfristig eine höhere Kohärenz zwischen impliziten und expliziten Bedürfnissen zu ermöglichen. Die Konflikt- und Inkonsistenzspannung wird dabei verstanden als resultierend aus den basalen emotionalen Aktivierungszuständen des Kind-Modus einerseits und den inneren Bewertungen, Normen und Regeln der Kritiker-Modi als erlernte und verinnerlichte Reaktion darauf andererseits.
Das Modusmodell beinhaltet die Annahme, dass diese Konfliktspannung die im gesunden Erwachsenen-Modus verfügbaren Bewältigungskompetenzen hemmt und eine automatisierte, das heißt nicht bewusste, rigide Reaktionsweise im Sinne der kompensatorischen Bewältigungsmodi begünstigt. In der schematherapeutischen Modusarbeit werden, »um zu erwachsenengerechten Lösungen« in der Vermittlung zwischen den »Gefühlen und spontanen Impulsen der Kindseite und den inneren Anweisungen der Kritikerseite« zu kommen, diese beiden Seiten zunächst getrennt voneinander betrachtet, um sie im Modus des gesunden Erwachsenen neu ausbalancieren zu können (Roediger 2009, S. 71).

Innere-Kritiker- und Antreiber-Modi

Den inneren Kritikern oder Antreibern (internalisierte Regeln, Wertvorstellungen, Reaktionsweisen, Introjekte) kommt eine Art Schaltfunktion von der inneren Bühne auf die äußere Bühne der Bewältigungsmodi zu. Durch die internalisierten Reaktionsweisen auf die spontanen emotionalen Reaktionen des Kind-Modus (primäre adaptive Emotionen und damit einhergehende verletzte Bedürfnisse) aktivieren oder verstärken die Kritiker-/Antreiber-Modi auch die schmerzlichen Gefühle des Kind-Modus (primäre maladaptive Emotionen) sowie die damit assoziierten sekundären Emotionen der Bewältigungsmodi. Sie haben deshalb eine zentrale Bedeutung für die Aufrechterhaltung der emotions- und bedürfnisbezogenen Konflikte. Auslösende innere und äußere Reize werden so im Sinne des Konfliktmusters interpretiert, aktualisieren und/oder intensivieren den Konflikt durch »kognitive Selbstbefeuerung« emotional, was dann zum Umschalten auf die Ebene der Bewältigungsmodi führt. Dies funktioniert vornehmlich im impliziten Modus und wird nicht notwendigerweise bewusst erlebt. Insbesondere bei starker Identifikation mit diesen Modi und starker Generalisierung kann eine Vielzahl von Bedingungen und Reizen auslösend sein oder eher umgekehrt ein mehr oder weniger durchgehender Dauerzustand eintreten (im metaphorischen Sinne eines festgehakten Schalters).

Bei Menschen mit Psychose-Erfahrung kommt den Kritiker-/Antreiber-Modi eine zentrale Bedeutung zu, gleichzeitig scheint das Identifizieren dieser Modi manchmal deutlich schwieriger als bei Menschen, die mit anderen Erfahrungen in die Therapie kommen. Dies mag daran liegen, dass sich diese Modi bei Menschen mit Psychose-Erfahrung oft sehr grundlegend auf die Wahrnehmung des eigenen Erlebens, eigener Bedürfnisse und eigener Gefühle beziehen. Sie können dann als internalisierte Anteile verstanden werden, die zum einen die Wahrnehmung (oder den Ausdruck) der eigenen inneren Realität mehr oder weniger generalisiert »verbieten« oder »bestrafen« (innere Kritiker) und zum anderen eine Anpassung an (extrem: Unterwerfung unter) die äußere Realität fordern (innere Antreiber).

Auch oder gerade bei sehr rigiden bis vernichtenden inneren Kritiker-Modi können im Erleben und Ausdruck Ohnmachts- und Versagensgefühle sowie dadurch begünstigte Rückzugs- und Vermeidungstendenzen vorherrschen. Dies geht häufig sowohl bei der Person selbst als auch bei Bezugspersonen mit der Vorstellung einher, der Druck müsse noch verstärkt werden, was wiederum mit der Gefahr verbunden ist, den Konflikt und die damit verbundenen Reaktionsweisen zu verstärken, statt ihn abzumildern, um auf diese Weise Handlungsspielräume zu erweitern.

Über das Konzept der inneren Kritiker können die Fortschreibung bestimmter Erfahrungen in Selbststigmatisierungsmechanismen verdeutlicht werden und gleichzeitig ein weiterer Aspekt, der zeigt, warum diese Modi so schwer zu identifizieren sind. So können etwa negative Selbstschemata und ein damit verbundenes, mehr oder weniger generalisiertes Verbot der Wahrnehmung der inneren Realität durch konkrete Psychose-Erfahrungen sowie durch stigmatisierende und stereotype Bewertungen und diskriminierende Reaktionsweisen vermeintlich »bestätigt«, verstärkt und aufrechterhalten werden. Es kann dann in diesem Modus zu einer verstärkenden Verwobenheit von stigmatisierenden und schon vorher bestehenden inneren Bewertungen und Forderungen kommen: »Du bist verrückt/krank/gestört«, »Deinen Erlebensweisen kann man nicht trauen«, »Du bist nichts wert«, »Du hast kein Recht auf ...«, »Du bist ein Versager« oder Forderungen wie »Du musst normal sein«, »Du musst dich noch mehr anstrengen«, »Du musst alles tun, damit man dir das nicht anmerkt«.

Innerpsychisch führt dies potenziell zu einer Verstärkung der kompensatorischen Bewältigungsmechanismen, zu einem Rückzug aus dem Kontakt mit der äußeren Welt oder zu einer Anpassung an eine nicht mit der inneren Realität vereinbar erscheinende äußere Realität. Auch in Bezug auf die »Erkrankung« können dadurch die extremen Formen des Umgangs gefördert werden, entweder die Erkrankung und alles, was mit ihr assoziiert ist, komplett zu negieren und auszublenden oder sich resignativ ganz in die Krankenrolle zu fügen (Schmidt 2012).
Auch schon vorher mehr oder weniger bewusst erlebte zwischenmenschliche Konflikte mit nahen Bezugspersonen und die damit einhergehenden systemisch-sozialen Bewältigungsmechanismen können auf diese Weise fortgeschrieben werden. Die Erkrankung bzw. die Diagnose kann dann als Bestätigung dafür betrachtet werden, dass mit der Person etwas nicht stimme – und nicht etwa im gesamten System. Dies kann zur Fortschreibung wechselseitiger Beziehungsmuster führen, die die zugrunde liegende Problematik eher verfestigt und fortschreibt, statt sie zu verändern. Ein Sich-Fügen in die Krankenrolle kann aus dieser Perspektive auch systemstabilisierende Funktionen haben (der Kranke als Symptomträger).

BEISPIEL Frau X. hatte den Wunsch, aus ihrem Elternhaus auszuziehen, und litt sehr darunter, dass sie dies bislang noch nicht geschafft habe und nicht wie ihre Freundinnen ein selbstständiges Leben führen könne. Bisherige Versuche, auszuziehen, waren immer wieder »gescheitert«, weil sie krank geworden und dann doch zu ihren Eltern zurückgezogen bzw. dort geblieben sei. Sie erlebte sich als Versagerin und durch ihre Krankheit unfähig, ein eigenes Leben zu führen.
In der schrittweisen Auseinandersetzung wurde deutlich, dass Individuationsbestrebungen in ihrem Leben immer wieder unterdrückt worden waren, und sie auch heute das Gefühl hatte, dass, wenn sie ausziehen würde, dies mit schweren emotionalen Konsequenzen für ihre Eltern und ihre eigene Beziehung zu ihnen verbunden sei. Sie selbst war ambivalent bezüglich ihres Auszugs, weil sie finanziell abhängig von ihren Eltern war und einige Auszugsbemühungen dadurch verunmöglicht worden waren. In diesem komplexen Geflecht wechselseitiger Abhängigkeiten schien es auch für alle entlastend, die Unmöglichkeit des Auszugs auf Frau X.s Krankheit zu attribuieren – was aber bei Frau X. zu immer stärkeren Versagensgefühlen und Selbstabwertungstendenzen führte. ×

Mit dem Konzept des inneren Kritikers können diese Anteile differenziert und bewusst als übernommene Anteile erlebbar werden. Dabei können auch die damit verbundenen Stereotype und ihre Verwobenheit mit bestehenden Überzeugungen als Aussagen differenziert werden, denen begegnet werden kann. Wichtig ist, dass die stereotypen entwertenden Überzeugungen mit diesem Anteil in Verbindung gebracht werden, und dabei auch deren Einfluss auf das Erleben und die Aufrechterhaltung schwieriger Erlebensweisen erfahrbar wird. Die konkrete Bearbeitung dieser Überzeugungen, die auch den Stereotypen und Stigmata widersprechende Informationen beinhalten kann, sollte dann unter Zuhilfenahme des gesunden Erwachsenen mit den Kritiker-/Antreibermodi ausgehandelt werden, damit diese tatsächlich erreicht werden.

In der Schematherapie werden nach innen und nach außen gerichtete innere Kritiker unterschieden, die über Internalisierung (nach innen) und Modelllernen bzw. Identifikation (nach außen) erworben wurden. Während meist beide Arten von Kritikern vorliegen und deren Aktivierung von vielen verschiedenen Aspekten abhängt (körperlicher Zustand, emotionale Grundstimmung, situative Merkmale, Bindungsmuster etc.), scheinen bei Menschen mit Psychose-Erfahrungen oft nach innen gerichtete Kritiker zu dominieren, die eine Aktivierung der vorherrschenden Bewältigungsmodi (Unterordnung und Vermeidung) und damit autoplastische Konfliktlösungen wahrscheinlicher machen.

Gerade eine zunehmend generalisierte Unterdrückung der Wahrnehmung eigener Bedürfnisse und Gefühle schließt vor allem die Vernachlässigung vitaler, einschließlich aggressiver Anteile ein, die aber für nach außen gerichtete (alloplastische) Konfliktlösungen notwendig und Voraussetzung für maximale Selbstwerterhöhung ist (Roediger 2009, S. 66). So können etwa frühe schmerzliche Erfahrungen, bei denen externalisierend-aktive Bewältigungsreaktionen früh unterbunden wurden, begünstigen, dass bei der Aktivierung eines wütenden Kind-Modus automatisch nach innen gerichtete innere Kritiker mitaktiviert werden. Dies kann zu einer »Wendung [der Wut] gegen sich selbst« (ebd., S. 55) führen sowie zur Aktivierung vermeidender Bewältigungsmodi, um die enorme innere Anspannung zu reduzieren.

Das bewusste Erleben und die Auseinandersetzung mit diesen Anteilen kann – möglicherweise durch die starke Identifikation mit ihnen sowie die drohende Überflutung mit den durch sie reaktivierten Gefühlen – angstbesetzt sein, weil dann keine Distanzierung dazu mehr möglich erscheint. Bei sehr mächtigen inneren Kritikern, die mit extrem negativen Selbstbewertungen zusammenhängen oder mit sehr rigiden, unnachgiebigen Forderungen einhergehen und selbstschädigende Bewältigungsmodi nach sich ziehen, ist es notwendig, diesen Anteilen ihre dominierende Macht zu entziehen, um überhaupt mit dem Erleben auf der Seite des inneren Kindes in Kontakt kommen zu können.

Therapeuten und ihre Ausrichtungen unterscheiden sich darin, inwiefern eine Entmachtung dieser als übermächtig erlebten Anteile auch eine Vernichtung oder Verbannung zumindest von Anteilen dieser Modi beinhaltet oder eher vermittelnd-integrierende Lösungen gesucht werden, die über eine einfache »Sieg-oder-Niederlage-Kampfhaltung« hinausgehen (Roediger 2009, S. 85). Dies betrifft letztendlich auch die Frage, ob alle Anteile in das Selbst integriert werden sollten – oder eben nicht.

Täterintrojekte

Täterintrojekte als Besonderheit der inneren Antreiber und Kritiker haben in der Psychotraumatologie eine gesonderte Beachtung gefunden. Ihr Verständnis geht auf Arbeiten von Sándor Ferenczi (1933/1969) zurück. Er hat herausgearbeitet, dass Mechanismen der Introjektion und Identifikation im Kontext traumatischer Beziehungserfahrungen in der Kindheit besonders starke Qualitäten besitzen und weitreichenden Einfluss auf die zukünftige Entwicklung haben können. Dabei wird die angstgetriebene Identifikation in der traumatischen Situation von Identifikationsprozessen unterschieden, bei denen die Handlungsfähigkeit erhalten bleibt (Wöller 2020, S. 26). Die ungeheure, paralysierende Angst »zwingt« das Kind auf den gewaltsamen Übergriff und die damit verbundene »plötzliche Unlust statt mit Abwehr mit ängstlicher Identifizierung und Introjektion des Bedrohenden« zu antworten (Ferenczi 1933/1969, S. 262). Dies geschieht in einem traumhaften Zustand – einer traumatischen Trance –, durch den es gelingt, »die frühere Zärtlichkeitssituation aufrechtzuerhalten« (ebd., S. 261). Die Identifikation und Introjektion dienen hier der Aufrechterhaltung der Beziehung zum Täter und damit der Funktion, das Bedürfnis nach Liebe und Bindung in einem Umfeld emotionaler Vernachlässigung, physischer Gewalt und sexuellen Missbrauchs zu schützen (Wöller 2020).

Sich empathisch möglichst weitgehend in die aktuelle Befindlichkeit, das Erleben und das Denken des Täters einzufühlen, kann auch als Versuch verstanden werden, einen Rest Einfluss und Kontrolle über dessen Verhalten auszuüben oder es zumindest vorhersehbarer zu machen, um sich dadurch etwas weniger ausgeliefert zu fühlen (Sachsse 2009 c, S. 217 ff.). Dieser Mechanismus, als letzte Überlebensstrategie, ist auch bei Erwachsenen beschrieben worden (»Stockholm-Syndrom«) und kann verdeutlichen, welche Macht er bei Kindern haben muss. Es hat allerdings zur Folge, dass es dann kaum noch möglich ist, zwischen sich selbst und dem anderen (Selbst und Objekt) zu trennen und die Grenze dazwischen aufrechtzuerhalten – ein Teil des Erlebens und Denkens des Täters wird dann in sich selbst aufgenommen. Schon bei Ferenczi (1933/1969, S. 261) wird die zentrale Bedeutung der Introjektion des Schuldgefühls des Erwachsenen durch das Kind für dessen weitere seelische Entwicklung betont.

Nach Ulrich Sachsse (2009 c) können Täterintrojekte sehr unterschiedliche Formen haben: Denkmuster, Bewertungen, Zuschreibungen oder Verbote, übernommene Gefühle des Täters wie Schuld oder destruktiver Neid. Er bezeichnet auch eine durch frühe Affektansteckung übernommene Depression der Bezugsperson als »Objektrepräsentanz« und damit zumindest als »Fremdkörper« in der eigenen Person. Solche Fremdkörper können sogar Opferintrojekte sein, beispielsweise wenn Traumatisierungen transgenerational weitergegeben werden.

Täterintrojekte oder täterloyale Anteile können in unterschiedlichen Modi zum Ausdruck kommen, beispielsweise in sehr mächtigen, rigiden Kritikeranteilen und damit verbundenen destruktiven und selbstschädigenden Bewältigungsmodi. Auch Anteile sehr rigider (beziehungssichernder) Unterwerfungsmodi können in diesem Zusammenhang verstanden werden. Schon Ferenczi weist auf die Bedeutung der beschriebenen Introjektionsprozesse für das Verständnis einer hartnäckigen Weigerung seiner Patienten, auf erlittene Unbill »mit Unlust, etwa mit Haß und Abwehr zu reagieren« (Ferenczi 1933/1969, S. 262). Das Wissen um die Hartnäckigkeit und Macht täterloyaler Anteile und der Mechanismen, die sie mitbringen mögen, kann auch für das Verständnis und die Therapie von Menschen mit Psychose-Erfahrung hilfreich sein – nicht nur mit Blick auf sehr destruktive innere Kritiker und Antreiber.

Für den Umgang mit sehr rigiden und destruktiven inneren Kritikern wird in der Schematherapie von einigen Vertretern eine Vorgehensweise vorgeschlagen, die der bei Wolfgang Wöller (2020, S. 116) beschriebenen »Doppelstrategie« einer »empathischen Konfrontation« im Umgang mit destruktiven Persönlichkeitsanteilen bei Menschen mit dissoziativen Störungen entspricht:

- Herstellung einer »empathische Resonanz«: Ausgangspunkt ist dabei der Versuch und die Bereitschaft, die subjektive Bedeutung der jeweiligen Anteile zu verstehen, einschließlich des aggressiven, destruktiven Verhaltens – auch in Bezug auf Täterintrojekte und damit einhergehende selbstschädigende Verhaltensweisen kann sich eine Schutz- und Überlebensfunktion unter Extrembedingungen herausarbeiten lassen;
- die empathische, aber klare Konfrontation mit einer Begrenzung, die als Modell dient, dass destruktive Verhaltensweisen und die Aggression nicht akzeptabel sind.

Im weiteren Verlauf der Behandlung kann die Person unterstützt werden, die Verantwortung für die Aushandlung mit diesen Anteilen selbst zu übernehmen (etwa in Form von Stuhl-Dialogen zwischen dem gesunden Erwachsenen und dem inneren Kritiker). Insbesondere zu Beginn sollte eine Identifizierung mit diesen Anteilen und damit die Intensivierung der Gefühle allerdings nicht forciert werden (siehe HILLE 2009 und das Kapitel zur Förderung von Selbstverständnis und Kohärenz).

Innere Kritiker oder Antreiber sind bei Menschen mit Psychose-Erfahrung manchmal schwieriger zu erkennen oder bewusst zu machen, können aber – möglicherweise aus ähnlichen Gründen – in Halluzinationen (etwa in selbstentwertenden oder Selbstschädigung fordernden Stimmen) sehr deutlich zum Ausdruck kommen. Diese Externalisierung kann als unbewusste Abwehr zu bedrohlicher innerer Anteile und der mit ihnen verbundenen Gefühle und Empfindungen verstanden werden.

In der gestalttherapeutischen Täterintrojekt-Arbeit wird der Abwehrmechanismus der Externalisierung genutzt, indem dem Introjekt eine Gestalt gegeben wird, durch die etwas Unbekanntes, Unfassbares, Unbenennbares und Unkontrollierbares zuerst benannt, dann bewusst in Form der Gestalt externalisiert und schließlich verändert wird (SACHSSE 2009 a, S. 201). Man könnte sagen, dass bei Stimmen oder Halluzinationen die Externalisierung und Gestaltgebung bereits geschehen ist, allerdings unbewusst, wodurch das Unkontrollierbare und Bedrohliche im Erleben meist bestehen bleibt oder sogar noch verstärkt wird.

In der therapeutischen Arbeit kann daran angeknüpft werden, indem zum einen ein biografischer Bezug hergestellt wird und zum anderen möglicherweise unterschiedliche Anteile in den Stimmen differenziert werden. Dies bedeutet, zunächst eine Verbindung der Person mit den externalisierten Anteilen zu finden. Ein solches Vorgehen wird beispielsweise in der Arbeit von Sandra ESCHER und Marius ROMME (2013) gewählt, in der mithilfe des Maastrichter Fragebogens ein genaues Verständnis der Stimmen erarbeitet wird, das am Ende in einem Bericht zusammengefasst wird und in ein Konstrukt bzw. Hypothesengebilde darüber mündet, welche Person und welches Problem die Stimmen repräsentieren. Es geht dabei nicht um die Frage, *warum* jemand Stimmen hört, sondern *wie* das Stimmenhören verstanden werden kann. Dabei können auch Täterintrojekt- oder Kritikeranteile in den Stimmen deutlich werden.

Ein solches Verständnis der Stimmen oder Halluzinationen generell kann sich auch entwickeln, wenn mit ihnen direkt in ihrer externalisierten Form im Sinne einer Stuhlarbeit verfahren wird, in der die unterschiedlichen Anteile der

Halluzinationen, ihre biografischen Bezüge und ihre (ursprünglich positiven, etwa schützenden) Anliegen differenziert werden. Ein derartiges Vorgehen wird auch im Maastrichter Ansatz im Umgang mit Stimmen angewendet (»Talking with Voices«, Corstens u. a. 2019). Wichtig ist, dass nicht jede Halluzination Ausdruck eines inneren Kritikers sein muss und in Halluzinationen auch unterschiedliche innere Anteile vermischt sein können. Für die weitere Arbeit und den Umgang mit den Halluzinationen ist die Differenzierung dieser unterschiedlichen Anteile wichtig, weil sie verschiedene Umgangsweisen brauchen.

Wenn auf diese Weise ein Teil der Halluzinationen als Ausdruck innerer Kritiker und Antreiber gegebenenfalls auch als Ausdruck eines Täterintrojekts identifiziert wurde, kann mit diesem Anteil im Sinne der oben beschriebenen Doppelstrategie weitergearbeitet werden. Die Externalisierung und Gestaltgebung kann somit bestehen bleiben, es wird allerdings – »nachträglich« – eine biografische Verbindung zu diesem Teil hergestellt, wodurch er klarer benannt, mit Ereignissen in der Vergangenheit in Verbindung gebracht und dadurch fassbarer und kontrollierbarer wird. Auch hier kann die Person die Aushandlung mit diesem Anteil (allmählich) selbst übernehmen, wodurch sich das Gefühl verändert, den Stimmen hilflos ausgeliefert zu sein.

In der Arbeit mit inneren Kritikern kann das sich auf der inneren Bühne wiederholende Erleben von Ohnmacht gegenüber übermächtigen anderen deutlich werden, welches auch das Beziehungserleben und -verhalten nach außen prägen kann. Ein Bestandteil der Arbeit mit den inneren Kritikern ist es daher, das Ohnmachtserleben zu reduzieren und assertive – im Grunde alloplastische – Reaktionsweisen des gesunden Erwachsenen im Umgang mit diesem Anteil zu fördern – was sich wiederum positiv auf die Stärkung dieser Fähigkeiten in zwischenmenschlichen Situationen auswirken kann.

In den letzten Jahren wurden verschiedene Ansätze entwickelt, in denen die Stimmen von Personen direkt adressiert werden, etwa die Avatar-Therapie (Leff u. a. 2013) oder die Relating-Therapy (Hayward u. a. 2009). Diese zielen darauf ab, den Umgang der Person mit ihren Stimmen und ihre Beziehung zu ihnen zu verändern, indem ein selbstsicheres Auftreten und durchsetzungsfähige Verhaltensweisen im Rollenspiel mit der Stimme bzw. dem Avatar geübt werden. Auf diese Weise soll mehr Kontrolle über die Stimmen erlangt werden. Während in der Avatar-Therapie die Beziehung zu und der Umgang mit den Stimmen im Fokus steht, werden in der Relating-Therapy Verbindungen zum Beziehungsverhalten in zwischenmenschlichen Beziehungen gesehen und dies mit adressiert. Der Umgang mit der Stimme wird dabei mit dem

Beziehungsverhalten gegenüber einer Person in einer schwierigen Situation verglichen.

Beide Ansätze weisen Vorgehensweisen auf, die der Arbeit mit inneren Kritikern – bzw. Stimmen als Ausdruck innerer Kritikeranteile – ähneln. Allerdings wird in beiden Ansätzen kein Bezug zu den inneren Erfahrungen und deren biografischer Entwicklung hergestellt, weder in der therapeutischen Arbeit mit der individuellen Person noch in der theoretischen Konzeption allgemein. Die genaue Wirkweise dieser Ansätze muss jeweils noch genauer untersucht werden (Craig u. a. 2017; Ward u. a. 2020; Deamer & Hayward 2018).

Innere Kind-Modi

Die Kind-Modi stellen die basalen emotionalen Aktivierungszustände in Verbindung mit den Grundbedürfnissen dar. In der Schematherapie werden auf der Seite der Kind-Modi unterschieden:

- der Modus des verletzbaren,
- des ärgerlichen oder wütenden,
- des impulsiv-undisziplinierten und
- des versorgten oder ressourcenvollen Kindes.

Der Modus des versorgten Kindes ist der Ausdruck zufriedener Kindheitszustände und stellt eine wichtige Ressource für die therapeutische Arbeit dar. In den anderen Kind-Modi finden Erfahrungen verletzter Grundbedürfnisse ihren Niederschlag. Während der Modus des impulsiven Kindes als Folge mangelnder Grenzsetzungen verstanden wird, umfasst der verletzbare Modus Erfahrungen mit Verletzungen der emotionalen und physischen Grundbedürfnisse, die mit Gefühlen von Einsamkeit, Wertlosigkeit, Angst, Trauer, Hilflosigkeit etc. einhergehen. Der Modus des wütenden Kindes umfasst die meist durch Verletzungen ausgelösten Gefühle wie Wut, Frustration und Hass.

Aktivierte Modi des verletzten Kindes stellen den in einer Schemaaktivierung enthaltenen Anteil der Reaktivierung »alter«, emotional belastender Erfahrungen und damit einhergehender Ohnmachtserfahrungen dar, die aber durch die fehlende bewusste Repräsentation und zeitliche Einordnung nicht als solche erkannt, sondern als Erfahrung im Hier und Jetzt erlebt werden. Die automatisierte und unbewusste parallele Aktivierung der Kritiker- und Bewältigungsmodi führt dazu, dass diese Erlebensweisen meist nicht bewusst erlebt und/oder keinen Ausdruck nach außen finden. Im emotionalen Erleben können sie dadurch von den mit den Kritiker-Modi assoziierten verinnerlichten

Gefühlstendenzen früherer Bezugspersonen oder den mit den Bewältigungsmodi assoziierten sekundären Emotionen verwoben oder durch sie überlagert sein.

Menschen mit Psychose-Erfahrungen beschreiben häufig eine enorme innere Anspannung und/oder ein extremes, panikartiges inneres Erleben. Aus Sicht des Modusmodells kann diese innere Anspannung als starke Verstrickung der Kind- und Kritikermodi verstanden werden, die in den Anspannungszustand führt und bei der erst durch allmähliche Differenzierung und Trennung dieser Anteile auch eine differenziertere Wahrnehmung des emotionalen Erlebens möglich wird.

Das panikartige innere Erleben kann auch als Ausdruck eines Kind-Modus verstanden werden, in dem eine existenziell bedrohlich erlebte Ohnmachtserfahrung durch innere und äußere Mechanismen reaktiviert und verstärkt wird. Es wurde schon beschrieben, dass sich solche Zustände mit traumatischen Erfahrungen und frühen Ohnmachtserfahrungen in Verbindung bringen lassen, bei denen noch keine inneren (und äußeren) Ressourcen zur emotionalen Regulation und Verarbeitung zur Verfügung standen. Schemaaktivierungen und Spontanregressionen, in denen es zu einer emotionalen Überflutung und zum Wiedererleben bedrohlicher Erfahrungen kommt, sodass sich die Person wie ein Säugling dem Geschehen schutzlos ausgeliefert fühlt und es der gegenwärtigen Situation zuschreibt, sind vor allem bei Menschen mit (frühen) Traumatisierungen beschrieben worden (siehe etwa Roediger 2009, S. 45; Esslinger 2009, S. 204). Dies korrespondiert auch mit den Bildern, die manche Psychose-Erfahrene selbst zur Beschreibung der enormen Panikgefühle benutzen (»Embryo ohne Mutterleib« oder »gerade geborener und allein gelassener Säugling« o. Ä.).

In der Modusarbeit geht es darum, zu den Kind-Modi, dem spontanen emotionalen Erleben (den primären Emotionen) und den (verletzten) Grundbedürfnissen hinter den Bewältigungsmodi »vorzudringen«. Dies soll dabei unterstützen, die verletzten Bedürfnisse und die schmerzlichen Gefühle wahrzunehmen, sie aus dem biografischen Gewordensein zu verstehen und zu »versorgen« (»Nachbeeltern«, »begrenzte nachträgliche elterliche Fürsorge« bei Young u. a. 2005, S. 226), um zukunftsgerichtet eine bessere Berücksichtigung und Versorgung dieser Bedürfnisse durch den gesünderen Erwachsenen zu gewährleisten. Auf diese Weise können die entsprechenden Konflikte neu verhandelt und im Modus des gesunden Erwachsenen neu ausbalanciert werden (Roediger 2009, S. 71). Die Arbeit mit den Kind-Modi kann auch dabei helfen, zu differenzieren, inwieweit als aktuell erlebte extreme Gefühlszustände (wie Angst und Bedrohung) eher Ausdruck schon vergangener Erfahrungen sind als eine valide Einschätzung der aktuellen Situation.

Erweiterungen und Modifikationen

Die sich interpersonell und in der sozialen Interaktion entwickelnden Fähigkeiten zur Emotionswahrnehmung und -regulation sind eng mit der Selbstentwicklung und der Selbstwahrnehmung in Beziehungen verbunden und dabei mit der Verarbeitung (belastender) emotionaler Erfahrungen sowie der zur Verfügung stehenden Unterstützung durch Bezugspersonen. Sowohl ein hohes Maß an belastenden (bis traumatischen) Erfahrungen als auch ein Mangel an die Selbstwahrnehmung fördernden, unterstützenden Beziehungen können somit dazu beitragen, dass sich emotional belastende Erfahrungen zunehmend der Wahrnehmung und Mitteilbarkeit entziehen (Wendisch 2015, S. 161).
Als solche sind diese Schwierigkeiten nicht psychosespezifisch, sondern stehen auf einem Kontinuum nicht nur mit »Schwierigkeiten« bei anderen psychischen Störungen, sondern mit menschlichen Herausforderungen allgemein. Gleichzeitig lassen sich Menschen, die in ihrem Leben Psychosen erleben, auf diesem Kontinuum auf sehr unterschiedlichen Positionen einordnen und können sich individuell in ihrer Entwicklung auf diesem Kontinuum bewegen, je nachdem, welche weiteren Erfahrungen sie insbesondere im Umgang mit belastenden Erfahrungen und zur Verfügung stehender sozialer Unterstützung in ihrem Leben gemacht haben – einschließlich der Erfahrungen während und bei der Verarbeitung einer akuten Psychose. Je nach der individuellen Ausprägung ist eine Anpassung der Therapie an diese Bedingungen notwendig.
Aus diesen Überlegungen ergeben sich zentrale Aspekte für den therapeutischen Prozess, die teilweise Modifizierungen und Erweiterungen des schematherapeutischen Vorgehens bedeuten. Dabei müssen folgende Punkte besonders berücksichtigt werden:

Erschwerte Zugänglichkeit des Selbsterlebens Besteht eine erschwerte Zugänglichkeit des Selbsterlebens und des Selbsterfahrungswissens, dann ist es notwendig, zunächst das Selbstbewusstsein entsprechend einer Reduktion der Vermeidung des Kontakts zum erlebenden Selbst zu fördern. Aus schematherapeutischer Sicht liegen der Entwicklung einer erschwerten Zugänglichkeit des Selbsterlebens komplexe bio-psycho-soziale Entwicklungsprozesse zugrunde, bei denen auch Habitualisierungsmechanismen auf unterschiedlichen

Ebenen eine Rolle spielen. Zur Veränderung sind daher Prozesse wichtig, die ein Bewusstwerden automatisierter Erlebens- und Verhaltensweisen sowie eine bewusste Auseinandersetzung mit dem eigenen Erleben, einhergehend mit neuen Erfahrungen, ermöglichen.

Dies macht deutlich, dass zum einen ein induktives Vorgehen notwendig ist, das aus dem Kontakt zum erlebenden Selbst und seinen impliziten Bedürfnissen heraus entsteht und daran orientiert bleibt – und nicht durch Vorgaben von außen ersetzt werden kann. Zum anderen zeigt sich, dass ein Prozess notwendig ist, der genügend Zeit für die bewusste Wahrnehmung und Auseinandersetzung mit den eigenen Erfahrungen, für das Erleben neuer Erfahrungen sowie für das Umlernen automatisierter Prozesse durch wiederholtes Üben und Konsolidierung ermöglicht.

Erhöhte emotionale Reaktivität Eine starke emotionale Reaktivität im Zusammenhang mit reduzierten Möglichkeiten der emotionalen Wahrnehmung, Differenzierung und Regulation kann der durchaus begründeten Sorge zugrunde liegen, dass emotionsaktivierende oder -fokussierte Methoden bei Menschen mit Psychosen zu Destabilisierung und zu erneuten psychotischen Krisen führen. Die Konsequenz daraus darf aber nicht sein, bei diesen Menschen das emotionale Erleben »auszuklammern« und emotionsorientierte therapeutische Interventionen zu meiden, sondern muss vielmehr eine Anpassung dieser Methoden nach sich ziehen.

Die starke emotionale Reaktivität, einhergehend mit einer erlebten drohenden Überflutung mit Gefühlen, kann sich sowohl in tatsächlichen emotionalen Überflutungszuständen als auch in einer emotionalen Taubheit zeigen, die als generalisierter Schutzmechanismus verstanden werden kann (Paradox der Überregulation unterregulierter Gefühle, Lammers 2011) – wobei inneres Erleben und Ausdruck des Erlebens nach außen nicht kongruent miteinander sein müssen. Dies macht deutlich, dass die Förderung des emotionalen Erlebens gleichzeitig mit stabilisierenden Interventionen verbunden sein muss, und zwar im Sinne der Förderung emotionaler Differenzierungs- und Regulationsfertigkeiten sowie damit zusammenhängender psychischer Funktionen.

Erhöhte Konfundierung von Erfahrungen Eine erhöhte Durchlässigkeit innerer und äußerer Grenzen steht in engem Zusammenhang mit der drohenden Überflutung emotionalen Erlebens und kann gleichzeitig zu einer starken Konfundierung oder Durchmischung unterschiedlicher Erlebensweisen führen. Auf diese Weise kann vieles im Erleben gleichzeitig aktiviert und die Differenzierung der unterschiedlichen Anteile des emotionalen Erlebens erschwert sein, etwa bewusster und unbewusster Inhalte, eigenen und fremden Erlebens, aktueller und früherer Erfahrungen. Auch hier ist zu berücksichtigen, dass auf allen diesen Ebenen bei starker Konfundierung von Erfahrungen trotzdem im Erleben und Ausdruck sowohl überflutend-durchmischte als auch überregulierte Erlebensweisen im Vordergrund stehen können. Dies bedeutet zum Beispiel, dass alte Erlebens- und Erfahrensweisen aktiviert und eng mit dem aktuellen Erleben verwoben oder verstrickt sind, ohne dass dies als solches bewusst ist.

Michael Dümpelmann (2017) hat daraus gefolgert, dass bestimmte emotionale – auch alte – Erfahrungen bei Menschen mit Psychose-Erfahrung nicht explizit aktiviert werden müssten, da sie »schon wie auf einem Silbertablett serviert werden«. Während dies in psychodynamischen Verfahren zu einem Verzicht auf regressionsfördernde Methoden führt, bedeutet es für schematherapeutisches Arbeiten, dass Methoden, die einer bewussten Aktivierung früherer Erfahrungen (etwa in der Imagination über eine Affektbrücke) dienen, vor allem zu Beginn der Therapie nicht eingesetzt werden sollten. Durch ein zunächst eher emotionsorientiertes statt emotionsaktivierendes Vorgehen kann die Differenzierung unterschiedlicher, im aktuellen Erleben konfundierter Erfahrungen gefördert werden, ohne die Identifizierung mit diesem Erleben weiter zu verstärken.

Bedeutung der Beziehungsdimension Überflutung mit Erleben und Auflösung der subjektiven Grenzen bedeutet auch die Durchlässigkeit und Überflutung der erlebten Grenzen zwischen sich und anderen. Auch die Auflösung der zeitlichen Dimensionen im Erleben entfaltet sich insbesondere in den gelebten Beziehungsmustern. In der Schematherapie wird die Bedeutung der therapeutischen Beziehung stärker in den Fokus genommen als in der kognitiven Verhaltenstherapie. Dabei wird die therapeutische Beziehung nicht mehr allein als Arbeitsbeziehung verstanden, sondern auch die Bedeutung der »Arbeit in und mit der therapeutischen Beziehung« einbezogen, in der sich Beziehungsmuster entfalten können (und müssen), um wahrgenommen, verstanden und verändert werden zu können. Darüber hinaus wird berücksichtigt, dass die therapeutische Beziehung – analog zur entwicklungspsychologischen Konzeption der Entwicklung psychischer Funktionen – auch für die Nachreifung weniger entwickelter Funktionen relevant ist. Eckhard Roediger (2009, S. 59 ff.) spricht von der therapeutischen Beziehung als Labor zur Nachreifung oder einem »zweiten Bildungsweg« zur Mentalisierung.

Die hier anklingende stärkere Berücksichtigung der Beziehungsdimension in Gesprächsführung und Beziehungsgestaltung sowohl im Hinblick auf die Rekonstruktion psychischer Funktionen als auch bezüglich der besonderen

Gefahr der Entfaltung und Wiederholung früherer Beziehungsmuster hat in der Psychosentherapie ein besonderes Gewicht und erfordert eine Vertiefung und Erweiterung der diesbezüglichen therapeutischen Kompetenzen etwa durch Befruchtung durch andere Therapieverfahren, die dies stärker betonen, und einen stärkeren Fokus auf Selbsterfahrung und Supervision.

Bedeutung aufrechterhaltender Mechanismen Die einer erschwerten Zugänglichkeit und Einbeziehung des Selbsterlebens zugrunde liegenden Entwicklungs- und Habitualisierungsprozesse beinhalten Bedingungen und Mechanismen, die zur Festigung und Fortschreibung schmerzlicher Erfahrungen beitragen können. In der Schematherapie werden beispielsweise Versuche der Bewältigung belastender Erfahrungen einbezogen, die in ihren ursprünglichen Gegebenheiten möglicherweise funktional waren, durch eine starke Fixierung auf diese Strategien unter veränderten Bedingungen aber zunehmend zu einer Aufrechterhaltung der Problematik beitragen.

Während sich die Schematherapie damit sehr stark – sowohl in ihrer theoretischen Konzeption als auch in der praktischen Therapie – auf die inneren Prozesse des Wiedererlebens und Aufrechterhaltens dieser Mechanismen bezieht, sind gleichermaßen die realen äußeren, interpersonalen und sozialen Bedingungen von Bedeutung, die ein Wiedererleben begünstigen und zur Aufrechterhaltung dieser Mechanismen beitragen. In besonderer Weise scheint es daher notwendig, auch die Wahrnehmung dieser äußeren aufrechterhaltenden Mechanismen zu fördern und in ihrer Bedeutung ernst zu nehmen sowie bei deren Bewältigung zu unterstützen. Hier ist eine weitere Befruchtung durch systemische Konzepte und Behandlungsansätze sowie eine stärkere Einbeziehung und Berücksichtigung des Netzwerks wichtig.

Aufbauend auf diesen Überlegungen können verschiedene Phasen beschrieben werden, die im therapeutischen Prozess durchlaufen werden. Sie sind in Abbildung 1 schematisch dargestellt und werden in den folgenden Kapiteln anhand von Beispielen genauer beschrieben. Dabei sind die Phasen nicht als zeitlich aufeinanderfolgende, klar abgegrenzte Prozesse zu verstehen. Vielmehr laufen sie parallel, greifen ineinander, wechseln sich ab, bauen aufeinander auf.

Man könnte sagen, dass ein auf der übergeordneten Ebene linear über diese Phasen zu beschreibender Therapieprozess auf der Mikroebene aus vielen kleinen spiralförmig verlaufenden Prozessen mit zunehmender Entwicklung und sich vertiefendem Verständnis besteht. Die spiralförmigen Mikroprozesse beinhalten also immer wieder kleine, sich zunehmend vertiefende Sequenzen aus den einzelnen Phasen. Die Schwerpunktsetzung und Gewichtung in der

ABBILDUNG 1 Schwerpunkte der einzelnen Therapiephasen

Phase	Fokus
Selbstbewusstsein fördern	• Selbsterleben und Selbstausdruck fördern • Resilienzfaktoren stärken • Förderung alternativer Bewältigungsmöglichkeiten
Selbstverständnis fördern	• Differenzierung unterschiedlicher Anteile • Ausbalancierung von Spannungsverhältnissen • Fördern von Kohärenz
Transfer in den Alltag, neue Erfahrungen	• Brücken zwischen innerer und äußerer Realität • Förderung einer selbstfürsorglichen Grundhaltung • Förderung der Teilhabe an sozialen Rollen • Fördern von Flexibilität
Aneignen eigener Erfahrungen und Integration	• Aneignen eigener Erfahrungen und Erlebensweisen • Aneignen der individuellen Sensibilität • Selbst-Akzeptanz und (Neu-)Integration

Therapie hängt jeweils von der individuellen Person ab. Über die Phasen hinweg nähert sich die Therapie im Prozess zunehmend dem Vorgehen einer allgemeinen integrativen Psychotherapie an.

ABBILDUNG 2 Phasen der Psychotherapie

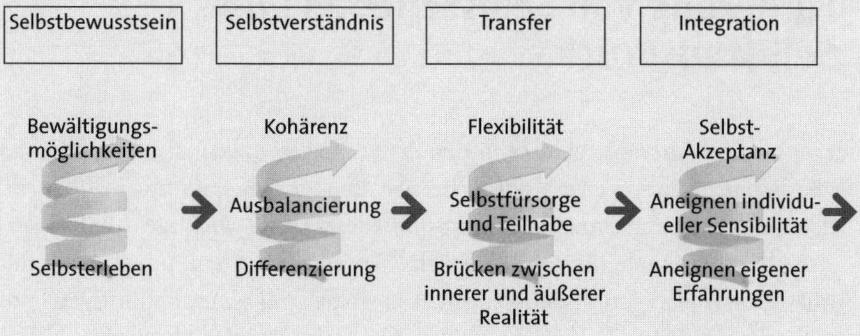

Fördern von Selbstbewusstsein und Stärkung von Resilienzfaktoren

Die Förderung des emotionalen Erlebens dient dem besseren Selbstverständnis als Basis für ein daran orientiertes Handeln im Umgang mit sich selbst und mit anderen. Dabei geht es vor allem um die Wahrnehmung von Gefühlen, impliziten Bedürfnissen und Motiven, um damit den »inneren Kompass« zu aktivieren, sodass auch die eigene Intentionalität spürbar wird. Dies beginnt mit einem Fokus auf und Interesse am Selbsterleben der Person, während kognitiv-reflexive oder einsichtsorientierte Prozesse zu einem späteren Zeitpunkt folgen, ohne aber vom Erleben abgekoppelt zu sein (»mentalisierte Affektivität«).
Die Zuwendung zum Selbsterleben in einem interpersonalen Raum fördert das Selbstbewusstsein und dessen Aufrechterhaltung im Kontakt und stellt einen zentralen Resilienzfaktor dar. Der therapeutische Prozess, in dem dieser Resilienzfaktor gestärkt wird, beinhaltet sowohl die Förderung der damit zusammenhängenden Fertigkeiten der Emotionsregulation und Beziehungsgestaltung als auch die Wahrnehmung der inneren und äußeren Hindernisse für die Entwicklung und Umsetzung dieser Fertigkeiten in der Gegenwart.

In Kontakt miteinander kommen – Förderung von Selbsterleben und Selbstausdruck

Wie in jeder Therapie geht es in den ersten Begegnungen zunächst darum, überhaupt eine initiale Verbindung herzustellen und einen Raum zu öffnen, in dem man in Kontakt miteinander kommen kann. Eine wichtige Zutat ist der unbedingte Versuch, den individuellen Menschen zu sehen, um gemeinsam mit seinen lebendigen, ressourcenvollen, aber auch mit seinen bedürftigen und verletzlichen Seiten in Kontakt zu kommen (aus Sicht der Modusarbeit also der gesunde Erwachsene, das ressourcenvolle Kind und das verletzte Kind).

BEISPIEL Frau Y. war eine beruflich erfolgreiche Akademikerin und Mutter von drei erwachsenen Kindern. Vor vielen Jahren hatte sie eine heftige psychotische

Krise erlebt sowie, kurz bevor sie in die Therapie kam, eine erneute psychosenahe Krise. Im ersten Gespräch wurde vor allem die starke Verunsicherung durch diese Krisen und die Angst vor all dem deutlich, was dadurch ihr Leben und Erleben zu bedrohen schien, dahinter aber auch die sehr kompetente, differenzierte und vielseitig interessierte und beschäftigte Frau.
Im Kontakt mit ihr konzentrierte ich mich zunächst auf diesen sehr kompetenten Anteil und versuchte ihr gleichzeitig zu signalisieren, dass ich ihre starke Verunsicherung wahr- und ernst nehmen würde, um sie diesbezüglich zu entlasten. Dies bezog sich anfangs vor allem auf die bedrohlich im Raum stehende Diagnose »Schizophrenie« und dabei vor allem die teilweise berechtigten Sorgen um mögliche soziale Konsequenzen und deren Differenzierung von drohenden Selbststigmatisierungsprozessen. Diese Haltung blieb für die gesamte Therapie wichtig, um die kompetente Erwachsene zu stärken und diese gleichzeitig zu ermutigen, auch die verletzlichen Seiten in sich wahrzunehmen und sich ihnen zuzuwenden – aus der sich langsam entwickelnden Erfahrung, dass sie dadurch nicht ihre Kontrolle und »Leistungsfähigkeit« gefährdete, sondern vielmehr zu mehr innerer Sicherheit und Stabilität fand. ×

Besonders wichtig erscheint eine auf das Gegenüber abgestimmte Balance zwischen Nähe und Distanz im Kontaktangebot. Es geht um eine Balance zwischen spürbarer Präsenz mit dem Angebot, sich für das Gegenüber zu interessieren und sich in es einzufühlen, und einer respektierenden Distanz, mit der Bereitschaft, sich zurückzunehmen, Abgrenzungswünsche des anderen zu respektieren oder einen Raum zu öffnen, in dem das Gegenüber in Erscheinung treten darf, um sich kennenzulernen.
Die Herstellung der Balance von Nähe und Distanz kann mit psychose-erfahrenen Menschen eine existenzielle Dimension haben und deren Gestaltung – insbesondere zu Beginn der Therapie – die zentrale Herausforderung darstellen. Gerade wenn es schwierig erscheint, in Kontakt miteinander zu kommen, kann es hilfreich sein, sich immer wieder zu vergegenwärtigen, dass das Gegenüber in seinen bisherigen Beziehungserfahrungen möglicherweise so massive Grenzverletzungen erlebt hat, dass Beziehungen generell als bedrohlich erlebt werden. In der eigenen Art, in Beziehung zu treten, kann die Person dann sehr rigide Schutzstrategien verfolgen: Auf der einen Seite kann sie sehr rigide, enge Grenzen entwickelt haben, in sich zurückgezogen und verschlossen sein, sodass kaum Kontakt entsteht. Auf der anderen Seite kann es sein, dass sie ihre eigenen Grenzen selbst kaum spürt.

Beidem mag die Erfahrung zugrunde liegen, dass Abgrenzung und Wahrung der eigenen Grenzen in der Beziehung (anders) kaum möglich scheinen und Nähe nur in der Verschmelzung mit dem anderen und der Aufgabe der eigenen Grenzen möglich ist. Im ersten Fall stellt die Achtung und unbedingte Anerkennung der Grenzen durch die Therapeutin die Voraussetzung dafür dar, im weiteren Verlauf zu prüfen, wo und unter welchen Bedingungen diese gelockert oder verschoben werden können. Im anderen Fall muss ein Gefühl für die eigenen Grenzen und deren Bedeutung möglicherweise erst im Nachhinein etabliert werden, und die Therapeutin kann dabei stellvertretend und unterstützend fungieren – gewissermaßen als »Anwältin für den Grenzschutz« (Hille 2009, S. 144).

Das Interesse für den Menschen und der Versuch, mit ihm in Kontakt zu kommen, werden vor allem durch ein Interesse für sein inneres Erleben signalisiert. Ausgangspunkt ist der Versuch, sich in den Menschen einzufühlen und seine innere Welt besser zu verstehen. Schon im ersten Gespräch wird dieses Interesse vor allem durch Fragen vermittelt, die sich auf den Menschen und sein Erleben beziehen, nicht auf den Patienten oder seine Krankheit.

Gerade Auszubildende zu Beginn ihrer therapeutischen Tätigkeit melden immer wieder zurück, dass diese therapeutische Grundhaltung in Konflikt geraten kann mit dem erlebten Druck bzw. Auftrag, Symptome und Krankheitsgeschichte abfragen zu müssen. Dies ist nicht verwunderlich, weil gerade der symptomorientierte Blick und die damit verbundenen diagnostischen Begriffe auf psychotische Erlebensweisen eher eine Distanz zum Erleben der Person schaffen.

Hilfreich kann es sein, anderweitige »Aufträge« bewusst zurückzustellen hinter dem primären Anliegen, mit dem Gegenüber in Kontakt zu kommen, angefangen mit einem Interesse für das Anliegen, das die Person selbst mitbringt. Dies *kann* sich auf Symptome und Erkrankung beziehen, *muss* es aber nicht; manchmal stehen zunächst ganz andere Themen im Vordergrund. Wichtig ist es, auch wenn es um Erkrankung geht, nicht beim Abfragen von »Fakten« stehen zu bleiben, sondern zu versuchen, sich den momentanen Zustand des Gegenübers, sein Befinden und Erleben zu vergegenwärtigen. Wenn eine Person beispielsweise im (Erst-)Gespräch erzählt, sie habe »Schizophrenie«, eine »Ich-Störung« oder »paranoide Wahnvorstellungen«, lohnt es sich, innezuhalten und nachzufragen, was sie damit meine, was das für sie bedeute, wie sie es erlebe etc.

Vor allem Menschen mit langjähriger Psychose-Erfahrung sind es häufig gewöhnt, nach ihren Symptomen und ihrer Krankheitsgeschichte gefragt zu werden, und haben gelernt, dies »runterzubeten«. Fragen, die nah am Erleben des

Gegenübers sind – auch in der sprachlichen Formulierung – und dies vertiefen, können zu fokussieren helfen, wo die Person selbst sicht- und spürbar wird. Das darin zum Ausdruck kommende Interesse an ihrer inneren Welt kann der Peron zum einen vermitteln, dass ihr Erleben wichtig ist und wahrgenommen wird, zum anderen auch bei ihr selbst Neugier für ihr Erleben, ihre Gefühle und Motivationen wecken.

Gleichzeitig kann aber genau dieses Selbsterleben und dessen Äußerung extrem schwierig sein und das Interesse daran als primär bedrohlich erlebt werden. Meist wissen wir zu Beginn nichts darüber, ob und was die Person im Kontakt als bedrohlich erlebt und welche individuellen Bedingungen und komplexen Verstrickungen dem zugrunde liegen. Aber allein das Wissen darüber, dass schon der erste Kontakt und das Interesse an der Person als – möglicherweise existenziell – bedrohlich erlebt werden können, ohne dass sich dies unbedingt im emotionalen Ausdruck der Person niederschlägt oder von ihr angesprochen wird, kann für die ersten Begegnungen sehr hilfreich sein. Es ermöglicht, Anzeichen hierfür achtsam wahrzunehmen und vermehrt auf die Voraussetzungen zu achten, unter denen eine Kontaktaufnahme und Begegnung möglich wird – angefangen mit den Grundbedingungen für einen sicheren Kontext. Es geht dabei um Beruhigung der enormen Anspannung, um ein Gefühl von Sicherheit im Therapieraum und um Kontrolle über das, was passiert.

BEISPIEL In der ersten Sitzung mit einer Patientin schilderte sie mir viele Dinge für mich unverständlich, durcheinander, Einiges mutete auch wahnhaft an. Ich erlebte sie sehr beunruhigt und verunsichert. Anfangs versuchte ich vor allem den Fokus auf Sicherheit und Kontrolle zu richten. Sie hatte ihre Betreuerin mitgebracht, vermutlich »zum Schutz«, dies schien sie aber gleichzeitig stark zu verunsichern und unfrei zu machen, weil sie sich nicht traute, mit mir darüber zu sprechen, wie sie ihre momentane Betreuungssituation empfand (»Die haben alle was gegen mich, weil ich mich nicht schuldig für das fühle, was mir angetan wurde«).

Ich sprach zunächst die Schutzfunktion der Betreuerin an und validierte die Sorge der Patientin vor unserer ersten Begegnung – insbesondere wenn sie schon Erfahrungen gemacht habe, dass ihr Dinge angetan worden seien. Anschließend fragte ich sie, ob es auch schwierig sei, in Anwesenheit ihrer Betreuerin über die Sorgen zu sprechen, die sie diesbezüglich habe, was sie bejahte. Wir überlegten gemeinsam, was beim nächsten Termin helfen könnte, um die Anspannung zu reduzieren und gleichzeitig ihren Wunsch nach Schutz sicherzustellen. Ich bot ihr an, dass sie entscheiden könne, ob die Betreuerin beim nächsten Mal wieder dabei sei, zwischenzeitlich mal rausgehe oder im Warteraum auf sie warte. Dies schien sie zu entlasten, und sie erzählte mir, dass sie vor allem in die Therapie gekommen sei, um die »belastenden Erfahrungen in ihrer Kindheit aufzuarbeiten«.

Aus dem Überweisungskontext hatte ich bisher nur gewusst, dass sie »schwer traumatisiert« war. Anzeichen dafür hatten sich auch in den wahnhaft anmutenden Schilderungen ihres aktuellen Erlebens deutlich geäußert. Ich fragte sie nicht näher nach diesen Erfahrungen, sondern signalisierte ihr, dass ich sowohl von den belastenden Erfahrungen gehört habe als auch von ihrem Wunsch, diese zu verarbeiten – und gab ihr zu verstehen, dass ich dafür ebenfalls da sei. Dies sei ein mutiger, aber auch sehr schwieriger Schritt, und daher sei es umso wichtiger, dass sie mich erst einmal kennenlernen könne, um zu prüfen, ob sie sich hier sicher genug fühle. Ich betonte, dass ich mich freuen würde, wenn sie wiederkäme. Beim nächsten Mal ließ sie sich von der Betreuerin bis zur Haustür bringen, kam dann aber allein in die Sitzung. ×

Hilfreich ist es allemal, sensibel auf jegliche »Störungen« des Kontakts zu achten und sie als Anzeichen und Ausdruck für Bedingungen zu sehen, die das In-Beziehung-Treten erschweren. Auch wenn wir (noch) wenig über die Hintergründe des Erlebens wissen, ist es wichtig, zu versuchen, zunächst die in der »Störung« enthaltene Botschaft in Bezug auf den unmittelbaren Kontakt zu verstehen und ernst zu nehmen. Auf diese Weise kann vermittelt werden, dass gerade an diesem Aspekt Interesse besteht, und zwar mit der gleichzeitigen Bereitschaft, die sich darin ausdrückenden Schwierigkeiten zu verstehen und zu berücksichtigen. Gerade wenn vieles sehr unverständlich erscheint, ist es hilfreich, vor allem nach jenen Botschaften zu suchen, die man wahrnehmen und verstehen kann.

Das Modusmodell als Hintergrundfolie kann hier helfen, auf unterschiedliche Botschaften differenziert zu reagieren – bzw. parallel auf die unterschiedlichen Modi zu reagieren. Wichtig ist es, initial vor allem die Botschaften der Bewältigungsmodi nach Schutz, Sicherheit und Kontrolle zu sehen bzw. diese alternativ zu stärken, wenn dies als gefährdet erlebt wird. Die Botschaften des verletzten Kindes müssen ernst genommen und validiert werden, auch wenn es, wie im vorherigen Beispiel, erst einmal darum geht, vor einer Überflutung mit diesen Gefühlen zu schützen.

Im folgenden Beispiel stehen jene Bewältigungsmodi im Vordergrund, deren konflikthafte Botschaften die Person im ersten Gespräch klar benennt:

BEISPIEL Frau Z. kam kurz nach ihrer dritten psychotischen Krise in die Therapie. Im Kontakt war sie sehr zurückgenommen und kontrolliert, wirkte affektflach, oft unkonzentriert, im Kontakt emotional nicht spürbar (sie bot das Bild einer klassischen »schizophrenen Negativsymptomatik«). Insbesondere bei dem Versuch, mit ihr emotional in Kontakt zu kommen und je stärker sie emotional belastet schien, geriet sie in einen »nebelartigen Verschleierungszustand« (wie sie es später selbst einmal nannte), der jeglichen Kontakt zu ihrem Erleben und zu mir unmöglich machte. In diesem Zustand wurden auch ihre Schilderungen von schwierigen zwischenmenschlichen Begebenheiten außerhalb der Therapie zunehmend unverständlicher. Während sie sich selbst in diesem Zustand vor allem ohnmächtig und hilflos fühlte, erlebte ich daneben auch einen eher kindlich-trotzigen Anteil. Beide Seiten waren mit Überforderungserleben verbunden.

Obwohl Krise und Klinikaufenthalt noch nicht lange zurücklagen, hatte sie ihre feste Vollzeitstelle schon wiederaufgenommen. Dieses Wissen stellte eine wichtige Information über vorhandene Ressourcen dar, die im Gegensatz zu dem standen, wie sie sich selbst erlebte und darstellte. Hier dominierten Unsicherheit und Selbstzweifel in Zusammenhang mit starken Selbstabwertungstendenzen (Kritiker-Modus), zusätzlich verstärkt durch Selbststigmatisierungstendenzen und eine zunehmende Zentralität der Erkrankung im Selbstbild (»engulfment«).

In unserem ersten Gespräch fragte ich sie im Rahmen der Anamnese nach ihren bisherigen psychotischen Krisen. Diese hätten immer mit »Überforderung« zu tun gehabt, sagte sie. Bei genauerem Nachfragen erzählte sie, dass allen Krisen eigentlich positive zwischenmenschliche Erfahrungen vorausgegangen seien, in denen sie ihre Zurückhaltung habe fallen lassen können, was sie aber anschließend überfordert habe.

Über ihre aktuelle Psychose sagte sie zunächst, dass es ihr sehr unangenehm sei, darüber zu sprechen. Durch kleinschrittiges Nachfragen erzählte sie, dass es ihr vor allem unangenehm sei, sich nicht mehr erinnern zu können, was sie genau in dieser Zeit zu anderen gesagt habe, und nun große Angst habe, dass sie möglicherweise zu offen gewesen sei und dadurch »Leute verletzt oder vor den Kopf gestoßen« haben könnte. Sie sei sonst immer sehr zurückhaltend. Diese Zurückhaltung bezeichnete sie als Schutz, der es ihr ermögliche, auf andere Leute überhaupt zuzugehen – Schutz davor, sich auf eine Weise zu positionieren und ihre Meinung zu sagen, die die Gefahr berge, übertriebene Distanz herzustellen und andere möglicherweise zu verletzen.

Wie in früheren Psychosen sei auch jetzt diese Zurückhaltung von ihr »abgefallen« (man hatte ihr vorher bei der Arbeit gesagt, sie solle »offener und selbstbewusster« sein). Sie habe dann einfach gesagt, was sie denke, viel mehr geredet und dabei eben möglicherweise auch andere verletzt (in der Epikrise des Krankenhausberichts stand darüber: formale Denkstörungen, Logorrhö, Distanzminderung). Als ich sie danach fragte, wie sie dies erlebt habe, berichtete sie, dass sie zu der Zeit umgekehrt genau dieses Verhalten als »Schutzmechanismus« empfunden habe, um nicht »noch mehr eingenommen und überfahren« zu werden und um zu zeigen, dass sie »eine Berechtigung habe, hier zu sein«.

Im Erstgespräch benannte sie relativ klar diesen doppelten Schutzmechanismus, hatte dies aber schon kurz danach, als ich sie nochmals darauf ansprach, vergessen und wies es eher vehement von sich. Für mich stellte er ein wichtiges Versatzstück der Hintergrundfolie für das Verstehen unseres »gemeinsamen Ringens um Kontakt« dar, wie ich vor allem den Beginn der Therapie sehr intensiv erlebte. Diesen Kontakt regulierte sie unbewusst durch den distanzierten Beschützer-Modus, der zunehmend in Erscheinung trat.

Durch eine kontinuierliche Reflexion unserer Beziehung merkte ich, dass sie mich damit einlud, ihr stärker zu sagen, was sie denken und tun solle, also Verantwortung für sie zu übernehmen. Ich kam dadurch in eine Rolle, die ihr aus früheren Beziehungserfahrungen bekannt zu sein schien – und durch die ich Gefahr lief, die von ihr selbst benannten Erfahrungen, »sich eingenommen und überfahren« oder »klein gemacht« zu fühlen, zu wiederholen drohte.

Im weiteren Verlauf erwähnte sie Anzeichen für Beziehungserfahrungen, in denen sie andere »stark und übermächtig« erlebt hatte, deren »festen Ansichten man nicht widersprechen sollte«, und sie dann in einen Modus geriet, in dem sie versucht hatte, die Ansichten des anderen zu erahnen und es ihm dementsprechend recht zu machen (»Unterwerfungsmodus«). Ich versuchte daher bewusst, diesem Impuls zu widerstehen, spürte aber gleichzeitig, dass ich sie mit meiner Einladung, selbst mehr in Erscheinung zu treten, immer wieder überforderte, weil sie dies – was in ihrem Erleben im Vordergrund stand – nicht konnte, aber auch nicht »wollte«. Das war der von ihr zunächst benannte Schutz der Beziehung vor ihren selbstsicheren, teilweise auch ärgerlichen und aggressiven Anteilen. Gerade mit dieser Einladung lief ich immer auch Gefahr, den starken inneren und äußeren Druck, selbstbewusst und offener sein zu sollen, zu verstärken, der sie dann allerdings lähmte. Schon mein Interesse an ihr forcierte ihren inneren Konflikt.

Wichtig war es also zunächst, den distanzierten Beschützermodus ernst zu nehmen, zu respektieren und zu validieren. So konnten wir allmählich gemeinsam verstehen, dass sie in diesem »verschlossenen« Zustand Schutz, Sicherheit und Kontrolle erlebte und ihn dadurch angenehm empfand. Sowohl in unserer

Beziehung als auch in ihren Beziehungen außerhalb der Therapie ging es nun zunächst darum, diesen Modus durch die Förderung von Abgrenzungsmöglichkeiten in seiner Funktion zu unterstützen, beispielsweise indem sie mir direkt mitteilte, wenn eine Frage von mir sie überforderte.
Vor diesem Hintergrund wurde es dann schrittweise möglich, auch ihren Wunsch, selbstsicherer und offener zu werden und mehr in Erscheinung zu treten, wahrzunehmen und gemeinsam zu verstehen, dass dieser nicht nur mit der Sorge verbunden war, damit andere zu verletzen (und Beziehungen zu verlieren), sondern auch mit der Sorge, wieder in eine Krankheitsphase zu geraten, wenn sie sich mehr öffnete. Es ging mithin darum, nach Wegen zu suchen, wie sie »vorsichtig« mehr in Erscheinung treten und sich öffnen könne, ohne dabei zu »überdrehen« und in eine Psychose zu geraten, etwa indem sie zunächst in der Gruppentherapie dosiert anfing, von ihren Erfahrungen zu erzählen, oder sich später beim Besuch einer Selbsthilfegruppe traute, auch aktiver an den Gesprächen teilzunehmen. ✖

Wie in diesem Beispiel kann es im Therapiesetting vorkommen, dass zwar schon sehr früh – je näher das Psychose-Erleben ist – Aspekte zentraler Konflikte benannt werden (wie hier in dem doppelten Schutzmechanismus im Kontakt), diese dann aber wieder »vergessen« werden oder aus dem Bewusstsein geraten. Das macht deutlich, dass auch – selbst wenn viele konflikthafte Aspekte der Bewältigungsmodi schon auf dem Tisch liegen – diese nicht direkt benannt, reflektiert und bearbeitet werden können. Die therapeutische Arbeit findet zunächst vor allem in der Kontaktregulierung der Beziehung statt, durch die zunehmend die unterschiedlichen Modi und die mit ihnen assoziierten Schutzanteile bewusster erlebt und verständlicher werden.
Während Frau Z. zwischenmenschliche Kontakte auf der Ebene der Bewältigungsmodi nur in der Struktur eines Entweder (sich ganz zurückzunehmen und »überfahren werden«; Anpassungsmodus) oder eines Oder (in Erscheinung treten, dann aber den anderen verletzen und die Beziehung verlieren) erlebt und dies dadurch zu lösen versucht, dass sie sich ganz aus dem Kontakt zurückzieht, um beiden Gefahren zu entgehen (Distanzierter Beschützer), können auch andere »Lösungen« im Vordergrund stehen.
So kann das anfängliche In-Kontakt-Kommen zunächst auch deutlich leichter erscheinen, beispielsweise wenn ein beziehungssichernder Bewältigungsmodus im Vordergrund steht.

BEISPIEL Ich kannte Frau A. schon aus der Gruppentherapie, bevor sie zu mir in die Einzeltherapie kam. In der Gruppe war sie vornehmlich freundlich, vermittelnd

und um alle Teilnehmenden und die Atmosphäre bemüht, konnte kurze Momente lang aber plötzlich auch sehr verletzend werden und die Gruppenatmosphäre stark aufheizen. Wenn sie von schwierigen Situationen berichtete, erzählte sie, dass es ihr ohne ersichtlichen Grund plötzlich schlecht gegangen war.
Schon in der Gruppe und später im Einzelgespräch konnten solche Situationen durch ein minutiöses emotionsorientiertes Durchgehen des Vorangegangenen oft mit Situationen in Verbindung gebracht werden, in denen sie sich über jemanden geärgert hatte und gleichzeitig ohnmächtig fühlte, weil sie diesen Ärger nicht äußern konnte – oder wollte, weil sie Angst hatte, ihn damit zu verletzen und die Beziehung zu zerstören.
Mir gegenüber war sie vornehmlich freundlich, angepasst und um den Kontakt bemüht. Manchmal kam sie in die Therapie und machte sich selbst schlecht, sie sei unfähig und krank, könne sich nicht auf die Therapie mit mir einlassen. Auch hier zeigten sich, wenn wir uns dies genauer ansahen, Momente, in denen sie sich über mich geärgert hatte oder andere schwierige Gefühle mir gegenüber gehabt hatte, wie etwa Neid. Indem sie die Schuld dafür, sich nicht einlassen zu können, auf sich nahm, schützte sie auch unsere Beziehung vor diesen Gefühlen. Es entlastete sie zunächst, diese komplizierten Gefühle gemeinsam wahrnehmen zu können und zu validieren, ohne dass sie sofort geklärt oder verstanden werden mussten, sowie ihr zu verdeutlichen, dass es dabei nicht ein »Schuldproblem« sei, sich nicht einzulassen, sondern diese schwierigen Gefühle den Kontakt blockierten. ✖

Insbesondere wenn, wie hier, beziehungssichernde Mechanismen im Vordergrund der Beziehungsgestaltung stehen, sind Hinweise auf Störungen des Kontakts wichtig, weil sie Möglichkeiten bieten, auch mit anderen Anteilen der Person in Kontakt zu kommen und diesen in der Beziehung mehr Raum zu geben. Solche Hinweise können sich auf ganz unterschiedliche Weise zeigen, etwa in Symptomen oder wie hier in selbstabwertenden Tendenzen, aber auch durch das generellere Gefühl beim Therapeuten, mit der Person nicht wirklich in Kontakt zu kommen, weil sie sich durch ihre starken Anpassungsmechanismen im Kontakt fast unsichtbar macht, nicht in Erscheinung tritt.
Auch hier ist es wichtig, zunächst die existenziell erlebte Schutzfunktion dieser Mechanismen anzuerkennen, um um jeden Preis die Beziehung sichern und vor den anderen inneren Anteilen zu schützen, die sie bedrohen oder sogar zerstören könnten, was noch bedrohlicher ist.
Manchmal kann es sein, dass vor allem vermeidende Bewältigungsmodi so stark im Vordergrund stehen, dass jegliche Vertiefung des Kontakts erschwert

ist. Fragen werden zwar beantwortet, aber kurz und knapp. Schon nach kurzer Zeit im Gespräch kann das Gefühl entstehen, es sei eigentlich alles gesagt. Es entsteht kein Gesprächsfluss und keine emotionale Verbindung, die das Gespräch tragen würde. In solchen Konstellationen kann es anfangs vor allem hilfreich sein, nach unbelasteten Bereichen und Themen zu suchen, für die sich die Person interessiert, damit ihr Interesse, ihre Neugier oder Begeisterung für etwas reaktiviert werden kann, also zunächst vor allem ressourcenaktivierend zu arbeiten.

BEISPIEL In einer Therapiegruppe entstand kaum Kontakt zwischen den Teilnehmenden, Themen verebbten nach wenigen Minuten, sodass ein Austausch in der Gruppe und eine Auseinandersetzung mit Themen unmöglich schienen. Wir Leiterinnen fokussierten daher über viele Sitzungen hinweg auf die Entwicklung eines Kontakts unter den Teilnehmenden und auf Ressourcenaktivierung. Dies bot die Möglichkeit, sich zunächst mit weniger belasteten Themen zu beschäftigen und dabei stärker aktivierend zu arbeiten.
So bildeten wir anfänglich beispielsweise oft unterschiedlich zusammengesetzte kleinere Gruppen von zwei oder drei Personen, die sich zu bestimmten ressourcenorientierten Themen nach vorgegebenen Leitfäden interviewten, wodurch mehr Kontakt zwischen den Einzelnen entstand. Dieser erschien in der kleineren und vorstrukturierten Situation zunächst als weniger bedrohlich. Auch in der Großgruppe versuchten wir uns auf unterschiedliche Weise mit Ressourcen – Interessen, Fähigkeiten, Bedürfnissen und Möglichkeiten, sich wohl zu fühlen – auseinanderzusetzen und Ressourcenoptionen zu aktivieren: erlebnisaktivierende Übungen, Entspannungsübungen, Imaginationen oder gemeinsames Ausprobieren und Vorstellen von Hobbys. Diese Arbeit machte (nicht nur) den Teilnehmenden Spaß, sie wurden auch zunehmend lebendiger und aktiver, sodass allmählich ein Gruppengefühl entstand. Fast selbstverständlich wurden in der Folge auch krankheitsbezogene Inhalte und Fragen thematisiert, und es kam zu mehr Austausch in der Gruppe zu belastenderen Themen. ×

Die Aktivierung von Ressourcen hat in der Therapie generell eine große Bedeutung. Zum einen ist durch Prozesse der Diskriminierung und Stigmatisierung sowie die damit zusammenhängende Selbststigmatisierung die Selbst- und Fremdwahrnehmung häufig auf die Krankheit fokussiert. Im Selbsterleben kann dies in einem Fokus auf »das eigene Versagen« und das, was nicht mehr geht, resultieren, während erhaltene oder wiederzubelebende individuelle Fähigkeiten, Stärken und Ressourcen aus dem Blick geraten. Ziel sollte es also sein, den Menschen in seiner Gesamtheit wahrzunehmen und insbesondere den Blick auf bestehende, erhaltene, wiederbelebbare oder neu zu erlebende und entdeckende Ressourcen zu fördern sowie ihn zu ermutigen, sich selbst so wahrzunehmen. Auf diese Weise können ein positives Selbstkonzept und Vertrauen in die eigenen Fähigkeiten gefördert, Selbstwirksamkeitserwartungen gestärkt und Hoffnung geweckt werden. Gleichzeitig werden sekundäre Krankheitsprozesse (»engulfment«, Selbststigmatisierung, Resignation, Verunsicherung etc.) reduziert.

Zum anderen scheint das Erleben positiver Gefühle und Motivationszustände oft weniger intensiv zu sein, was durch die neuroleptische Medikation zusätzlich verstärkt sein kann. Insbesondere kann die Antizipation positiver Gefühle im Erleben reduziert sein (antizipatorische Anhedonie), was eine Auswirkung auf die Motivation und die Realisierung geplanter Aktivitäten hat (siehe erstes Kapitel). Neben einer Ermutigung zu und Begleitung bei der Wahrnehmung der individuellen Ressourcen geht es also um eine Unterstützung dabei, diese erlebbar werden zu lassen – sowohl in der therapeutischen Beziehung als auch in der Realisierung individueller Ressourcen außerhalb des Therapieraums. Daran sollte von Anfang an *erlebnisaktivierend* gearbeitet werden. Jede gelebte und erlebte positive Erfahrung kann den Prozess Richtung Recovery fördern, da dies Anreiz und Motivation fördert.

Aus schematherapeutischer Sicht sind Ressourcenzustände vornehmlich dem gesunden Erwachsenen- und dem versorgten Kind-Modus zuzuordnen. Der Kontakt zum gesunden Erwachsenen sowie zum versorgten oder ressourcenvollen Kind ist ein wichtiger Aspekt für die Auseinandersetzung mit belastenden Erfahrungen. Diese Zustände bewusst gemeinsam wahrzunehmen, ermöglicht es, diese in schwierigen Situationen wieder zu erinnern und zu reaktivieren – wofür Bilder oder Metaphern und Körperhaltungen oder Sinneseindrücke hilfreich sind.

Es kann unterschiedlich sein, zu welchem Zeitpunkt eine vertiefte Beschäftigung mit den eigenen Ressourcen möglich und sinnvoll ist. So kann etwa bei Menschen, denen es anfänglich schwerfällt, über ihre Empfindungen zu sprechen – möglicherweise weil sie insgesamt schwer mit sich und anderen in Kontakt kommen oder gerade weil sie sehr stark auf die Erkrankung und ihre Auswirkungen fokussiert sind oder aber sich auf diese reduziert fühlen –, ein anfänglicher Fokus auf Ressourcen eine entlastende Verschiebung der Perspektive bewirken oder eine eher »unverfängliche« Kontaktaufnahme ermöglichen – wie in der oben beschriebenen Gruppe. Für andere mag ein anfänglicher Fokus auf Ressourcen eher verwirrend sein, weil eher krankheitsbezogene

Fragen oder Themen dringlicher sind, oder eine Überforderung darstellen, weil dies vor allem schmerzliche Erfahrungen berührt. Gerade wenn der Kontakt zu den ressourcenvollen, vitalen Zuständen und Erlebensweisen durch konflikthafte Verstrickungen blockiert ist – und möglicherweise zusätzlich durch die Medikation gedämpft –, darf nicht der Druck entstehen, »sich gut fühlen zu müssen«.

Förderung alternativer Bewältigungsmöglichkeiten

In der Ausbalancierung der Förderung des Erlebens und der Bewusstheit für unterschiedliche Erlebensanteile und dem gleichzeitigen Schutz vor Überflutung liegt der Fokus zunächst stärker auf der nachträglichen Förderung alternativer Fertigkeiten der Emotions- und Beziehungsregulation bzw. der Stärkung (des Zugangs) zu bestehenden Fertigkeiten. Über die Regulation und Reduktion der enormen inneren Anspannung können die bestehenden Fertigkeiten zugänglich werden. Dies geschieht zunächst vornehmlich in der therapeutischen Beziehung, in der die Person Sicherheit sowie Unterstützung und Annahme – in einem »äußeren sicheren Ort« – erleben kann (Roediger 2009, S. 63). Der Therapeut kann dabei phasenweise als »stellvertretender gesunder Erwachsener« fungieren, der den ängstlichen Kind-Modus des Patienten beruhigt. Eine zunehmende Übernahme von mehr Eigenverantwortung für die Spannungsreduktion und die emotionale Stabilisierung kann ergänzend durch das Einüben von Techniken ergänzt werden, wofür sich auch begleitende Gruppentherapien eignen.

Ein wichtiger Bestandteil ist (nicht nur) in dieser Phase das kleinschrittige emotionsorientierte Durchsprechen kritischer Situationen innerhalb (und außerhalb) der Therapie, insbesondere wenn es zu »Störungen« kommt (siehe zur mentalisierungsbasierten Psychotherapie Euler & Walter 2018). Statt der häufig bestehenden Tendenz zu folgen, über solche Unterbrechungen, Veränderungen oder Störungen einfach hinwegzugehen, gilt es innezuhalten, den Interaktionsprozess zu unterbrechen, für eine gewisse Ruhe zu sorgen und gemeinsam noch mal »zurückzuspulen«, um das Vorangegangene genauer zu betrachten. Das kleinschrittige Durchsprechen dient sowohl der Förderung der Wahrnehmung des emotionalen Erlebens als auch dessen Verarbeitung auf der Mikroebene (Wendisch 2015, S. 234 ff.). Nach Martin Wendisch und angelehnt an die Theorie des sozialen Biofeedbacks kann in derartigen Gesprächssequenzen die Emotionsregulation und -verarbeitung gefördert werden, indem Gesprächsführung und Beziehungsgestaltung auf das übergeordnete Ziel ausgerichtet werden, dem Patient ein Gefühl von Sicherheit zu verschaffen, wahrgenommen und verstanden zu werden sowie sich selbst besser verstehen zu können (ebd., S. 235).

Während das primäre psychotherapeutische Ziel die Förderung des Selbsterlebens in der Beziehung darstellt, ermöglicht das wiederholte Durchsprechen kritischer Situationen auch ein sich zunehmend vertiefendes Verständnis für die den »Störungen« zugrunde liegenden Muster der Bedürfnis- und Beziehungsgestaltung sowie Hinweise auf dahinterliegende Themen und Konflikte. Der Prozess dient also nicht zuletzt dem zunehmenden bewussten Erleben dieser Muster und deren Einbindung in komplexe sozial-emotionale Bedingungsgefüge. Auf diese Weise können zunächst vor allem die Bewältigungsmodi bewusster erlebbar, in ihrem eigentlichen Anliegen, aber auch in ihrer tatsächlichen Auswirkung im Sinne einer potenziellen Verstärkung der Eigendynamik verständlicher werden (emotionsbezogene »Mikroanalyse«). So können aktive Anteile – auch an symptomatischen Erlebens- und Verhaltensweisen – erkennbar werden, sodass mehr Einflussnahme und Kontrollmöglichkeiten entstehen.

BEISPIEL Herr B. hatte zunächst zu seiner Oma, bei der er aufgewachsen war, beschrieben, dass er sich selbst wie ein »Hündchen« erlebe, dass um die Gunst des Besitzers warb und alles tat, um diesen zufriedenzustellen, aber immer wieder »weggetreten« werde. Ein differenzierteres Verständnis dieses »Hündchen-Modus« wurde in der Rekonstruktion einer vorübergehenden, sehr engen Beziehung zu einer Person deutlich, die Herr B. als kalt, hart und emotionslos beschrieb und die auch andere Personen im Umfeld »dominierte und terrorisierte«. Er selbst hatte sich dieser Person gänzlich »zur Verfügung gestellt«, indem er sich in sie einfühlte und sie stabilisierte, dabei allerdings sein eigenes Erleben und viele seiner Bedürfnisse völlig ausschaltete.

Zunehmend wurde ihm dieser Modus auch in anderen Beziehungen bewusst, vor allem gegenüber Personen, die er als »gefährlich« erlebte, weil die Beziehung zu ihnen nicht sicher schien und jederzeit unvorhergesehen kippen konnte. Ausgehend von der Auseinandersetzung mit seinem Erleben in diesen Beziehungen und den Auswirkungen seines Verhaltens entwickelte er für sich Gegenstrategien, mit denen er den Impuls unterbrechen konnte, sich ganz in die andere Person einzufühlen, um sie »besser zu kennen als sich selbst« und sich nur noch um deren Erleben zu drehen, damit ihm die Beziehung sicher erschien. Aus diesen Erkenntnissen heraus entwickelte er Selbstverbalisationen (»Ich bin stark und abgegrenzt« etc.), die ihm halfen, in derartigen Situationen stärker bei sich zu bleiben. ×

Die Auseinandersetzung mit den Bewältigungsmodi dient neben dem besseren Verständnis und dem Erkennen aktiver Anteile, über die Einflussmöglichkeiten entstehen, vor allem dazu, die Motivation zu erhöhen, sich auch den dahinterliegenden Gefühlen und verletzten Bedürfnissen anzunähern und zuzuwenden. Das heißt in der Sprache der Modusarbeit: den gesunden Erwachsenen zu stärken, sodass er sich auch dem verletzten inneren Kind hinter den Bewältigungsmodi zuwenden kann. Für einen bewussten Umgang und letztlich auch für eine nachhaltige Festigung ist diese innere Zuwendung entscheidend, nicht die Vermeidung der als Sensibilität erlebten Anteile.
Durch die (wiederholte) Förderung und Validierung des Selbsterlebens und die gleichzeitige Anerkennung und Entlastung der dies behindernden Schutzmodi in der Beziehung und durch den Aufbau ergänzender Schutzfertigkeiten werden zunehmend neue Erfahrungen möglich, die Mut und Motivation für weitere Schritte fördern. Ein wichtiger Aspekt in diesem Prozess ist die authentische Validierung des Erlebens und die damit einhergehende Erfahrung, dem eigenen Erleben trauen und es dem Gegenüber auch verständlich machen zu können. Dadurch wird die Differenzierung und Trennung von den sekundären und schützenden Mechanismen leichter.

BEISPIEL Durch zunehmende Auseinandersetzung mit seinem Erleben und durch die Erfahrung, dass er seinem Erleben durchaus trauen könne, wurde für Herrn C. auch möglich, zu erkennen, dass er sich – schon als Kind – manchmal so stark in Fantasien oder Vorstellungen vertieft hatte, dass er im Nachhinein nicht mehr unterscheiden konnte, ob etwas wirklich geschehen war oder nicht, was Realität war und was Fantasie. Ich konnte diese Erfahrung gut nachvollziehen und teilte ihm dies auch mit – dass ich, wenn ich mich selbst sehr lange mit einer Sache beschäftigt hatte, manchmal gar nicht mehr sagen konnte, ob ich es wirklich getan hatte oder nicht (wenn ich etwa im Kopf eine E-Mail wiederholt vorformuliert hatte, aber nicht mehr wusste, ob ich sie wirklich geschrieben hatte). Das entlastete Herrn C. von der Vorstellung, die Unklarheit, ob etwas tatsächlich stattgefunden hatte oder nicht, sei Ausdruck seiner »Verrücktheit« oder werde zumindest als solche bewertet. Es ermutigte ihn, im Kontakt mit mir zunehmend »Erinnerungen« an Begebenheiten zwischen uns zu überprüfen, indem er mir erzählte, was er erinnerte, und direkt

nachfragte, ob es tatsächlich so gewesen sei. Wir beschäftigten uns dann mit dem Abgleich unserer Erinnerungen an bestimmte Situationen und wie wir diese erlebt hatten.
Parallel erzählte er zunehmend von Erinnerungen an frühere Erfahrungen, bei denen er unsicher war, ob diese tatsächlich so stattgefunden hatten. Dabei wurde auch deutlich, dass sein eigenes Erleben dieser Situationen von Bezugspersonen früher abgestritten oder negiert worden war, später durch Rückgriff auf seine Psychose-Erfahrungen schnell als »verrückt« oder »paranoid« bewertet worden war. Im Prozess entwickelte Herr E. zunehmend das Gefühl, seinen eigenen Erlebensweisen trauen zu können, sie besser zu verstehen und etwa zu differenzieren, wie die erlebte Negierung seiner Erfahrungen, seine eigenen Psychose-Erfahrungen und Reaktionen darauf sowie seine Fantasiereisen einen Einfluss darauf hatten, dass er seinen eigenen Erlebensweisen lange Zeit überhaupt nicht mehr vertraut hatte. ×

Oder ein anderes Beispiel:

BEISPIEL Mit einem Klienten kam es in einer späteren Therapiephase zu einer verstärkten Verstrickung unserer Beziehung. In der Reflexion darüber im Rahmen einer Intervision konnte ich einen eigenen Anteil an dieser Entwicklung erkennen, da ich selbst nämlich durch einen noch nicht so lange zurückliegenden Todesfall belastet war. Wir konnten dann gemeinsam besser verstehen, dass er sehr sensibel meine Trauer gespürt hatte – was ich validieren konnte – und darauf unbewusst entsprechend seiner früheren Erfahrungen reagiert hatte. Die Erfahrung, seinem Erleben trauen zu können und dies von seinen unterschiedlichen inneren und äußeren Reaktionen darauf zu differenzieren (etwa sich schuldig zu fühlen und den »Fehler« bei sich zu suchen; Angst und Ärger, dass ich nicht für ihn da sein könnte), ermutigte ihn, im weiteren Verlauf direkt anzusprechen, wenn er bei mir bestimmte Gefühle oder Veränderungen erlebte bzw. vermutete und diese gemeinsam abzugleichen. ×

Gerade in belastenden Situationen ist die Gefahr am größten, auf automatisierte Mechanismen und vertraute Reaktionsweisen zurückzugreifen (Bewältigungsmodi), weil dies sicherer erscheint und weil die anderen Fertigkeiten und Erlebensweisen möglicherweise nicht zugänglich sind.

BEISPIEL Am Anfang der Therapie mit Herrn D. war kaum Kontakt möglich, er war sehr in sich zurückgezogen, antwortete immer nur kurz, war kaum spürbar. Bei mir entstand manchmal das Gefühl, die Sitzung könne eigentlich auch nur zehn Minuten dauern, und fragte mich, ob die Therapie überhaupt

etwas bringen würde. Herr D. selbst empfand die Sitzungen aber als hilfreich und entlastend, kam regelmäßig und signalisierte, dass sie ihm wichtig seien. Zunehmend gab es spürbare Begegnungsmomente in unserem Kontakt, und er erzählte mehr von sich, brachte selbst Themen mit in die Sitzungen. Diese Themen waren für mich allerdings anfangs oft sehr unverständlich; ich merkte vor allem, während er von Begebenheiten außerhalb der Therapie erzählte, dass ich sehr schwer weder einen Eindruck davon bekommen konnte, wie es ihm ging, noch was bei den Geschehnissen passiert war.
Im Verlauf der Therapie veränderte sich unser Kontakt weiter, es war mehr Austausch, Begegnung und Verständnis möglich und die Sitzungen wurden lebendiger. Im Leben von Herrn D. kam es parallel zu großen Veränderungen, er entwickelte eine berufliche Perspektive, machte ein längeres Praktikum, zog in eine eigene Wohnung und begann eine Ausbildung.
Irgendwann entwickelten sich zwischen uns erneut Schwierigkeiten. Ich verstand ihn nicht und wir waren beide frustriert. Er ärgerte sich über mich, weil ich ihn nicht verstand und ich ihm nicht helfen konnte. Ich fühlte mich manchmal hilflos und an frühere Phasen der Therapie erinnert. Die Sitzungen fühlten sich zäh und kontaktlos an. In der Auseinandersetzung in der Supervision wurde mir bewusst, dass sich in der Schwierigkeit, ihn zu verstehen, auch sein eigenes Erleben mitteilte, dass er selbst gerade die komplizierten Entwicklungen in den sozialen Beziehungen seines Ausbildungskontextes so unverständlich und sich selbst dadurch hilflos erlebte. ×

Es ist ein menschlicher Mechanismus, sobald der Stress besonders hoch ist und dadurch weniger bewusste Regulationsmöglichkeiten zur Verfügung stehen, auf habitualisierte, »gut erprobte« und eingespielte Mechanismen zurückzugreifen, die weniger Ressourcen bedürfen. Das bedeutet auch, dass – wie in dem Beispiel von Herrn D. – in schwierigen, belastenden oder emotional herausfordernden Situationen der Kontakt zu sich selbst und zum anderen (wieder) schwieriger sein kann.

Fördern von Selbstverständnis und Kohärenz

In dieser Phase geht es vor allem darum, aus dem sich entwickelnden Selbstbewusstsein und Selbsterleben heraus das Selbst*verständnis* zu fördern, also um die Stärkung der Resilienzfaktoren zur Emotions-, Bedürfnis- und Beziehungsgestaltung und den Umgang mit den individuellen Hindernissen, wobei zunehmend kognitiv-reflexive und einsichtsorientierte Prozesse in Verbindung mit Erlebtem und Verarbeitung des Erlebten ergänzt werden. Dies beinhaltet die Differenzierung unterschiedlicher Erlebensweisen und innerer Anteile sowie deren Verständnis aus dem individuellen Gewordensein und in ihrer aktuellen Bedeutung. Auf diese Weise können konflikthafte Verstrickungen bewusster differenziert und die dadurch entstehenden Spannungsverhältnisse ausbalanciert werden, um ein stärkeres Kohärenzgefühl zu ermöglichen.
Wenn im Verlauf der Therapie mehr Wissen über die Bewältigungsmodi, ihre Ausdrucksweise und individuelle Bedeutung entwickelt wurde, kann dieses gemeinsame Wissen zunehmend genutzt werden, um den Zugang zum eigenen Erleben zu fördern.

BEISPIEL Herr E. kam in eine Sitzung und bemerkte, er sei am Morgen »schizophren gewesen, paranoid-halluzinatorisch«. Während des Therapieprozesses hatten wir uns immer wieder damit beschäftigt, dass er Symptome als »wie vom Himmel gefallen und ohne Bezug zu sich« erlebte und wir in minutiöser Beschäftigung mit den inneren und äußeren Begebenheiten Verbindungen zu seinem Erleben hergestellt hatten. Ich fragte ihn, da wir ja immer wieder die Erfahrung gemacht hätten, dass »schizophren werden« auch Ausdruck davon sei, wie sehr ihn etwas belastet habe, ob dies auch jetzt der Fall sei. Er erzählte dann von einer schwierigen Begebenheit mit seinem Betreuer.
Herr E. hatte sich über dessen Reaktion bei verschiedenen Gelegenheiten, über die er mit ihm gesprochen hatte bzw. noch hatte sprechen wollen, geärgert, weil er sich in seinen Bedürfnissen nicht wahrgenommen, nicht unterstützt (»darüber weggebügelt«) gefühlt hatte. Wir beschäftigten uns mit der Frage, was er sich genau von ihm gewünscht habe. Schon in der Vorstellung, eigene Autonomiebestrebungen wie den Wunsch, in eine eigene Wohnung zu ziehen, zu äußern, stand die Angst, verlassen zu werden (Verlustangst des

verletzten Kind-Modus übertragen auf das Erleben der aktuellen Situation hinsichtlich einer folgenden Aufkündigung der Betreuung, Rausschmiss aus der Wohneinrichtung), so sehr im Vordergrund, dass ihm die Formulierung seines Anliegens kaum gelang.
Er selbst bemerkte in dieser Situation, dass dies im konkreten Gespräch noch ausgeprägter gewesen sei, er produziere dann »nur Kartoffelsalat«, in dem sein Anliegen nicht deutlich werde und auch für ihn selbst kaum noch zugänglich sei. In der Beziehung zum Betreuer ende das meistens damit, dass er sich den Vorstellungen des Betreuers füge, einschließlich der Sichtweise (Bestätigung!), dass er nun mal krank (»schizophren«) sei – ohne sein Anliegen überhaupt zu formulieren.
Unter Rückgriff auf unser geteiltes Wissen über seine biografischen Erfahrungen konnte zum einen die Verlustangst als eine reale Beziehungserfahrung ernst genommen und validiert werden, zum anderen durch Aktivierung des gesunden Erwachsenen beruhigt und eine realistischere Einschätzung der aktuellen Situation möglich werden. Wir erarbeiteten dann Möglichkeiten, wie er sein Anliegen formulieren könnte, sowie Hilfsstrategien, um im Gespräch mit dem Betreuer bei seinem Anliegen bleiben zu können und nicht »Kartoffelsalat« zu produzieren. ×

Das gemeinsam entwickelte, geteilte Wissen über individuelle Bewältigungsstrategien kann zunehmend erleichtern, sie als Hinweise auf innere Spannungen und Belastungen zu erkennen, zu verstehen und sich direkter diesen Themen zuzuwenden.

Verbindung zu den individuellen Lebensthemen: Biografische Arbeit

Biografischer Arbeit kommt in den meisten Therapien ein wichtiger Stellenwert zu. Gerade bei Menschen mit Psychose-Erfahrung kommt es allerdings immer wieder vor, dass diese Arbeit ausgeklammert wird. So wird manchmal nach biografischen Erfahrungen kaum gefragt oder, selbst wenn Wissen über prägnante biografische Erfahrungen vorliegt, dies in der Behandlung wenig berücksichtigt. So berichten Psychose-Erfahrene oft in der Therapie, dass sie zu bestimmten biografischen Erfahrungen bislang nie gefragt worden seien. Es kann auch vorkommen, dass in Epikrisen traumatische Erfahrungen zwar erwähnt, im weiteren Krankheits- und Behandlungskonzept allerdings kaum berücksichtigt werden.

Zudem kann die biografische Arbeit durch verschiedene Aspekte erschwert sein, beispielsweise dadurch, dass schon zu Beginn der Therapie nur rudimentär biografische Informationen erhoben werden konnten. Drängt sich das Erleben der Vergangenheit jedoch stark auf, dann kann neben der Förderung stabilisierender und regulierender emotionaler Fähigkeiten die therapeutische Arbeit dabei helfen, Erlebensanteile mit den Erfahrungen in der Vergangenheit in Verbindung zu bringen und dort zu verankern. Anteile des Erlebens können dann als valide, aber vergangene Erfahrungen verständlich werden und schrittweise kann eine stärkere Trennung zwischen dem Vergangenen und dem Aktuellen möglich werden. Das, was schon (im schlimmsten Fall omni-) präsent, wenn auch nicht als solches bewusst ist, muss nicht noch aktiviert werden, sondern es geht primär darum, ausgehend vom Hier und Jetzt zunächst die Differenzierung und Trennung aktueller und vergangener Erfahrungen sowie bewusste Distanzierungsmöglichkeiten von den alten Erlebensweisen zu fördern, etwa mithilfe der Tresorübung.

Im Prozess können sich dann langsam zunehmend klarere Beschreibungen einzelner Phasen oder Erfahrungen entwickeln, die schrittweise bearbeitet werden können. Die emotionsorientierte biografische Arbeit kann dabei den Weg dafür ebnen, dass Erlebensanteile als eigene – aber vergangene – Erfahrung integriert werden.

BEISPIEL Frau F. kam mit Mitte fünfzig in die Therapie. Sie hatte langjährige Psychose-Erfahrungen und in ihrem Leben viel durchgemacht (langjährige Obdachlosigkeit und mehrjährige Psychiatrieaufenthalte etc.). In den letzten Jahren hatte sie sich deutlich stabilisiert, erwachte aber seit einiger Zeit morgens regelmäßig aus heftigen Albträumen, die nach dem Erwachen in psychosenahe Zustände mündeten, aus denen sie schwer wieder herausfand. In der Anamnese ihrer Biografie fiel auf, dass ihre Erinnerungen ohne emotionale Anteile waren und es bezüglich vieler Phasen erstaunliche Lücken herrschten. Dabei entstand manchmal der Eindruck, sie fülle die Lücken mit märchenhaft anmutenden Schilderungen auf – die zu Brüchen mit den sonstigen Schilderungen führten.

In der Therapie arbeiteten wir zunächst daran – immer ausgehend von den Themen der Erinnerungen, die sich in ihren Albträumen aufdrängten –, diese Erinnerungen mit ihrem damaligen Erleben zu verbinden und dieses wahrzunehmen und zu würdigen sowie die damit verbundenen Schuld- und

Schamgefühle zu bearbeiten. In diesem Prozess wurden ihre Albträume weniger und die Lücken und Sprünge in ihrer biografischen Narration füllten sich allmählich. Während dieses Prozesses wurden verschiedene, sehr schwierige emotionale Erfahrungen deutlich und die damit zusammenhängenden Konflikte. Im Verlauf konnten dann auch aktuelle Schwierigkeiten und zwischenmenschliche Konfliktsituationen klarer benannt und bearbeitet werden. ×

Manchmal können biografische Informationen nur schwer erhoben werden, weil insgesamt wenige Erinnerungen bestehen oder die Erinnerungen »emotionslos« wirken. Biografisch-anamnestische Fragen werden dann oft kurz und abstrakt beantwortet und können kaum vertieft werden, sodass schwer Vorstellungen über das Erleben der Person oder auch ihr Umfeld und ihre Bezugspersonen entstehen (»alles gut«, Person X »war freundlich«). Auch in derartigen Fällen kann eine emotionsorientierte biografische Arbeit hilfreich sein, um die Person in ihrem Gewordensein zu sehen und zu verstehen – und sie selbst zu unterstützen, dies auch zu tun. Auch hier muss die Schutzfunktion berücksichtigt werden und sensibel emotions- und erfahrungsorientiert vorgegangen werden. Erlebnisaktivierende Imaginationen können auch hier die Gefahr der Überflutung mit dem alten Erleben mit sich bringen – oder gar nicht funktionieren. Die emotionsorientierte biografische Arbeit gleicht dann eher einer erfahrungs- und emotionsorientierten Spurensuche, die dabei hilft, bestimmte Erlebensweisen aus ihrer biografischen Entwicklung heraus zu verstehen.

Ausgangspunkt können ebenso Erfahrungen sein, die als existenziell bedrohlich erlebt wurden und bei denen in einem anderen Modus bzw. mit mehr Distanz erkannt wird, dass dieses Erleben nicht (vollständig) der aktuellen Situation zugehörig ist. Gerade wenn dazugehörige Erfahrungen nicht erinnert werden oder nicht zugänglich sind, können auch externe Informationen bei der Rekonstruktion erfahrungsbezogener, biografischer Bezüge helfen.

BEISPIEL Frau G. benutzte irgendwann selbst das Bild eines allein gelassenen Säuglings, um ihr panikartiges inneres Erleben zu beschreiben. Im späteren Verlauf erzählte sie zunächst eher beiläufig, dass ihre Mutter sie als Baby oft allein gelassen habe. Ihre Mutter hätte ihr das selbst später einmal erzählt, wohl weil eine Nachbarin sie damals angesprochen hatte, dass sie sie unter anderem auf dem Balkon habe stehen lassen und dann zur Tante gefahren sei, hoffend, das Kind werde schon schlafen. Tatsächlich aber habe sie über Stunden geschrien. Eine ähnliche Situation habe in einem Urlaub in einem Hotel stattgefunden, da habe wohl eine Hotelangestellte oder eine Zimmernachbarin die Eltern

von irgendwo herbeigeholt: »Hier weint seit Stunden ein Kind.« Letztendlich können wir nicht sicher sagen, wie und ob diese Dinge miteinander zusammenhängen, aber für die Patientin war es ein sehr hilfreiches Bild, dass sie sich – in Momenten existenzieller Panik – diesem Säugling zuwenden konnte und sich dadurch auch die Angst im Hier und Jetzt auf »normale Angst« reduzierte, mit der sie dann umgehen konnte.
Im weiteren Therapieverlauf setzte sie sich stärker mit früheren Erfahrungen auseinander und brachte diese in Bezug zu ihrem Erleben. Dabei las sie auch ein Tagebuch ihrer Mutter aus ihren ersten Lebensmonaten, indem diese beschrieben hatte, wie sie den Säugling manchmal, wenn er nicht aufhörte zu schreien, geschlagen hatte, um ihn »zur Vernunft zu bringen«. Diese »Information« bot einen möglichen Beitrag zum Verständnis, warum bei Frau I. schon das Erleben basaler Bedürfnisse oder damit zusammenhängender Unmutsäußerungen mit Panikerleben verbunden und wenig ausgebildet waren. ×

Dies kann parallel durch die Arbeit mit dem inneren Kind unterstützt werden, die theoretisch-konzeptionell von der Arbeit mit dem Kind-Modus unterschieden wird (Roediger 2009, S. 49). Derartige Ansätze beruhen auf der Annahme, dass es nicht die schmerzlichen Erfahrungen an sich sind, die das Leid verursachen, sondern die mangelnde Verbindung zwischen dem inneren Kind und dem inneren Erwachsenen – siehe in der emotionsbezogenen Psychotherapie die Annahme, dass es nicht die Gefühle selbst sind, die die Probleme verursachen, sondern die vielfältigen Versuche, sie zu unterdrücken oder zu vermeiden. Ziel der Arbeit mit dem inneren Kind ist es dementsprechend, die Verbindung zwischen dem inneren Erwachsenen und dem inneren Kind zu fördern, und zwar in Form einer Zuwendung zu ihm und Übernahme von Verantwortung für es durch den inneren Erwachsenen (Esslinger 2009, S. 204). Entsprechend ist es während dieser Arbeit wichtig, darauf zu achten, dass immer beide Anteile gleichzeitig oder in raschem Wechsel aktiviert sind (Sachsse 2009 d, S. 216).
Gerade die individuellen Beschreibungen und Bilder für die extremen emotionalen Panikzustände – etwa »wie im Mutterleib ohne Mutter« oder »ein nackter Säugling allein in einem Parkhaus« – können genutzt werden, um die Motivation zu erhöhen, sich verletzlichen und bedürftigen kindlichen Anteilen zuzuwenden, selbst wenn biografische Bezüge noch nicht oder nicht sicher hergestellt werden können. Diese Bilder verdeutlichen nicht nur das Panik- oder Ohnmachtserleben, sondern auch den damit verbundenen enormen Versorgungsnotstand bzw. Deprivationszustand.

Differenzierung unterschiedlicher Anteile

Mit der Förderung von Selbstbewusstsein und Selbsterleben entwickelt sich mehr Bewusstheit für unterschiedliche innere Anteile im eigenen Erleben, die zunehmend differenziert werden können. In diesem Prozess sind die Differenzierungsdimensionen zwischen eigenem und fremdem Erleben und entlang der zeitlichen Dimension zwischen aktuellen und alten Erfahrungen von besonderer Bedeutung. Durch die zunehmende Differenzierung entlang dieser Dimensionen wird eine bewusstere Neuverortung und die Trennung von Erlebensweisen möglich.

BEISPIEL In der Arbeit mit Herrn H. hatten sich eine Zeitlang positive Entwicklungen ergeben. Dann schien der Therapieprozess zu stagnieren, es traten wieder viele Halluzinationen auf und wir kamen schwerer in Kontakt miteinander. Ich merkte, dass ihn auf der einen Seite das bewusstere Erleben der inneren und äußeren Schwierigkeiten entlastete, gleichzeitig aber auch immer die Gefahr bestand, dass wir zu schnell, zu stark in Themen einstiegen und er dann bestimmte Anteile sehr klar wahrnahm und äußerte – ihn genau dies dann aber auch überforderte. Andere Sitzungen waren dagegen eher kontaktlos, als würde ich mich eine Stunde lang mit einem Bewältigungsmodus unterhalten. Wir sprachen darüber, aber drohten immer wieder in das eine oder andere »Extrem« zu rutschen.

Einmal kam er in eine Sitzung und erzählte viel klarer als jemals zuvor von der strengen und aggressiven Art seines Vaters und der damit für ihn verbundenen »total angespannten und beängstigenden Grundstimmung«, durch die er immer in einer Hab-Acht-Stellung gewesen war. Während des Erzählens über seinen Vater erlebte er diesen wie einen traumatisierten Soldaten, der ganz viel Zuwendung brauchte und mit dem er Mitleid bekam. Ich fragte ihn, wie es ihm dabei gegangen sei, und er antwortete, er sei immer überangepasst und brav gewesen – dann ging er plötzlich aus dem Kontakt. Als ich ihn fragte, was passiert sei, erzählte er, dass gerade visuelle Halluzinationen da seien, vor allem ein Drache.

Dieser Drache war uns aus früheren Sitzungen bekannt, er hatte sich zunächst als etwas Bedrohliches gezeigt, in der genaueren Wahrnehmung hatte sich von dem Drachen ein dunkler, sich fremd anfühlender, strafender Anteil differenzieren lassen. Der Drache entwickelte in diesem Prozess zunehmend bunte Farben und stand für Lebendigkeit und Energie. Er hatte sich als Vertreter wichtiger Bedürfnisse des Patienten gezeigt. Auch jetzt schienen zum einen ein dunkler Teil, aber auch der Drache da zu sein – im Erleben des Patienten ließen sie sich in unterschiedlichen Ecken des Raumes verorten. Als ich weiter nach diesem Drachen fragte, meldete sich eine andere Halluzination, und ich wollte wissen, ob wir die Halluzination nicht einmal einladen wollten in unsere Sitzung. Wir stellten einen Stuhl für sie auf und einigten uns darauf, dass ich mit ihr sprechen würde und Herr H. für sie antworten würde – ohne sich in den Stuhl zu setzen. Auf diese Weise blieb er als Erwachsener mit anwesend, der auch mit auf das Geschehen blicken konnte.

Die Halluzination äußerte sich in Bildern, die mir Herr H. beschrieb und die wir gemeinsam zu verstehen versuchten. Rückfragen wurden mir entweder bestätigt oder durch andere Bilder verneint. Zwischendurch schaltete sich der Patient selbst ein – was immer deutlich markiert war, indem er mir entweder halluzinatorisches Erleben mitteilte oder von sich selbst sprach. Das beinhaltete meist reflektierende Kommentare zu dem, was er dabei erlebte. Im weiteren Gesprächsverlauf kamen zu den Bildern der Halluzination visuelle sprachliche Äußerungen in Form von Texten oder Wörtern, das heißt, Herr H. sah Bilder von geschriebenen Wörtern, die er mir vorlas.

Initial hatte ich die Halluzination »begrüßt« und Interesse für ihr Anliegen signalisiert. Sie teilte mir mit, dass sie sich über mich ärgere. Durch stetiges Nachfragen, durch das Mitteilen, was ich von der Botschaft verstanden hatte, und Überprüfung dessen, was sie mitteilen wollte, teilte sie mit, dass sie sich ärgere, weil ich um den Patienten besorgt sei, weil es mir dadurch schlecht gehen könne und er sich dann schuldig fühlen müsse. Auf meine genauere Frage nach dieser Schuld, kam eine visuelle Äußerung »Lügen und Manipulation«. Hier schaltete sich der Patient selbst ein, weil er darin einen Bezug zu seiner Mutter erlebte, die sein Schlechtgehen immer gegen ihn benutzt habe, sodass es immer damit geendet habe, dass sie recht hatte und er die Schuld.

Ich teilte darauf der Halluzination mit, dass ich ihren Ärger besser verstehen könne, tatsächlich an dem Befinden des Patienten interessiert und auch berührt sei, dass ich dies aber »aushalten« könne, für mich selbst sorgen würde und es für mich keine Schuldfrage sei, wenn mich seine Situation berühre. Ich würde aber in ihrer Sorge, dass es mir schlecht gehen könne, auch hören, wie schlecht es dem Patienten gehe.

An dieser Stelle wandelte sich der Drache in einen blauen Menschen, der »wie ein Embryo« am Boden lag. Gemeinsam konnten wir dies als Ausdruck seiner Bedürftigkeit verstehen, in deren Folge sich viele spielende Kinder zeigten, die glücklich und lebendig waren. Als neben diesen Bedürfnissen im Sinne einer positiv versorgten Situation oder als Vision für sein Leben aktuell (mehr Lebendigkeit und Kreativität auszudrücken) auch Traurigkeit spürbar wurde, kamen ein »Blitz« zusammen mit der schriftlichen Nachricht »Alle tot« und Bilder von verbrannter Erde.

Ich fragte, ob dies Ausdruck dessen sei, dass es früher in seinem Leben keinen Raum dafür gegeben habe. Auch hier schaltete sich der Patient ein und teilte mit, dass es für ihn eher leichter gewesen sei, dass diese Bedürfnisse und Wünsche »wie tot« gewesen seien, weil sie dadurch nicht in Konflikte geraten konnten. Vor allem jetzt sei es auch schwierig, wenn er sie mehr wahrnehme. Hier kam eine Botschaft »schlechte Mutter« – »ich würde dann ja denken, ich hätte eine schlechte Mutter« –, mit der sowohl Schuldgefühle gegenüber der Mutter als auch eigene Traurigkeit verbunden waren. Am Ende des Gesprächs teilte mir die Halluzination noch mit, dass sie sich »all das« wünsche, aber auch »Geduld«.

In diesem Gespräch entfaltete sich, was über die letzten Monate zwischen uns spürbar gewesen war, sodass Anteile der komplizierten inneren und äußeren Situation des Patienten sowie deren Verzahnung mit unserer Situation erlebbar und benennbar wurden. Für die weitere Arbeit war zum einen wichtig, dass er seine Bedürftigkeit und Bedürfnisse hatte mitteilen können, sodass diese eine Gestalt bekamen, gleichzeitig aber auch die vielen komplizierten Gefühle und Verstrickungen geäußert werden konnten – worauf wir in der Folge immer wieder eingingen. Daneben war es wichtig, dass er auf diese Weise selbst die im Kontakt mit mir vorherrschende Botschaft – dass er Zeit und Geduld brauche – formuliert hatte, die den Auftrag beinhaltete, stärker auch diese komplizierte Situation wahrzunehmen und seine damit einhergehenden Befürchtungen ernst zu nehmen, weil ich in seinem inneren Konflikt zu stark Stellung bezogen und dadurch die andere Seite zu wenig berücksichtigt hatte. ×

Das Beispiel von Herrn H. macht deutlich, dass bestimmte Symptome nicht eindeutig einzelnen Anteilen – oder Modi – zugeordnet werden können, sondern diese auch Ausdruck unterschiedlicher, teilweise kompliziert verstrickter Erlebensweisen sein können.

Ein wichtiger Teil der Modus-Arbeit ist es, mit dem Erleben im Kind-Modus in Kontakt zu kommen, indem dieses von den Kritiker- und Antreiber-Modi differenziert wird und beide Seiten getrennt voneinander betrachtet werden. Auf diese Weise kann mehr Mitgefühl mit den verletzten und verletzlichen inneren Anteilen entstehen, wodurch langfristig eine Neubalancierung der inneren Konflikte im Modus des gesunden Erwachsenen ermöglicht wird.

BEISPIEL Herr I. berichtete immer wieder von starken Panikgefühlen, die in Zusammenhang mit vielfältigen frühen und späteren biografischen Erfahrungen in Verbindung zu stehen schienen. Im Hier und Jetzt fiel vor allem ein sehr rigider, strenger, fordernder Umgang mit sich selbst auf. Herr I. erwartete extrem viel von sich und setzte sich immer wieder stark unter Druck, schwierige Situationen anzugehen und auszuhalten, und ging hart mit sich ins Gericht, wenn er es »nicht geschafft« hatte, Panik aufgekommen war und er deswegen – oder als Schutz vor drohender Panik – Situationen verlassen hatte. Auch wenn wir schon oft über diesen Umgang mit sich gesprochen hatten, war ihm dieser Anteil nur schwach bewusst, und er war zurückhaltend, andere Umgangsweisen mit sich selbst auszuprobieren.
In einer Sitzung stellten wir einen Stuhl für ihn auf. Herr I. war zögerlich, sich auf diesen Stuhl zu setzen, merkte aber im Gespräch, wie sehr er dem Verhalten seines Vaters ihm gegenüber glich. Ihm fiel eine Situation mit seinem Vater ein, und er erzählte dann – auf einem anderen Stuhl sitzend –, wie er sich in dieser Situation gefühlt hatte. Er erlebte hier, wie ähnlich dies seinen Panikgefühlen war, und erzählte, dass er sich schon als Kind angewöhnt hatte, wenn etwas passiert war und er die Reaktion des Vaters gefürchtet hatte, sich »selbst fertig zu machen«, und die Reaktion des Vaters sozusagen schon vorweggenommen hatte.
Dieses differenziertere Erleben sowohl der Kritiker- als auch der Kind-Seite ermöglichte einen ersten Austausch zwischen diesen Anteilen. Dabei konnte zum einen die Intention des inneren Kritikers (Schutz vor erneuter Erkrankung und Teilnahme am Leben statt Versagen und Krankheit) gehört, zum anderen aber auch deutlich werden, dass auf diese Weise die Panik, die Herrn I. so im Alltag behinderte, eher reaktiviert oder zumindest verstärkt wurde – statt, wie eigentlich intendiert, ihn bei der Bewältigung dieser Panik zu unterstützen. Dies ermutigte und motivierte Herrn I., tatsächlich neue Umgangsweisen mit sich – auch in Bezug auf das Panikerleben – auszuprobieren. ×

In der Arbeit mit den einzelnen Modi ist es wichtig, diese richtig zu identifizieren, weil nur so eine zutreffende, auf den aktivierten Modus und das darin im Vordergrund stehende Erleben abgestimmte Reaktion möglich wird.
Die Arbeit mit Stühlen als Teil der Modusarbeit und anderer ihr zugrunde liegender gestalttherapeutischer Ansätze ermöglicht die Differenzierung unterschiedlicher Anteile und durch die äußere Gestaltgebung gleichzeitig sowohl die Distanzierung als auch die Intensivierung dieser Erfahrungen. Eine Auseinandersetzung mit diesen Erfahrungen und eine mögliche

Intensivierung durch Einfühlen in diese Anteile können durch die starke Identifikation mit ihnen sowie durch die drohende Überflutung mit den durch sie reaktivierten Gefühlen angstbesetzt sein, weil dann keine Distanzierung mehr möglich erscheint. Für die unterschiedlichen Modi müssen bezüglich der Frage, wann und auf welche Weise eine Auseinandersetzung und stärkere Identifizierung mit ihnen und damit auch eine Intensivierung der mit ihnen einhergehenden Gefühle sinnvoll erscheint, unterschiedliche Aspekte berücksichtigt werden.

Zunächst spielt diese Frage in der Auseinandersetzung mit den inneren Kritikern und Antreibern eine Rolle und korrespondiert potenziell mit der traumatherapeutischen Diskussion darum, ob eine durch die gestalttherapeutische Arbeit geförderte Identifizierung mit Täteranteilen therapeutisch sinnvoll sein kann oder nicht. Während in der Gestalttherapie von einigen Autoren ein Rollentausch zu einem späteren Zeitpunkt der Therapie für hilfreich erachtet wird, um eine endgültige Loslösung des Opfers vom Täter zu ermöglichen, sprechen sich andere Autorinnen eher gegen eine gestalttherapeutische Stühlearbeit mit Täterintrojekten aus, da durch die stärkere Identifizierung mit dem Aggressor auch die Gefahr einer stärkeren Vermischung der Positionen von Opfer und Täter bestehe (Hille 2009, S. 145).

Gerade Letzteres ist auch in der Psychosentherapie dann von Bedeutung, wenn die Differenzierung zwischen eigenem und fremdem Erleben, zwischen eigenen und fremden Gefühlen und Beweggründen insgesamt erschwert ist. Nichtsdestotrotz ist die Wahrnehmung dieser Anteile und die Auseinandersetzung mit ihnen ein wichtiger Bestandteil der Arbeit mit den unterschiedlichen Positionen im Inneren. Das Vorgehen muss allerdings an die Gefahr der Überflutung mit den damit verbundenen Gefühlen und die dadurch ausgelösten automatisierten Bewältigungsversuche angepasst, also das Schutz- und Kontrollbedürfnis der Person beachtet werden. Auch in der Arbeit mit den inneren Kritikern kann es daher hilfreich sein, die Schwierigkeiten und Erkenntnisse der traumatherapeutischen Arbeit mit Täterintrojekten bzw. täterloyalen Anteilen zu berücksichtigen, selbst wenn – wie es in der Psychosenpsychotherapie der Fall sein kann – nicht klar ist, ob und welche traumatischen Erfahrungen bestehen. Es kann daher zunächst helfen, diese Anteile, wenn sie sehr dominant, aber nicht als solche bewusst sind, zu identifizieren, zu benennen und ihnen eine Gestalt zu geben, mit der weitergearbeitet werden kann – ohne dass eine Identifizierung mit ihr weiter gefördert wird. Auf diese Weise wird die differenzierende und Distanz ermöglichende Komponente der Gestaltgebung stärker betont gegenüber der erlebnisintensivierenden.

Weiterhin ist eine vorsichtige Annäherung an Gefühle von Wut, Hass und Aggression notwendig, da hier gegebenenfalls die Identifikation mit dem Täter besonders nah sein und komplexe Schuldgefühle aktiviert werden können.

BEISPIEL In der Therapie mit Frau J. hatten wir ihre wahnhaft anmutenden Schilderungen von Ereignissen vor ihrer Geburt auch mit dem Versuch in Verbindung bringen können, ausgehend von ihren enormen Schuldgefühlen nach Erklärungen für ihre wiederholten frühkindlichen Missbrauchserfahrungen zu suchen. Als wir anfingen, diese Schuldgefühle zu adressieren, erzählte sie mir in der folgenden Sitzung erneut für mich zunächst nicht verständliche – teilweise wahnhaft anmutende – Erinnerungen. Über einen längeren Prozess der schrittweisen Annäherung an diese Erinnerungen wurde deutlich, dass sie eine Zeitlang Kontakt zu Personen gehabt hatte, die nicht nur sie, sondern auch andere Kinder, und zwar teilweise mit Frau J.s Wissen – sexuell missbraucht hatten. Dieses Mitwissen und Erdulden war mit heftigen Schuldgefühlen verbunden. ×

Bei der Bearbeitung komplexer Schuldgefühle muss berücksichtigt werden, dass darin Identifizierungen mit Gefühlen und Botschaften des Täters, (habitualisierte) Bewältigungsversuche zum Schutz vor eigener und/oder fremder Wut und Aggression sowie die Auseinandersetzung mit eigenen »Täteranteilen« verwoben sein können. Gerade durch diese Verwobenheit können die Schuldgefühle eine enorme »emotionale Macht« entwickeln, die einer konstruktiven Auseinandersetzung mit dem eigenen Verhalten ebenso wie mit der zugrunde liegenden emotionalen Erfahrung entgegensteht.

Nach der Auseinandersetzung mit inneren Kritikern ist die Frage nach einem durch Gestaltgebung oder Imagination möglichen differenzierten und intensiveren Einfühlen in die jeweiligen Anteile in der Arbeit mit dem inneren Kind-Modus von Bedeutung. Während ein Einfühlen in die verletzten kindlichen Anteile als Grundlage für die Zuwendung zu diesen Anteilen durch den gesunden Erwachsenen grundsätzlich angestrebt wird, muss auch hier die Gefahr der Überflutung mit den damit verbundenen schmerzlichen Gefühlen berücksichtigt werden. Wenn Gefühle (nur) überflutend erlebt werden und/oder jedes Gefühl eine Brücke zu traumatischen Erfahrungen darstellt (Huber 2013, S. 207), dann sollten diese nicht intensiviert werden und dann ist ein schneller Einsatz von Affektbrücken (wie es in der Schematherapie mit stabilen Patienten etwa zu Beginn der Therapie zu diagnostischen Zwecken erfolgt) und erlebnisintensivierenden Methoden eher kontrainduziert.

Auch hier können Analogien zur Traumatherapie hilfreich sein, selbst dann, wenn die Frage noch offen ist, ob bei der konkreten Patientin reale traumatische Erfahrungen vorliegen. Vor allem in der Traumatherapie sind Methoden beschrieben worden, die sich im Rahmen der Stabilisierungsphase zunächst auf die Förderung der Fähigkeiten zur Emotionsregulation, zur Flashback- und Dissoziationskontrolle, zur bewussten und kontrollierten Dissoziation von Gefühlszuständen sowie zur Ressourcenaktivierung trotz widerstrebender innerer Anteile beziehen – etwa bei Reddemann (2004; 2002), Huber (2013) oder auch die Anwendung von DBT-Skills nach Linehan in Anwendung bei Unckel (2009). Derartige Ansätze und Methoden können auch hier hilfreich sein.

In der Modusarbeit kann die Aktivierung des gesunden Erwachsenen eingeübt werden, sodass in akuten Situationen darauf zurückgegriffen werden kann. Dabei können Körperhaltungen, Körperübungen, das Wissen über Ressourcen und Fähigkeiten des Erwachsenen und die damit verbundenen Erlebensweisen sowie Imaginationsübungen (über das Bild vom Fahrstuhlfahren o. Ä.) genutzt werden.

Manchmal werden im Zuge von Reaktualisierungen Bezüge zu (Ausschnitten) alten Erfahrungen spontan benannt. Dies beinhaltet immer eine diagnostische Information, die auch in der Nachbesprechung mit dem gesunden Erwachsenen – wenn wieder Beruhigung und Sicherheit hergestellt sind – genutzt werden kann, um dosierte psychoedukative Informationen zum Konzept der Schemaaktivierung oder zur Reaktualisierung alter Erfahrungen zu vermitteln. Gerade bei emotional weniger stabilen Menschen ist es wichtig, darauf zu achten, dass solche Reaktualisierungen anders enden und es nicht bei der Exposition und dabei potenziell einer Retraumatisierung bleibt.

Bei ausreichender Stabilität und mittlerer Anspannung können dabei Schritte der Imaginationsübungen zu korrigierenden emotionalen Erfahrungen eingesetzt werden. Insbesondere wenn das Arbeiten mit Imaginationen (im »Innern«) zu bedrohlich ist, kann das analog mit geöffneten Augen in einer Szene außerhalb der Person erfolgen wie in der Screentechnik (Reddemann 2004). Die überpräsente alte Erfahrung wird dadurch geordnet und stärker vom aktuellen Erleben getrennt. Wichtig ist, mit dem gesunden Erwachsenen aus der Perspektive Dritter auf das Geschehen zu sehen und mit dem Erwachsenen im Kontakt zu bleiben. Diese Schritte beinhalten (nach Young 2005; Roediger 2009):

- Zuwendung zum Kind und seinen verletzten Bedürfnissen,
- neue Informationen an den aktivierten Kind-Modus,
- Veränderung der Situation,

- das Kind aus der Situation holen und an einen sicheren Ort bringen,
- abschließend Reorientierung und gegebenenfalls Tresorübung.

Durch die Arbeit mit dem Inneren-Kind-Modus soll es gefördert werden, die verletzten Bedürfnisse des Kindes wahrzunehmen, um für eine bessere Berücksichtigung dieser Bedürfnisse im Hier und Jetzt zu sorgen. Die kindlichen Defizite oder Verletzungen können nicht nachträglich »ungeschehen« gemacht werden. Diese wie auch immer geartete »Wunde« und ihre Auswirkungen bis heute zu akzeptieren ist ein schmerzlicher, aber wichtiger Schritt, der auch der Arbeit mit dem inneren Kind zugrunde liegt. Gerade die Übernahme eigener Verantwortung für das innere Kind und seine verletzten Bedürfnisse (statt im Außen nach Möglichkeiten zu suchen, diese Bedürfnisse in ihrer kindlichen Form zu befriedigen) ist ein wichtiger Aspekt der Entwicklung dahin, im aktuellen Lebensvollzug für befriedigendere Lösungen im Umgang mit den »erwachsenen« Seiten dieser Bedürfnisse zu sorgen.

Die Auseinandersetzung mit den inneren Anteilen kann es weiterhin ermöglichen, in schwierigen, festgefahren Konstellationen neben den oft im Vordergrund stehenden »Nichtkönnen-Anteilen« auch Anteile von »Nichtwollen« und »Nichtdürfen« wahrzunehmen. Diese Differenzierung kann helfen, andere »Lösungen« oder Ausdrucksweisen dafür zu suchen, statt sich dabei zu überfordern, etwas nur deshalb von sich zu verlangen, um zu beweisen, dass man es »kann«, aber ein Teil dagegen arbeitet, weil er es nicht »will«. Oder aber es sind Wege zu finden, um die anderen Bedürfnisse, die darin zum Ausdruck kommen, zu realisieren. Diese Differenzierung ist gerade mit Blick auf die drohende teufelskreisartige Entwicklung zunehmender (Selbst-)Stigmatisierung wichtig, weil aktivere und selbstbewusstere neue Lösungen möglich werden, die aus der fokussierten Wahrnehmungsperspektive (eigenen) »Versagens« herausführen.

Gerade neue Erfahrungen und Veränderungen im eigenen Erleben und Verhalten können diese Nichtdürfen-Anteile stärker auf den Plan rufen und damit auch bewusster machen. Das ist nicht verwunderlich, denn stellt man sich diese Anteile als ein inneres und/oder äußeres Korsett oder Gefängnis vor, dann wird dieses nur spürbar, wenn man sich den Grenzen nähert. Solange man sich nicht bewegt oder innerhalb der Gefängnisgrenzen bleibt, kann man auch vergessen oder ignorieren, dass es sie gibt.

Diese Nichtdürfen-Anteile können im Kontext von Veränderungen und neuen Erfahrungen in unterschiedlichen Phänomenen zum Ausdruck kommen und zudem aus verschiedenen Perspektiven betrachtet werden. Auf emotionaler

Ebene können sie sich etwa in der Reaktivierung von Schuldgefühlen oder Ängsten ausdrücken. Ein schematherapeutischer Supervisor verwendete dafür einmal das Bild eines Schiffslotsen, der in sehr schwierigen, gefährlichen Gewässern mit vielen Untiefen und Klippen gelernt hatte. Dieser Schiffslotse sei nun auf anderen Gewässern tätig, würde aber sein »Lotsenverhalten« immer noch an den Gewässern ausrichten, in denen er gelernt hatte, und selbst wenn der Kapitän sich anders verhalte, durchgehend Warnungen ausstoßen oder »Gefahr!« rufen.

Solche emotionalen Warnschreie können unbewusst so laut sein, dass sie zu starken Gegenbewegungen führen, sodass es sogar bei positiven Veränderungen zu vermeintlichen Rückschritten oder erneuten Symptomen kommt – ein Phänomen, das (nicht nur) in der Psychotherapie allgemein bekannt ist. Aus schematherapeutischer Perspektive kann man diese Gegenbewegungen auch als Ausdruck der inneren Verbote und die auf deren Übertretung folgenden Bestrafungen verstehen (innerer Kritiker), die sogar selbstschädigende Verhaltensweisen nach sich ziehen. Im Zusammenhang mit traumatischen Erfahrungen können sie aus traumatheoretischer Perspektive als Ausdruck von Täterintrojekten verstanden werden.

Wie wichtig es ist, diese Nichtdürfen-Anteile zu berücksichtigen, wird nicht nur durch die potenziell folgenden »Selbstbestrafungen«, sondern auch dann deutlich, wenn man sich verdeutlicht, dass Psychosen als Ausbruchsversuche aus inneren und äußeren Begrenzungen verstanden werden können. Aus dieser Perspektive können die darin zum Ausdruck kommenden Bedürfnis- und Wunschanteile eben nur im extremen Ausnahmezustand der Psychose Ausdruck finden. Gerade positive Veränderungsschritte können daher auch die Gefahr bergen, Eigendynamiken zu entwickeln, durch die der Kontakt zu sich (und zu anderen) verloren geht. Durch die bewusste Wahrnehmung und Bearbeitung dieser Anteile können schrittweise Veränderungen möglich werden, ohne dass dabei der Kontakt zu sich (und anderen) abgebrochen werden muss, also ohne dass es des extremen Ausnahmezustands der Psychose bedarf (die letztlich meist noch die Gefängnismauern verstärkt).

BEISPIEL Frau K. kam in einem Zustand schwerer Depression in die Therapie. Im Zusammenhang mit ihren Psychosen hatte sie ihre Arbeit und ihre eigene Wohnung aufgeben müssen und lebte nach mehreren Psychiatrieaufenthalten in einem betreuten Übergangswohnheim. Ihre letzte psychotische Phase erlebte sie rückblickend auch als einen Versuch, sowohl aus dem inneren Zustand der Depression als auch aus ihren äußeren Lebensbedingungen auszubrechen. Der

Wunsch nach Veränderung und stärkerer Selbstentfaltung war auch über den Therapieverlauf die Orientierung und der Motor für Veränderungsprozesse, und zwar gerade durch einen vertieften, bewussten Kontakt zu sich, den eigenen Bedürfnissen und den diesen im Weg stehenden inneren und äußeren Behinderungen sowie durch die Ausbalancierung der damit zusammenhängenden Spannungsverhältnisse.
Gerade weil Veränderungen auch mit der Angst vor einer erneuten psychotischen Phase verbunden waren, ging es um eine schrittweise, an ihren unterschiedlichen Bedürfnissen orientierte Entwicklung heraus aus dem inneren Zustand der Depression und den äußeren Lebensbedingungen. Entsprechend zog sie zunächst in ein betreutes Appartement, absolvierte eine Ausbildung und nahm anschließend zunächst einen Minijob an.
Als mit einem weiteren beruflichen Wechsel in eine Halbtagsstelle auch der lang ersehnte Umzug in eine eigene Wohnung (mit der schrittweisen Reduktion der Betreuung) zusammenfielen, wurden die unterschiedlichen inneren Nichtdürfen-Anteile noch einmal deutlicher. An diesem Punkt der Therapie ging es mehr um die Herausforderung, sich zuzugestehen, eigene Lebensentwürfe zu verwirklichen, dabei auch selbstbewusst zu den eigenen Fähigkeiten zu stehen, auf diese zu vertrauen und sie anzuwenden, statt um die Frage, ob sie dazu grundsätzlich in der Lage sei. Gleichzeitig wurden in ihrem Umfeld diese Bestrebungen immer wieder als Ausdruck der Krankheit verstanden, was dazu führte, dass sie ständig gewarnt, kritisiert, gebremst wurde. In der Auseinandersetzung mit einzelnen Personen – sei es mit der Betreuerin, dem Psychiater oder Angehörigen – erlebte sie zunehmend auch Ärger und Wut, gleichzeitig aber auch den damit verbundenen, stärker werdenden Sog, »einfach auszubrechen« und über diese Gefühle hinwegzugehen – was auch mit psychosenäherem Erleben verbunden war.
Die Reaktionen des Umfelds erlebte sie nicht nur als Ausdruck der komplizierten Umgangsweisen mit ihrer Erkrankung, sondern auch korrespondierend mit Erfahrungen lange vor der ersten Psychose, in denen Individuations- und Abgrenzungsbestrebungen unterdrückt oder begrenzt worden waren. Gerade die damit verbundenen Gefühle wahrzunehmen und sich konflikthaften Auseinandersetzungen im Hier und Jetzt zu stellen und die eigene Position zu vertreten war ein wichtiger Bestandteil in diesem Prozess, bei sich zu bleiben – so anstrengend und emotional aufreibend es auch war. ×

Wie das Beispiel zeigt, können im Zuge von Veränderungen nicht nur die inneren Nichtdürfen-Anteile oder Verbote, sondern auch die äußeren Anteile und deren wechselseitige Verstrickungen deutlich werden. Durch die Arbeit auf der inneren Bühne können diese Verstrickungen langsam gelöst und unterschiedliche Anteile differenziert und ausbalanciert werden. Auf diese Weise können im Hier und Jetzt neue Lösungen und neue Erfahrungen im Umgang mit den eigenen Bedürfnissen möglich werden.

BEISPIEL Herr L. kam in die Therapie, nachdem er nach mehreren psychotischen Krisen jahrelang die Wohnung, in der er mit seiner Mutter und seinen Brüdern lebte, kaum verlassen hatte. Er begründete dies mit »Panik und sozialer Phobie«. In der schrittweisen Auseinandersetzung damit zeigte sich, dass diese »Panik und soziale Phobie« mit dem Auftreten psychotischer Erlebensweisen verbunden waren (Beziehungserleben, Ich-Erlebnisstörungen) und diese vor allem in zwischenmenschlichen Situationen auftraten, etwa beim Bahnfahren, dann aber auch in der Psychotherapie.

Durch dosierte Informationen zu »Panik« und psychotischem Erleben entwickelte Herr L. die Motivation, vermehrt entsprechende Situationen aufzusuchen und dabei sein Erleben zu beobachten. Ergänzt mit dem minutiösen Durchsprechen von Situationen im Therapieraum, wenn Symptome (oder andere Hinweise auf Störungen) auftraten, entwickelten wir ein Verständnis dafür, dass in bestimmten Situationen ein Bedrohungserleben nahte. Er benutzte dafür das Bild, dass er am Rande eines Canyons stehe und sich in Gefahr befand, hinunterzustürzen. Seine Symptome seien dann wie ein Versuch, den drohenden Sturz in den Canyon zu verhindern (auf »psychotisch zu schalten« bezeichnete er selbst als einen »automatisierten Schutzmechanismus«). Wir gaben den Symptomen zunächst die Funktion einer »Hab-Acht-Stellung« nach innen und außen (Bewusstmachen der Bewältigung und deren Schutzanteilen).

In der weiteren Auseinandersetzung wurde deutlich, dass sich die mit dem Canyon assoziierte Bedrohung auf eine Angst vor vernichtender Ablehnung bezog und diese in Konflikt stand mit seinem Bedürfnis nach Intimität, Nähe und authentischem In-Kontakt-Sein. Indem er selbst gedanklich mit Ablehnung und Abwertung – von sich selbst und anderen – reagierte, schützte er sich auch davor, Nähe zulassen zu müssen.

Die stärkere Bewusstheit dieses Bedürfniskonflikts ermöglichte eine tiefere Auseinandersetzung mit seinen schmerzlichen biografischen Erfahrungen, insbesondere mit seinem Vater, der vor einigen Jahren gestorben war. In diesem Prozess wurden auch seine ambivalenten Gefühle gegenüber seinem Vater deutlich und die schmerzliche Überzeugung, von ihm nicht geliebt worden

zu sein – was allerdings gleichzeitig im Widerspruch zu anderen Erfahrungen mit seinem Vater stand. Er selbst begann sich mehr mit dem zu beschäftigen, was er aus dem Leben seines Vaters wusste, und erzählte davon auch in der Therapie. Wir näherten uns dem möglichem Erfahrungsspektrum des Vaters durch ein Genogramm, in dem auch frühere Generationen sowie die historischen Einflüsse etwa durch die Weltkriege skizziert waren. Diese Perspektive erleichterte es Herrn L., das Verhalten seines Vaters ihm gegenüber eher aus dessen eigenen biografischen Erfahrungen mit wiederum seinem Vater zu begreifen und das sich daraus für den Vater ergebende schmerzliche Gefangensein in diesen Rollenmustern zu verstehen.
In einer darauffolgenden Sitzung kam es zwischen uns zu einer Störung des Kontakts, als er mir gerade etwas erzählen zu wollen schien. Ich fragte ihn, ob wir den Teil, der gerade unseren Kontakt behindere (Bewältigungsmodus, »Hab-Acht-Stellung«) nicht einladen wollten, um zu hören, worum es gehe. Auf einem anderen Stuhl sitzend, berichtete dieser Teil auf Nachfrage, dass er davor schützen wolle, dass Herr L. sich öffne, womöglich Schwäche zeige und sich blamiere. Der Teil konnte sich aber darauf einlassen, dass Herr L. das, was er erzählen wollte, erzähle, wenn er selbst – repräsentiert über den Stuhl – anwesend bleiben und jederzeit eingreifen könne. Die kurze Wahrnehmung und Berücksichtigung dieses Teils ermöglichte es Herrn L., sich zurück auf seinen eigenen Stuhl zu setzen, um weiterzuerzählen, wodurch sich ein spürbar naher und authentischer Begegnungsmoment zwischen uns entwickelte. ×

Die Modusarbeit kann es erleichtern, unterschiedliche Anteile wahrzunehmen und gleichzeitig in einer reflektierten Haltung zu ihnen zu bleiben, sodass neue Erfahrungen in der Therapiesituation – wie in diesem Beispiel in dem spürbaren Begegnungsmoment zwischen uns – und außerhalb möglich werden.

Transfer in die Alltagswelt

Wie in jedem Therapieprozess ist die Ermöglichung neuer Erfahrungen von zentraler Bedeutung. Nicht nur, weil auf diese Weise Veränderungen im Erleben verankert werden, sondern auch, weil dadurch Hoffnung als ein zentraler Motor im Genesungsprozess genährt wird. Neue Erfahrungen können auf unterschiedlichen Ebenen gemacht werden. So kann etwa der Prozess des (gemeinsamen) Verstehens der psychotischen Erfahrungen schon mit neuen individuellen und zwischenmenschlichen Erfahrungen einhergehen. Die Differenzierung unterschiedlicher Erlebensanteile kann dann neue Erfahrungen ermöglichen, wenn auf die jeweils aktivierten und differenzierten Anteile bedürfnisorientiert reagiert wird. Wichtig ist, dass neue Erfahrungen zunehmend auch außerhalb der Therapie möglich und in die Alltagswelt übertragen werden. In der Psychosentherapie müssen dabei bestimmte Herausforderungen berücksichtigt werden.

Brücken zwischen innerer und äußerer Realität

Bei Menschen mit Psychose-Erfahrung können rigide Grenzen oder starke Diskrepanzen zwischen innerer und äußerer Realität bestehen. Daneben scheint gerade in der Therapie dieser Personen eine besondere Erschwernis darin zu bestehen, dass Erlebensanteile oder Verhaltensweisen vorschnell als Anzeichen der Erkrankung erlebt oder interpretiert werden und damit innere und äußere Reaktionsweisen ausgelöst werden, die eher zu einer Verstärkung und Aufrechterhaltung der Dynamik beitragen.

Dies kann damit zusammenhängen, dass wenig Zugang zu eigenem Erleben und den intrinsischen Bedürfnissen besteht und/oder diese wenig Ausdruck nach außen erfahren. Aus modusorientierter Sicht kann die starke Tendenz, eigene potenziell widerstreitende Erlebensweisen oder Bedürfnisse zu unterdrücken und sich eher der (antizipierten) äußeren Welt anzupassen (oder sich aus dieser zurückzuziehen), als das Vorherrschen autoplastischer Bewältigungsmodi verstanden werden. Widerstreitende Bedürfnisse und dadurch entstehende Konflikte finden dann nur in extremen Gegenbewegungen bzw. in »Symptomen« Ausdruck. Gerade für psychotische Erlebens- und Verhaltensweisen gilt aber, dass sie schwer verständlich sein können oder von vorneherein als unverständlich und sinnfrei erlebt und bewertet werden und daher auch seltener nach darin enthaltenen »Botschaften« oder Ausdrucksweisen gesucht wird. In der Sprache des Modusansatzes besteht dadurch die erhöhte Gefahr, auf der Ebene der maladaptiven Bewältigungsmodi stehen zu bleiben, statt mit dem inneren Erleben in Kontakt zu kommen und auf diese Weise tatsächlich neue Erfahrungen mit Blick auf die eigenen Bedürfnisse zu realisieren.

BEISPIEL Frau M. brachte in einer frühen Phase der Therapie immer wieder das Problem mit in die Sitzungen, dass sie in ihrem betreuten Wohnen mit ihrer Betreuerin daran arbeite, es zu schaffen, ihre Kisten auszupacken. In der Art, wie sie dieses Problem präsentierte, wurden sowohl der starke Druck, »es schaffen zu müssen«, um nicht mehr als krank zu gelten, als auch das resultierende Ohnmachtserleben, die Lähmung und die Vermeidungstendenzen mit anschließender Selbstbestrafung und Selbstentwertung deutlich. In der differenzierenden Modusarbeit zwischen dem inneren Antreiber und dem erlebenden Modus konnte sie diese widerstreitenden Anteile und deren verstärkende Wirkung erfahren. Im Erwachsenenmodus schien gleichwohl außer Frage, dass sie die Fähigkeiten besäße, die Kisten auszupacken.

Es schien weniger darum zu gehen, zu trainieren, wie sie die Kisten auspacken könne. In der genaueren Auseinandersetzung wurde deutlich, dass sie die Hilfeangebote der Betreuerin als Einmischung in ihre eigene Umsetzung erlebte, sich aber nicht traute, ihr dies zu sagen, und zwar zum einen, weil sie sie nicht »vor den Kopf stoßen« wollte, zum anderen, weil sie Sorge hatte, deren Unterstützung dann ganz zu verlieren. So ganz sicher war sie sich nämlich nicht, ob sie ganz ohne Hilfe auskäme. Die Verlagerung des Kistenthemas weg von der Frage des »Nichtkönnens« zu ihren eigenen Anliegen führte dazu, dass sie sich stärker ihren aktuell anstehenden anderen Zielen zuwenden konnte und diesbezüglich aktiv wurde. Rückblickend wurde zunehmend deutlich, dass die nicht ausgepackten Kisten für sie auch ein wichtiges Symbol dafür gewesen waren, nicht an dem Ort wohnen bleiben zu wollen, und sie sich daher nicht zu häuslich hatte einrichten wollen. ×

Das Beispiel zeigt, wie wichtig es ist, therapeutisch von dem Erleben der Person auszugehen. Die Förderung des Selbstbewusstseins und des damit zusammenhängenden Selbstverständnisses kann zunehmend einen inneren Raum ermöglichen, in dem Erfahrungen wahrgenommen und reflektiert werden können sowie die damit zusammenhängende Metaerfahrung: den eigenen Erfahrungen trauen zu können. Dies kann mehr innere Distanz zu anderen Menschen ermöglichen, in der die eigenen Erfahrungen verständlicher werden, aber auch dazu führen, die anderen verständlicher und weniger bedrohlich zu erleben.

Die Auseinandersetzung mit dem individuellen Erleben und mit den unterschiedlichen inneren Zielen und Motiven sollte den Ausgangspunkt für mögliche Veränderungen bilden, nicht etwa irgendwelche von außen vorgegebenen sozialen Erwartungen oder Vorstellungen, was für die Person wichtig oder richtig sei. Das gilt auch für die Psychotherapie selbst. Gerade die Orientierung an äußeren Kriterien, Erwartungen oder Vorstellungen kann ohnehin schon eine sehr ausgeprägte – und damit vertraute – negative Erfahrung sein, die nicht zusätzlich in der Therapie verstärkt werden sollte. Oft scheint es mehr darum zu gehen, den eigenen, inneren Bedürfnissen mehr Ausdruck und Umsetzung zu ermöglichen. Gerade wenn die Wahrnehmung eigener Erlebensweisen und intrinsischer Bedürfnisse nicht gefördert wurde oder diese nicht geäußert werden durften, ist es wichtig, zunächst bei der Wahrnehmung und Validierung dieser Erlebensanteile zu unterstützen, die auch die Grundlage für alloplastische Konfliktlösungen darstellen.

Neben der Förderung des Selbsterlebens und der Differenzierung und Validierung unterschiedlicher Erlebensanteile geht es auch darum, alternative Ausdrucks- und Kommunikationsweisen für das eigene Erleben zu finden. Dabei können Schwierigkeiten auf unterschiedlichen Ebenen auftreten, etwa in schwierigen Konfrontationssituationen mit dem eigenen Erleben in Kontakt zu bleiben und/oder alternative Ausdrucksmöglichkeiten für das eigene Erleben zu finden. Insbesondere Selbstbehauptungs- und Abgrenzungsfertigkeiten bedürfen häufig einer besonderen Förderung sowohl bezüglich der Wahrnehmung als auch der Ausdrucksmöglichkeiten. Gerade die Förderung der Abgrenzungsfertigkeiten kann eine wichtige Voraussetzung dafür sein, auch andere Beziehungserfahrungen zu ermöglichen und diesbezügliche Bedürfnisse wahrzunehmen – sowie den Mut zu entwickeln, sich auf Beziehungen einzulassen.

Gerade die Kombination aus erfahrungs- und emotionsorientierten Therapieelementen mit kognitiven und verhaltensbezogenen Interventionen kann helfen, das eigene Verhalten im Umgang mit sich und anderen mehr an den intrinsischen Bedürfnissen auszurichten und die Kompetenzen für die Umsetzung der damit verbundenen Ziele auszubilden.

Neue Erfahrungen ermöglichen dann auch einen wiederholten Realitätstest oder -abgleich, nicht nur in Bezug auf psychotisches Erleben. Eine Patientin schilderte es so:

» Der Realitätsabgleich mit psychotischem Erleben ... das habe ich wirklich mit meinen Themen total gemerkt, den Realitätsabgleich immer wieder zu erleben und zu erfahren, man kann sich anders verhalten, die Welt geht nicht unter, die eigenen Grundannahmen von bestimmten Dingen sind nicht in Stein gemeißelt, das ist etwas, was man erfahren muss, immer wieder.
Ich lerne da total viel von meinen Kommilitoninnen, die ja ›normal‹ sind, das ist dann oft mein Realitätsabgleich, zum Beispiel die aktuelle Corona-Situation, die betrifft ja meine tiefsten Themen von Schuld. Wenn beispielsweise jemand hustet, dann wäre bei mir in so einer Situation Alarmstufe Rot – aber ich merke, die anderen tun nichts, sie machen ganz normal weiter; und dann fängt man auch an, sich anders zu verhalten, und erlebt, die Welt geht nicht unter. «

Veränderungen im Verhalten führen eben dann zu neuen Erfahrungen, wenn gleichzeitig auch der Kontakt zu den »tiefsten Themen«, den damit verbundenen Gefühlen und ihrer Bedeutung besteht, damit so ein (verändertes) Reflektieren über sie möglich werden kann.

Förderung einer selbstfürsorglichen Grundhaltung

Häufig scheinen bestimmte Bedürfnisse und Gefühle im Erleben so stark mit der Erkrankung assoziiert, dass sie besonders rigide gemieden oder übergangen werden, weil sie als Ausdruck der Erkrankung erscheinen und die Vorstellung besteht, um »gesund« zu sein, dürften diese Bedürfnisse und Gefühle nicht vorkommen, als habe man solche Bedürfnisse gar nicht, wenn man »gesund« sei. Es handelt sich dann um einen Funktionsmodus, der sehr rigide an äußeren Erwartungen orientiert ist, aber das innere Erleben übergeht. Eine derartige Vorstellung kann auch durch ein von außen vermitteltes Krankheitsbild verstärkt werden, das stark auf die Verhinderung von Krisen sowie auf das Auftreten von Symptomen durch Stressvermeidung und Schonhaltung fokussiert.
Eine derartige Komplexitätsreduktion kann einer Förderung der Selbstfürsorge sogar entgegenwirken, weil sie nicht einlädt und ermutigt, sich selbst

differenzierter wahrzunehmen und an den eigenen Bedürfnissen orientiert zu handeln. Stattdessen kann eher eine ablehnende Haltung verstärkt werden, eben nicht auf die eigenen Bedürfnisse zu achten und darauf einzugehen. Dies scheint auch damit zusammenzuhängen, dass ein »notwendiger« achtsamer Umgang mit sich bereits als Krankheitsfolge und damit als Anzeichen für die Krankheit erlebt wird. Demgegenüber wird Gesundheit verstanden als »funktionieren, ohne auf sich achten zu müssen« – und dementsprechend wird ein achtsamer Umgang mit sich blockiert.

Umso wichtiger ist es, die Förderung der Selbstfürsorge und -zuwendung als einen allgemeinmenschlichen Resilienzfaktor einzuführen und zu fördern. Dabei kann es auch Spaß machen, dies spielerisch zu ergründen – wofür sich vor allem Gruppentherapien eignen. So können positive Erfahrungen damit möglich werden, sich den eigenen Bedürfniszuständen zuzuwenden, nämlich im Sinne der Modi: die eigene Zuwendung durch den gesunden Erwachsenen sowie das damit einhergehende Erleben eines versorgten, ressourcenvollen Zustandes. So wird erfahrbar, dass nicht die Bedürfnisse an sich das »Problem« sind, sondern eher deren fehlende Berücksichtigung bzw. der sehr rigide Versuch, sie zu unterdrücken.

BEISPIEL Herr N. machte diese Erfahrung durch den Covid-19-bedingten Shutdown. Während er sich sonst durch einen starken Antreiber-Modus durchgehend dazu zwang, Dinge »zu schaffen«, um nicht noch »kränker« zu sein und »zu versagen«, ermöglichte diese durch äußere Bedingungen entstehende »Zwangspause« auch eine enorme innere Entlastung und Entspannung. Er verschaffte sich ein an seinem eigenen Rhythmus orientiertes Tagesprogramm, ging viel spazieren, las im Park und merkte, dass er diese Zeiten genießen konnte. Auch wenn dies weiterhin im Konflikt mit seinem inneren Antreiber stand, konnte er so auch weitere positive Erfahrungen damit machen, wie er sich selbst fühlte, wenn der Druck reduziert war, zumal er zunehmend auch ein eigenes Bedürfnis nach sozialen Kontakten und Aktivitäten spürte, die er sonst nur als Anforderungen von außen erlebt hatte. ×

Wie dieses Beispiel zeigt, kann es gerade durch die innere Erlaubnis und Akzeptanz bestimmter Bedürfnisse möglich werden, auch andere innere Zustände und Bedürfnisse zu erleben. Es kann sich in diesem Prozess zeigen, dass das innere Verbot bestimmter Bedürfnisse nicht nur krankheitsassoziiert ist, sondern seine Wurzeln schon viel früher hat. Gerade frühe Verletzungen von Grundbedürfnissen, die durch äußere Bedingungen und innere (internalisierte) Verbote (Vermeidungsschemata) aufrechterhalten und repetiert werden,

können genau dazu führen, dass diese Bedürfnisse als unstillbar groß erlebt werden, was sie noch bedrohlicher erscheinen lassen und weitere Vermeidungs- oder Unterdrückungsstrategien begünstigen kann.
Die Förderung einer selbstfürsorglichen Grundhaltung beinhaltet auch eine immer wieder neu zu tarierende Ausbalancierung von Rückzug und Wagnis. Ein Teilaspekt dabei kann es sein, zunächst Rückzug neu zu besetzen, das heißt, positive Rückzugserfahrungen zu ermöglichen und Rückzugsräume zu schaffen. Das bezieht sich zum einen auf der konzeptionellen Ebene darauf, Rückzug weniger als eine sich aus der Erkrankung ergebende Schonhaltung und damit als Ausdruck von Schwäche und Versagen zu verstehen, sondern als Teil einer allgemeinmenschlichen, nachhaltigen Resilienzfähigkeit, um die eigenen Bedürfnisse und Grenzen wahrzunehmen, zu akzeptieren und darauf einzugehen. Zum anderen und damit zusammenhängend bezieht sich die Neubesetzung auch auf die tatsächliche positive emotionale Rückzugs*erfahrung* als selbstbestimmter und selbstfürsorglicher Akt sowie auf die Auflösung der emotionalen Verkettung mit negativen Rückzugserfahrungen, etwa mit der Wiederaktivierung von Einsamkeits- oder Verlassenheitsgefühlen oder der Vermengung mit Schuld- und Versagensgefühlen.

BEISPIEL Frau O. äußerte immer wieder ein Bedürfnis nach Raum und Zeit für sich, es fiel ihr aber schwer, dies in ihrem betreuten Wohnkontext umzusetzen, wo sie vornehmlich von anderen Menschen mit psychischen Erkrankungen oder ihren Betreuern umgeben war. Zum einen fühlte sie sich hier emotional oft durchlässig, in ihrem Erleben durch die Nöte, Spannungen und Sorgen der anderen angesteckt und konnte manchmal schwer trennen, was ihr eigenes und was das Erleben der anderen war. Sie schaltete dann sehr stark in ihren Versorgungsmodus und fühlte sich für alle verantwortlich. Zum anderen wurde ihr Rückzugsbedürfnis im Kontext des betreuten Wohnens überwiegend als Krankheitszeichen und damit assoziierten »Rückzug« verstanden, den es unbedingt zu überwinden gelte.
In der Therapie ging es zunächst darum, ihr Bedürfnis nach Zeit für sich zu validieren, von dessen verallgemeinerten negativen Konnotationen zu lösen und bei dessen Umsetzung zu unterstützen. Erst in der stärkeren Realisierung dieser Eigenräume wurde deutlich, dass dabei auch schmerzliche Erfahrungen reaktiviert werden konnten und sie sich verlassen, allein, ausgeschlossen fühlte. Als sie davon erzählte, benutzte sie das Bild eines Kindes in einer dunklen Kammer, was – wie sich herausstellte – ihre tatsächlichen Erfahrungen als Kind spiegelte, da sie sich in vielfältigen schwierigen Situationen in eine dunkle

Kammer geflüchtet hatte. Anknüpfend an ihr Bild konnten wir uns zunächst diesem Kind und seinen Nöten und Bedürfnissen zuwenden, es »aus der Kammer befreien«. Damit wurden weitere Möglichkeiten deutlich, wie Frau O. ihre Eigenzeit und -räume aktiv und selbstfürsorglich gestalten konnte, und zwar einschließlich ihrer Zuwendung zu ihren schmerzlichen Gefühlen. ×

Neben der Förderung positiver Abgrenzungsmöglichkeiten und der Schaffung von Rückzugs- und Eigenräumen ist es wichtig, dazu zu ermutigen und dabei zu begleiten, auch Wagnisse einzugehen, Herausforderungen auszuprobieren – selbst wenn sie mit der Gefahr einer Krise einhergehen. Gerade die Sorge, dass mit Veränderungen oder Herausforderungen die Gefahr eines Rückfalls einhergeht, kann sowohl bei der Person selbst als auch beim Umfeld Gegenbewegungen auslösen. Die eigene Angst, durch Herausforderungen und den damit verbundenen emotionalen Stress in eine Krise zu geraten, kann die Tendenz verstärken, solche Herausforderungen zu vermeiden. Im Umfeld mag die Sorge vor einem Rückfall gut gemeinte, aber potenziell lähmende Überbehütungstendenzen fördern. Diese Sorge kann manchmal so weit gehen, dass Veränderungsimpulse und -aktivitäten als Ausdruck der Krankheit interpretiert und daher nicht ernst genommen oder verhindert werden.

Ein reduziertes oder einseitiges Krankheitsverständnis kann hinderlich wirken, indem »Stress« vorschnell mit dem Auftreten von Symptomen und der Entwicklung von Krisen in Verbindung gebracht und eine stressvermeidende Haltung propagiert wird. Eine schematherapeutische Konzeption ermöglicht ein differenzierteres Verständnis, bei dem intensiver emotionaler »Stress« mit einer Reaktivierung schmerzlicher emotionaler Erfahrungen im Zusammenhang mit verletzten Bedürfnissen und den sich daraus entwickelten, komplexen Bedürfniskonflikten verstanden wird. Aus emotionsorientierter Sicht sind emotionale Erfahrungen nur veränderbar, wenn sie aktiviert sind. Herausforderungen sind nur bewältigbar, wenn in der Situation neue Erfahrungen möglich werden. Das Wagnis, Herausforderungen anzugehen und auszuprobieren, birgt also nicht nur die Gefahr einer Krise, sondern ebenso die Chance auf eine Neubewältigung – selbst wenn das Erleben zeitweise psychosenäher wird oder »Symptome« auftreten.

Menschen befinden sich von sich aus auf unterschiedlichen Punkten in diesem Spannungsverhältnis zwischen Rückzug und Wagnis. Der Prozess der Ausbalancierung ist immer individuell. Befindet sich eine Person eher an einem der beiden Extreme, ist es wichtig, die bestehenden Tendenzen zunächst zu würdigen, in ihrem Anliegen ernst zu nehmen und positive Erfahrungen zu betonen, um dann die weniger ausgeprägte Seite ergänzend zu bestärken oder zu fördern.

Nachhaltiges Krisenmanagement

Im Umgang mit Stress und Herausforderungen müssen die Spannungsverhältnisse zwischen dem Potenzial für neue Erfahrungen und dem Risiko einer schweren Krise mit vielfältigen schwierigen Folgen ausbalanciert werden. Weder eine jegliche Herausforderung aus Sorge vor einer erneuten Psychose vermeidende Schonhaltung noch eine Haltung, die all dies ausblendet, scheinen langfristig nachhaltig für die Entwicklung zu sein. Krisen entwickeln sich oft schleichend, und zwar durch unbewusstes Umschalten auf automatisierte Bewältigungsmodi als bewährteste habituierte Reaktion auf Stresssituationen. Während es zum einen darum geht, therapeutisch alternative Bewältigungsmöglichkeiten aufzubauen, geht es zum anderen darum, den schleichenden Prozess bewusster zu erleben, damit die Krise nicht wie »plötzlich vom Himmel gefallen« erlebt wird. Das frühzeitige Erkennen von Veränderungen ermöglicht auch ein rechtzeitiges Handeln, nicht erst, wenn »das Kind schon in den Brunnen gefallen ist«. Dies wird auch in der Arbeit mit Krisenplänen und der Erarbeitung individueller Frühwarnzeichen (etwa Schlafstörungen oder -veränderungen, Anspannungs- und Unruhezustände, individuelle Verhaltensweisen) gemacht. Dabei zeigt sich oft, dass das rückblickende Erkennen individueller Frühwarnzeichen schwierig ist, weil wenig bewusste Erinnerungen an diese Phasen bestehen, sodass man manchmal zunächst auf Rückmeldungen von außen angewiesen ist, beispielsweise von Angehörigen.

Die schematherapeutische Modusarbeit kann dies erweitern, indem unterschiedliche individuelle Zustände bewusster erlebt und differenziert sowie in ihren Anliegen, Entstehungsbedingungen, Auslösemechanismen und Folgen besser verständlich werden. Durch Metaphern, Bilder und individuelle Bezeichnungen können Marker entwickelt werden, die eine Brücke zum individuellen Erleben in diesem Modus bilden und damit das Wiedererkennen des Zustands im Erleben erleichtern.

BEISPIEL Frau P. merkte oft nicht, dass überhaupt etwas sie belastete. Sie konnte zwar ihren »Feueralarm« wahrnehmen, den aber nicht mit ihrem Erleben in Verbindung bringen. Sie lernte zunächst, wahrzunehmen, wenn sie in bestimmte Bewältigungsmodi hineingeriet, um diesen Mechanismen bewusst entgegenzusteuern und alternative Umgangsweisen anzuwenden. Die metapherartige Bezeichnung des Modus ermöglichte die Verbindung zwischen dem Wiedererkennen des Modus im Erleben und dem damit verbundenen erarbeiteten Wissen über ihre dann einsetzenden Reaktionsweisen. ✖

Oder ein zweites Beispiel dazu:

BEISPIEL Frau Q. geriet während einer Therapiepause in einen Zustand, in dem sie wahrnehmen konnte, dass sie offensichtlich etwas sehr stark beunruhigte und in Anspannung versetzte, erlebte aber, dass sie, obwohl sie es versuchte, keinen Zugang zu diesem Erleben herstellen konnte. Sie nahm gleichzeitig auf unterschiedlichen körperlichen und psychischen Ebenen Mechanismen wahr, die sie als Bewegungen von sich weg erlebte und mit dem Bewältigungsmodus der »Nacktschnecke« in Verbindung brachte. Mit dem damit verbundenen Wissen konnte sie diese Impulse zunächst selbst bremsen und auf verschiedene Weise gegensteuern: zur Ruhe kommen, sich beruhigen, Zeit für sich nehmen, sich von außen selbst körperlich spürbare Grenzen setzen, sich wieder »in sich selbst zurückholen«. ✖

Krisenpläne dienen dazu, den Umgang mit sich anbahnenden und akuten Krisen vorzubesprechen, um außerhalb von Krisen hilfreiche Umgangsweisen festzulegen, sodass sie im Notfall für die Person selbst und ihr Umfeld zur Verfügung stehen. Gerade zu Beginn der Therapie ist das dafür hilfreiche Wissen meist nicht vorhanden oder nicht zugänglich. Es kann daher im Verlauf der Therapie oder gegen Ende hilfreich sein, diese Dinge nochmals zusammenzustellen und mit den verwendeten Bildern, Bezeichnungen oder Metaphern zu verbinden. Sie können auch aufgeschrieben und zum Beispiel als Fotos auf dem Smartphone gespeichert werden, sodass sie verfügbar sind. Gerade wenn die Gefahr besonders hoch ist, dass schleichende Veränderungen nicht bewusst oder zu spät erkannt werden, kann es hilfreich sein, die individuellen Marker dafür auch mit einer anderen Person zu besprechen – vorausgesetzt, dass dies gewünscht ist und es eine Person gibt, mit der dies vorstellbar ist. Dabei sollte nicht nur das Erkennen der Zustände besprochen werden, sondern auch, welche eigenen und fremden Reaktionsweisen dann individuell hilfreich sein könnten.

Wenn unterschiedliche Erlebensweisen und Modi zunehmend bewusster erlebt und in ihren Ausdrucksweisen verständlich werden, kann mehr Selbstwirksamkeit und Eigenverantwortung im Umgang mit sich und anderen möglich werden.

Förderung der Teilhabe an sozialen Rollen

Teilhabe an sozialen Rollen in unterschiedlichen Lebensbereichen und die Übernahme einer aktiven Rolle in der Gemeinschaft sind von zentraler Bedeutung für Genesungsprozesse. Insbesondere mit der Diagnose »Schizophrenie« geht häufig die Angst oder Überzeugung und manchmal auch die tatsächliche Erfahrung einher, von sozialen Rollen gänzlich ausgeschlossen zu werden und nicht mehr daran teilhaben zu können. Dies ist in ein komplexes Bedingungsgefüge eingebunden und kann wiederum verstärkend wirken, indem Rückzugstendenzen forciert und weitere Teilhabeversuche gemieden werden. Dabei haben das stereotype und stigmatisierte Krankheitsbild einer lebenslangen, potenziell progressiven Erkrankung sowie die mit diesem Krankheitskonzept verbundenen realen und befürchteten Diskriminierungspraktiken eine große Bedeutung. Für Genesungsprozesse sind aber gerade Erfahrungen von Teilhabe am Leben von enormer Bedeutung sowie eine Berücksichtigung der eigenen Lebensziele und -wünsche. Eine Klientin beschrieb das so:

» Wenn ich meine Diagnose gesagt habe, hatte ich manchmal, auch im professionellen Kontext, das Gefühl, die denken, man wäre so ein Alien, für das andere Gesetze gelten. Das war wichtig in unserer Therapie, dass es nicht so sehr darum ging, was bedeutet jetzt Symptom XY, sondern was für ein Mensch bin ich, was treibt mich um? Dass man ja als Mensch, vor allem als junger Mensch, so viele Wünsche ans Leben und auch Träume hat und dass die nicht einfach weg sind, wenn man die Diagnose bekommen hat, das wird manchmal vergessen. Manchmal erscheint die Erkrankung so fremd und so unverstehbar, erscheinen die Symptome so schillernd und extravagant, dass selbst Menschen aus dem medizinischen Bereich denken, es handle sich um grundsätzlich andere Menschen, für die andere Regeln gelten! Wenn ich beispielsweise über meine Wünsche bezüglich Kinder, Partnerschaft oder Beruf gesprochen habe, hatte ich häufig das Gefühl, da wird so drüber weggegangen oder es wird nur belächelt. Aber diese Wünsche sind ja nicht weg, nur weil man eine psychische Erkrankung hat. Jeder hat das Recht auf Träume und eine Vorstellung vom eigenen Leben und auch darauf, zu versuchen, das umzusetzen.

Und irgendwann hat man in der Folge nicht viel mehr als die Krankheit. Wenn man so lange damit zu tun hat, passiert das ja automatisch, das will man nicht, aber das passiert halt so. Es scheint dann so ein großes Wagnis und so gefährlich, ein fast unmöglicher Schritt, das – die Krankheit – wieder loszulassen. Ich glaube, dass das nur klappen kann, wenn man auch einen anderen Lebensinhalt hat als die Krankheit. Durch meine Ausbildung habe ich gemerkt, dass es nicht mehr funktioniert anders, dass ich all meine Energie bündeln muss und mir nicht mehr leisten kann, mich in jeder einzelnen sozialen Situation zu verfransen. Dafür war es für mich wichtig, zu merken, dass ich das wirklich so sehr will – und dass es keinen anderen Weg gibt, um das zu erreichen, was ich will. Es geht ja letztendlich nicht nur darum, dass man ›was Ordentliches‹ zu tun hat, sondern dass man jeden Tag an sich selbst erlebt, dass man viel mehr ist als diese paar Symptome. «

Nach wie vor und trotz vieler anderer Ansätze besteht ein Großteil der Angebote für Menschen mit schweren psychischen Erkrankungen nicht auf Inklusion, sondern auf einer starken Trennung von »gesund« und »krank«, sodass Ersatzangebote geschaffen werden, in denen die Menschen zusammen wohnen, arbeiten und ihre Freizeit verbringen. Auch wenn dies entlastend sein kann und positive Erfahrungen eigener Wirksamkeit ermöglicht, ist dies für viele Betroffene mit der Erfahrung verbunden, auf einem Abstellgleis festzustecken, vom tatsächlichen Leben ausgeschlossen zu sein. Dies kann mit ambivalenten Haltungen und starken Widerständen gegen die Angebote verbunden sein, wenn eine Teilnahme daran als Zeichen für Belastbarkeit und als Voraussetzung für weitere Unterstützung gewertet wird, die Teilnahme daran aber im eigenen Erleben mit »Versagen« und Ausschluss vom sozialen Leben sowie einer drohenden Verfestigung dieses »Ausschlusses« verbunden ist. Das birgt die Gefahr, dass die Teilnahme an alternativen Angeboten durch diese Widersprüche und Widerstände erschwert ist. Dabei auftretende Probleme werden allein als Zeichen für fehlende Stabilität oder sogar für persönliches Versagen und Scheitern gewertet.

Erschwerend kommt hinzu, dass Veränderungen im Sinne einer Bewegung aus diesem alternativen Betreuungs- und Arbeitssystem heraus häufig mit der Sorge oder der tatsächlichen Erfahrung verbunden sind, dass solche Veränderungsversuche zu einer erneuten Krise führen.

Die Veränderung dieser Mechanismen beinhaltet vor allem auf gesellschaftlicher Ebene die Herausforderung der Realisierung von Teilhabemöglichkeiten im Sinne der Inklusion sowie die Veränderung stigmatisierender Krankheitskonzepte und damit verbundener Diskriminierungspraktiken. In der individuellen Psychotherapie sollten diese Aspekte genauso berücksichtigt und einbezogen werden. Dies beinhaltet einen reflektierten und sensiblen Umgang mit bestehenden Krankheitskonzepten und damit verbundenen dichotomen Konzeptionen (gesund versus krank).

Grundsätzlich erscheint es notwendig, sich von dem Konzept des »Rückfalls« zu verabschieden. Dieses Konzept kann die Angst vor auftretenden Symptomen verstärken sowie die damit einhergehende Tendenz, diese um jeden Preis zu verhindern oder zu unterdrücken. Aufkommende Krisen oder auftretende Symptome einfach als »Rückfall« zu bezeichnen, birgt auch die Gefahr, im Erleben der Person Vorstellungen eigenen Versagens oder Ausgeliefertseins gegenüber einer unkontrollierbaren Erkrankung zu verstärken. Vielmehr sollten wir berücksichtigen, dass es zu einem Entwicklungsprozess dazugehört, durch herausfordernde oder schwierige Situationen auch mit sonst gemiedenen oder konflikthaften inneren Anteilen in Kontakt zu kommen, die möglicherweise zunächst nur als extreme innere Anspannung und Angst wahrgenommen werden und unbewusste, habituierte Bewältigungsversuche und psychosenahes Erleben triggern können. Diese bewusster wahrzunehmen ist auch ein wichtiger Schritt zur Aneignung der eigenen Erfahrungen. Zur Verdeutlichung ist etwa das Bild eines Wanderwegs hilfreich, bei dem es immer wieder sein kann, dass Hindernisse auftreten, man sich verläuft oder noch mal ein paar Schritte zurückgehen muss, man hinfällt, Hilfe oder eine Pause braucht, sich schwierige Stellen erarbeiten und daher langsamer gehen muss etc. All dies heißt aber nicht, dass man wieder von vorne anfangen muss, sondern alle positiven Erfahrungen, die man bis dorthin gesammelt hat, bleiben bestehen. Auf sie kann möglicherweise auch für die Bewältigung der aktuellen Herausforderung zurückgegriffen werden. Die Förderung einer selbstfürsorglichen Grundhaltung sowie eines nachhaltigen Krisenmanagements kann dann helfen, mehr Selbstwirksamkeit im Umgang mit solchen Situationen zu erleben. Eine Klientin beschrieb, wie sehr es dafür auch Mut von allen Beteiligten bedarf:

» Ich würde mir mehr Mut wünschen von allen Beteiligten. Die große Angst vor einem Rückfall – auch im Hilfesystem – verhindert häufig den Mut, Dinge auszuprobieren. Die Symptome an sich sind gar nicht so schlimm, weil es wichtig ist, das zu *erleben* – sonst kann man sie auch nicht überwinden. Und das muss man im Alltag immer wieder machen. Mehr Mut von allen Beteiligten könnte dann auch helfen, stärker zu berücksichtigen, dass kurzfristige Aktionen (wie Medikamentengabe oder die Einrichtung von betreutem Wohnen oder Werkstattarbeit) mit so schwerwiegenden Konsequenzen für die Betroffenen verbunden sind, weil es so viel Kraft braucht, da wieder rauszukommen. Diese Dinge werden zwar oft angesetzt, aber der Weg raus ist gar nicht vorgesehen oder wird gar nicht mitgedacht – aber das sollte doch eigentlich das gemeinsame Ziel sein! «

Viele Menschen mit Psychose-Erfahrungen haben Fähigkeiten und eine intrinsische Motivation für die Ausübung von Tätigkeiten in unterschiedlichen Arbeitsfeldern, während Herausforderungen oder Schwierigkeiten in der Realisierung und Umsetzung vornehmlich im emotionalen und interpersonellen Bereich bestehen. Es kann eine hilfreiche Erfahrung sein, sowohl die eigenen Fähigkeiten als auch bestehende intrinsische Motivationen für bestimmte Tätigkeiten oder Aktivitäten zu erleben – und diese von den interpersonellen Herausforderungen zu differenzieren. Dies kann die Motivation für Veränderungen und die Suche nach Realisierungsmöglichkeiten erhöhen und gleichzeitig verhindern, Schwierigkeiten generell als Ausdruck für Versagen, Scheitern, fehlende Belastbarkeit und fehlende Fertigkeiten zu erleben. So kann ein kompetenter Ressourcenzustand immer wieder (re-)aktiviert werden, der begleitend durch die Auseinandersetzung mit den emotional-interpersonellen Herausforderungen unterstützt wird.

Umgang mit der Medikation

Neben einem positiven Potenzial bringt die Medikation auf unterschiedlichen Ebenen auch behindernde, einer Genesung entgegenstehende Faktoren mit sich (Aderhold 2015, 2016; Schlimme u.a. 2019; Weinmann 2008, 2019; Weinmann & Aderhold 2010). Dies gilt für ihre somatischen gewünschten und unerwünschten Wirkungen sowie bei der individuellen Krankheitsverarbeitung und den interpersonellen Behandlungspraktiken, die jeweils mit den vielfältigen Bedeutungen verbunden sind, mit denen eine medikamentöse Behandlung assoziiert ist.
Auf der *somatisch-psychischen* Ebene kann die angestrebte emotionsdämpfende Wirkung der Medikation mit verschiedenen »Nebenwirkungen« oder »Kollateralschäden« einhergehen. Die vor allem in akuten Phasen entlastende emotionsdämpfende Wirkung der Medikation kann zur Aufrechterhaltung beitragen, indem sie die Entwicklung funktionaler Umgangsweisen mit Emotionen verhindert. Wenn wir als potenzielle Probleme Mentalisierungsfähigkeiten, Selbst-Bewusstsein und Selbst-Erfahrung als wichtige Grundlagen für Identität und soziale Kompetenz betrachten, wird deutlich, wie wichtig eine bessere Gefühlswahrnehmung für die Genesung ist. Gefühle stellen das Informationssystem nach innen und außen über die eigenen Grundbedürfnisse dar. Wenn der Zugang zu diesem Informationssystem durch die Medikamente

zusätzlich erschwert wird, fehlt der eigene innere Kompass und das zentrale Element zur Beziehungsgestaltung. Jann E. Schlimme und Kollegen (2019, S. 27) sprechen von einer chemischen Mauer, die zwar »schützt«, durch die Kontakt und Beziehung aber auch noch weniger möglich werden.

Interessanterweise kann die gewünschte Wirkung der Neuroleptika auch den Prozess der Bewusstwerdung über die Psychose behindern. Gemeint ist hier die Bewusstwerdung der eigenen inneren Realität der Psychose gegenüber der geteilten sozialen Realität (»Exklusivitätseinsicht« bei Schlimme u. a.) und nicht die Krankheitseinsicht, die darüber hinaus noch eine Beurteilung dieser Erfahrung als krankhaft voraussetzen würde, die aber für die Genesung nicht notwendig (eventuell sogar hinderlich) ist (ebd., S. 24).

Beispiel Frau R. beschrieb, dass es ihr oft nach schweren Psychosen, die immer mit Klinikaufenthalten verbunden waren, sehr schwergefallen sei, zu glauben und zu akzeptieren, dass sie wirklich eine Psychose erlebt habe. Sie konnte sich an kaum etwas erinnern, insbesondere nicht daran, wie sie sich gefühlt hatte. Erst nachdem sie auf die Soteria-Station gewechselt war, auf der sie während der akuten Phase viel geringere Dosen Neuroleptika bekommen hatte und damit die Psychose-Erfahrung zwar gedämpft, aber trotzdem noch zugänglich war, fiel es ihr leichter, überhaupt die Psychose-Erfahrung als solche anzuerkennen. Sie beschrieb, dass es zwar teilweise deutlich schwieriger und schlimmer auszuhalten gewesen sei, sie aber zumindest noch etwas davon mitbekommen habe. Die Erinnerung – beispielsweise an ihre Ängste während der Zeit – halfen ihr, auch zu akzeptieren, dass nicht alles erfunden oder eingebildet war:
»Wie soll man denn etwas bearbeiten oder darüber hinwegkommen, zu dem man gar kein Gefühl hat? Wenn man weniger Medikamente nimmt, dann ist es zwar viel schwieriger, das auszuhalten, aber auch leichter, es mit sich in Verbindung zu bringen. Und es ist ja wichtig, damit in Verbindung zu sein, es tatsächlich zu erleben, und zwar richtig körperlich, nicht nur abstrakt – nur dann kann ich mich ja wirklich damit auseinandersetzen.« ×

Jann E. Schlimme und Kollegen formulieren das wie folgt:

» So beschrieben wird sofort klar, dass Neuroleptika primär in Situationen akuter, massiver Überforderung durch die extreme Bedeutungsschwangerschaft der Lebenswelt aufgrund ihrer dämpfenden, das heißt emotional wattierenden Wirkung hilfreich sein können. Aber der Kontakt zur Psychose-Erfahrung muss bestehen bleiben, um am Motor der Psychose, am psychosozialen Dilemma arbeiten zu können. « (Schlimme u. a. 2019, S. 26)

Daneben können auch die nicht gewünschten Wirkungen der Psychopharmaka die Genesung behindern. Als ein Beispiel sei hier nur die bei vielen Neuroleptika zu beobachtende starke Gewichtszunahme genannt, die oft mit Schamgefühlen einhergeht und Kontakt- und Beziehungsaufnahmen zusätzlich erschwert, der Entwicklung eines positiven Körpergefühls entgegensteht und zudem die Umsetzung körperbezogener Anwendungen wie Sporteinheiten erschwert.

Für die *individuelle Auseinandersetzung* mit der medikamentösen Behandlung spielen nicht nur die erwünschten und unerwünschten Wirkungen eine Rolle, sondern vor allem, dass die Medikamente in verschiedene gesellschaftliche Diskurse eingebunden und mit unterschiedlichen, teilweise widersprüchlichen Bedeutungen aufgeladen sind, was im folgenden Zitat deutlich wird:

» Früher war ich nicht einsichtig, also ... ich wollte die Medikamente nicht nehmen. [...] Die Ärzte haben mich als krank bezeichnet, aber ich wollte nicht krank sein. Ich dachte, ich bin nicht krank ... ich hatte ja eine Erklärung für mein Verhalten. «

Die Medikamenteneinnahme stellt ähnlich wie die Diagnose oder ein Klinikaufenthalt für viele Menschen einen Marker für Krankheit dar, der mit weiteren Bedeutungen assoziiert ist. In dem Zitat klingt eine Konzeption sich gegenseitig ausschließender Assoziationsketten von »Kranksein – Medikamente nehmen – Einsichtigsein« einerseits sowie eine Erklärung für das eigene Verhalten zu haben andererseits an, und deshalb keine Medikamente einzunehmen. Die erlebte Wirkung der Medikamente oder missglückte Absetzversuche werden häufig nicht nur als Beleg für die Notwendigkeit der medikamentösen Behandlung gewertet, sondern auch als Zeichen für die Erkrankung selbst sowie für die Bestärkung eines biomedizinischen Erklärungsansatzes. Andersherum werden auch aus der Nichteinnahme von Medikamenten Schlüsse über den eigenen Gesundheitszustand abgeleitet, mit der weitere Erwartungen verknüpft sein können, etwa wieder gesund zu sein und »normal funktionieren« zu müssen.

BEISPIEL Bei Herrn S. sollte das Medikament reduziert werden. Für ihn bedeutete das, dass er dann gesund sei. Daraus zog er die Konsequenz, dass er nun »unbedingt funktionieren« können müsse und keine Probleme mehr auftreten dürften. Das verstärkte wiederum die Tendenz, nicht nach sich selbst zu schauen, sondern über schwierige Gefühle hinwegzugehen, um unbedingt »funktionieren zu können«. ×

Die Medikamente können aber gleichzeitig als Möglichkeit erlebt werden, die Krankheit »wegzumachen« und damit Normalität und gesellschaftliche Anschlussfähigkeit wiederherzustellen. Sie geben damit etwas an die Hand, mit dem man etwas »gegen die Erkrankung machen kann«, und können damit das Gefühl von Kontrollierbarkeit und Beeinflussbarkeit vermitteln. Diese Kontrolle liegt dann aber außerhalb der Person und ist häufig mit der Annahme verbunden, dass es in der Person etwas gebe, dem diese ohne Medikamente ausgeliefert sei, das unkontrollierbar sei, aber kontrolliert werden müsse. Somit ist die Medikamenteneinnahme mit vielfältigen, unterschiedlichen, teilweise widersprüchlichen Bedeutungen verbunden, die sich auf das Selbstbild der Person auswirken. Dies betrifft nicht nur die Selbstwahrnehmung, sondern auch die (antizipierte oder) erlebte Fremdwahrnehmung und damit einhergehende Diskriminierungserfahrungen.

BEISPIEL Frau T. litt unter extrem starken Menstruationsbeschwerden und fragte – nachdem sie viele verschiedene Wege ausprobiert hatte – in einer Apotheke um Rat. Gleichzeitig löste sie ein Rezept für ihr Neuroleptikum ein. Die Apothekerin begann daraufhin, ihr vehement einen Vortrag zu halten, was für sie gut sei: Sie brauche Struktur und eine sinnvolle Aufgabe, sie müsse aufs Land ziehen, sie brauche eine Beschäftigung, am besten auf dem Land, vielleicht mit Tieren, die Stadt sei nicht gut für sie etc. Die Versuche von Frau T., diesen Vortrag zu bremsen und sich auf die Frage nach der Schmerzmedikation für ihre Menstruationsbeschwerden zu konzentrieren, führten zu immer weiteren Vorschlägen, wie sie ihr Leben gestalten solle – ohne dass die Apothekerin außer dem Rezept irgendeine Information über Frau T. und ihr Leben hatte.
Noch absurder wird das Ganze allerdings, wenn man weiß, dass Frau T. seit Jahren in einer Vollzeitstelle im öffentlichen Dienst arbeitete, die sie aktuell auf eine Teilzeitstelle reduziert hatte, um parallel ein Vollzeitstudium zu absolvieren, und sowohl beruflich als auch in ihrer Freizeit sozial aktiv und eingebunden ist. ×

Die Erfahrung, in der Wahrnehmung anderer Personen auf Medikamente und Erkrankung reduziert zu werden, machen viele Menschen mit Psychose-Erfahrungen, aber nicht nur im öffentlichen Raum, in dem sich die Visibilität über die Geheimhaltung der Marker (wie hier Medikamenteneinnahme) normalerweise relativ gut steuern lässt, sondern auch im Kontakt mit Menschen, die sie besser kennen, nicht zuletzt in Behandlungserfahrungen. Auch hier fühlen sich Betroffene häufig auf Fragen der Medikation oder der Diagnosestellung reduziert. Hierzu zählt beispielsweise der häufig praktizierte Behandlungsansatz,

auf Schilderungen von emotionalen Belastungen, Verschlechterungen ihres Befindens oder möglicherweise eine Zunahme von Symptomen ausschließlich mit einer Veränderung der Medikation zu reagieren, statt sich auch für die inneren und äußeren Rahmenbedingungen zu interessieren, unter denen es zu den Veränderungen einschließlich der Symptome gekommen ist.
Eine derartige Behandlungspraxis beinhaltet zum einen die Botschaft, dass alle schwierigen Erlebnisse und schmerzlichen Befindenszustände Ausdruck der Erkrankung seien und mit Medikamenten behandelt – weggemacht – werden müssten. Zum anderen fördert sie die Tendenz, die psychotische Erfahrung – die Symptome – vom sonstigen Befinden und Erleben zu isolieren, sie als Ausdruck einer Erkrankung zu verstehen, die inneren, biologisch determinierten oder äußeren Rhythmen folge, nicht aber im Kontext mit dem sonstigen Befinden und Erleben der Person verstanden werden könne (»sealing over« bei McGlashan u. a. 1975, siehe folgendes Kapitel). Dies steht im Gegensatz zu Behandlungsansätzen, die auf eine Förderung der emotionalen Wahrnehmung, der Mentalisierungs- und Introspektionsfähigkeiten abzielen.
In der Psychotherapie scheint es wichtig, eine Haltung einzunehmen, die von Beginn an verdeutlicht, dass der Impuls für ein plötzliches, abruptes und möglicherweise unkontrolliertes Absetzen der Medikation zwar verständlich, dass aber durch damit verbundene somatische und emotional-psychische Prozesse die reale Gefahr einer erneuten Psychose verbunden ist. Gleichzeitig beinhaltet und signalisiert diese Haltung, dass es einen Raum gibt, über die mit der Medikation einhergehenden komplexen Fragen und Schwierigkeiten offen zu sprechen, um gemeinsam nach Möglichkeiten zu suchen, wie diesen begegnet werden kann. Dies beinhaltet auch die Bereitschaft, für die Genesung wichtige Reduktions- oder Absetzungsversuche zu begleiten und zu unterstützen sowie gemeinsam abzuwägen, wann diese möglich und sinnvoll sind. Die Reduktion der Medikamente kann auch einen wichtigen Anteil an der Genesung darstellen.

» Eigentlich glaube ich, dass der Start zur nachhaltigen Veränderung die Reduktion der Medikamente war. Ich habe zehn Jahre Medikamente genommen und nehme sie auch jetzt noch, aber viel weniger. Früher habe ich immer wieder gehört, dass man die Intensität, die das Leben ausmacht, gar nicht mitkriegen kann, wenn man Medikamente nimmt. Wenn man das Zeug aber seit vielen Jahren nimmt und ein Ende auch eigentlich gar nicht absehbar ist, dann ist das eine schlimme Nachricht: ›Eigentlich kriegst du gar nichts mit vom Leben.‹ Deswegen habe ich immer geantwortet: ›Nee, bei mir ist das nicht so.‹

Aber natürlich war es bei mir auch so, das weiß ich jetzt. Für mich bedeutet das heute, eine stinknormale Ausbildung zu machen und ein stinknormales Leben zu leben – aber eben *zu leben.* Ich habe wirklich das Gefühl, solange ich Medikamente genommen habe, war das so, als ob man drinnen steht vor einer Scheibe und die ist irgendwie beschlagen und man weiß, draußen findet das Leben statt. Man sieht es auch, so in Schemen, man sieht, wie die Leute sich bewegen, aber man kann es nicht erreichen, man kommt da nicht hin, da ist immer die beschlagene Scheibe dazwischen. So empfinde ich heute die Medikamente. Und hinter dieser beschlagenen Scheibe ... das ist nicht das Leben. Bei allen Schwierigkeiten ist es das, was mir eigentlich am meisten Kraft gibt, dass ich das Gefühl habe, ich lebe wieder! «

Idealerweise schließt dies eine enge Zusammenarbeit mit der behandelnden Psychiaterin ein, wenn möglich auch in gemeinsamen Gesprächen. Gerade die enge psychotherapeutische und medizinische Zusammenarbeit kann für alle Parteien befruchtend und entlastend sein: Die Person selbst bringt ihr individuelles Erleben und die aktuellen und vergangenen Erfahrungen mit den jeweiligen Reduktionsschritten mit und kann auf diese Weise das Tempo mitsteuern. Die psychiatrische Seite bringt das medizinische und medikamentöse Fachwissen ein, das für das konkrete individuelle Vorgehen wichtig ist. In der Psychotherapie kann, da im Vergleich zur psychiatrischen Behandlung mehr Zeit zur Verfügung steht und höherfrequente Kontakte möglich sind, eine engere Begleitung des Prozesses realisiert werden. Dabei kann der Umgang mit dem sich durch die Medikamentenreduktion möglicherweise verändernden und leichter zugänglichen emotionalen Erleben begleitet und geübt werden. Vor einer fachlichen Stigmatisierung der (Reduktions-)Wünsche der Betroffenen als fehlende Krankheitseinsicht oder mangelnde Krankheitsakzeptanz sei daher ausdrücklich gewarnt.

Aneignen der eigenen Erfahrungen und ihre Integration

Die Aneignung der eigenen Erfahrungen stellt einen zentralen Bestandteil des Therapie- und Genesungsprozesses dar. In der folgenden Beschreibung von Frau U. wird deutlich, dass es dafür eines längeren, bisweilen schmerzlichen Prozesses bedarf, durch den auch eine andere Haltung zur Erkrankung möglich wird.

BEISPIEL »Für mich war die Frage sehr wichtig, ob etwas denn die Krankheit ist oder was anderes. Oft habe ich gehört: ›Das ist Ausdruck Ihrer Erkrankung‹, und ich weiß, dass mich das in der Situation immer entlastet hat, weil ich dann das Gefühl hatte, das sei eigentlich nicht echt und ich muss eigentlich keine Angst haben und die Situation sei nicht so, wie ich sie gerade wahrnehme, eigentlich spiele mir die Krankheit gerade etwas vor. Aber allmählich habe ich gemerkt, dass das eigentlich nicht Ausdruck der Erkrankung war, eigentlich war es *mein* Ausdruck für etwas. Es war meine Botschaft, die da Ausdruck fand, nicht meine Erkrankung.

Das anzunehmen ist ein Prozess. Ich hatte immer die Vorstellung, dass da eine Krankheit ist und die setzt sich dann phasenweise auf mich drauf und ich muss sie wieder abschütteln. Und ich dachte, irgendwann komme der Tag X und dann habe ich sie für immer abgeschüttelt. Das ist letztlich ein Schutz, denn zu erkennen, dass das Ausdruck meiner allerinnersten Themen ist, das ist ja total schmerzlich. Wenn ich mir vorstelle, dass es in mir so grundlegende, so furchtbare und so schwere Konflikte gibt, die so etwas ausgelöst haben, dann tut das total weh und ist sehr traurig. Und wenn das so tiefe innere Sachen sind, dann bedeutet das ja auch, dass das natürlich viel mehr Arbeit und viel mehr Beschäftigung braucht und ein viel langwierigerer Prozess ist, als jetzt mal zwei Jahre in die Therapie zu gehen oder im betreuten Wohnen zu wohnen. Es bedeutet etwas ganz anderes für das eigene Leben. Deshalb ist es hilfreich, wenn auch das Gegenüber sieht und anerkennt, wie schwierig es ist, das für sich anzunehmen – viel schwieriger und größer, als man sich das vielleicht vorstellt – und dass man sich manchmal auch davon abgrenzen muss.

Damit hängt auch die Empfindsamkeit zusammen: Es passieren Sachen um einen herum, die man nicht versteht, die einen aber auch nicht kaltlassen.

Wahrscheinlich schon als sehr junger Mensch versucht man, diese Dinge für sich einzuordnen. Aber das geht nicht. Es gibt Dilemmata, die man nicht verstehen und nicht einordnen kann. Ich habe gemerkt, dass es ganz große Kräfte in mir gibt, die eigentlich gegeneinander wirken, die ich nicht zur Ruhe bringen kann – und dass das manchmal nur in der Psychose möglich ist, das auszuhalten, weil man das dann kurz nicht spüren muss. Wenn das dann also die Krankheit ist, dann ist es einfach nur Ausdruck dessen, dass ich total beeindruckbar bin von der Welt.
Heute glaube ich nicht mehr, dass Tag X kommt und die Erkrankung ist dann abgeschüttelt. Man muss halt tatsächlich – und das klingt jetzt ein bisschen klischeehaft – einen Umgang damit finden und es auch ein bisschen ins Positive umwandeln, positiv nutzen. Wenn man sich permanent darüber ärgert und es immer als Schwäche auffasst, wie soll man das dann annehmen? Es ist ja auch ein Akzeptieren: Ich bin so und das ist eine Seite von mir und die macht mir oft Probleme, aber in anderen Situationen wird es zu meiner Superwaffe. Sich anzunehmen mit all seinen Teilen und auch mitfühlend zu sein mit sich selbst – das bedeutet für mich Akzeptanz. Also ›die Krankheit annehmen und akzeptieren‹, das ist ja auch so eine Floskel, die immer kommt, aber letztendlich muss das ja jeder Mensch, sich so annehmen, wie er ist. Ich weiß nicht, ob das so viel mit ›Krankheit‹ zu tun hat.« ×

Eine Psychose kann als befreiend erlebt werden oder man kann sich selbst in der Psychose als wichtig und bedeutsam empfinden, während gleichzeitig sonst vorherrschende negative Gefühle in den Hintergrund treten. Dies kann durchaus parallel mit bedrohlichen oder verunsichernden Erlebensweisen verbunden sein, vor allem wenn der fehlende Bezugspunkt zu einer geteilten Realität prägend wird oder es zu explizit schmerzlichen Erfahrungen mit anderen kommt (bei Klinikeinweisungen, Zwangsbehandlungen o. Ä.). Manchmal sind es aber auch gerade die eigenen Erlebens- und Verhaltensweisen gegenüber anderen, die bedrohlich und verunsichernd nachwirken. Gerade wenn (psychose-erfahrene) Menschen sehr hohe innere Ansprüche haben, diese aber zu einem großen Anteil an äußeren Begebenheiten, Ansprüchen oder Regeln orientiert sind statt an authentischen eigenen Bedürfnissen, dann kann die Psychose ein Ausbrechen aus dieser sonst rigiden Orientierung an (verinnerlichten) äußeren Regeln bedeuten. Es ist die Krux der Psychose, dass diese Anteile dann nur im extremen psychotischen Ausnahmezustand ausdrückbar sind und damit in einem Zustand, in dem sowohl die Verbindung nach innen als auch die nach außen erschwert oder aufgehoben ist. So können sie mit extremen inneren und zwischenmenschlichen Erfahrungen einhergehen, die die Bedrohlichkeit der zum Ausdruck kommenden Bedürfnisse, Gefühle und Impulse wieder zu bestätigen scheinen und nach der Psychose sogar zu einer noch stärkeren »Unterdrückung« führen.

Die Verarbeitung und Integration dieser Grenzerfahrungen stellt eine zentrale Herausforderung der biografischen Krankheitsverarbeitung dar. Eine behutsame Annäherung an diese Erfahrungen und eine Differenzierung der in ihr zum Ausdruck kommenden Anteile können ermöglichen, auch jene Anteile zu verstehen, die sonst im Leben nicht genügend Raum bekommen, um nach Wegen zu suchen, wie diesen mehr Raum gegeben werden kann – ohne dass es dazu des Ausnahmezustands der Psychose bedarf.

Dies wird auch in dem folgenden Text von Frau Hofmann deutlich. Frau Hofmann arbeitet als Genesungsbegleiterin und Autorin:

» Wenn mich heute jemand fragt: ›Geht es dir gut?‹, gerate ich sofort in Panik. Leider hat diese Frage für mich ganz und gar ihre fürsorgliche Unschuld verloren. Besonders oft werde ich danach gefragt, wenn ich mit Menschen in Konflikt gerate. Es ist richtig, dass es nicht so häufig vorkommt, dass ich mit anderen überhaupt in Konflikt gerate. Leider ist meine Panik dann nicht zuletzt für Familienmitglieder, Freunde oder Betreuer ein offensichtliches Zeichen dafür, ›dass es wieder losgeht‹ ... Mich macht das wütend. Tatsächlich bin ich vor manischen Krisen – oder besser innerhalb der Krisen – auch häufiger in Streit geraten, insofern könnte man natürlich darin ein Symptom sehen oder ein Frühwarnzeichen. Warum aber nicht erst einmal den Konflikt ansehen? Ganz einfach, weil ich eine Irre bin. Und Irre können sich nicht kontrollieren und drehen total durch, was man insbesondere daran erkennen kann, dass sie wütend auf Familienmitglieder, Freunde oder Betreuer werden, obwohl die es per definitionem ja ausschließlich gut mit ihnen meinen.

Das erste Mal hatte ich 1997 mit diesem Phänomen zu tun. Damals hatte ich ohne Psychiatrie meine erste Psychose erlebt, und es gab kein großes Umfeld, das davon etwas mitbekommen hätte. Meine Familie verdrängte mein merkwürdiges Verhalten und war im Prinzip weit weg. Es gab da vor allem eine Freundin und einen Freund, die meinen Ausflug in die Anderwelt mitbekommen hatten. Diese Freundin hatte auch meine Therapeutin kontaktiert (bei der ich vorher wegen einer Schreibblockade in Behandlung war) und ihr geschrieben, ich würde davon sprechen, dass in meinem Herkunftsort der Metzger Schönweiß, der Bäcker Holzinger und der korrupte Bürgermeister Trautmann heiße, dies die verkehrte Welt sei und ich deshalb die Aufgabe

hätte, die Dinge in Ordnung zu bringen. Auf diese Initiative hin habe ich dann tatsächlich die Therapeutin besucht und ihr alles erklärt und dargelegt, warum alles normal sei. Die Therapeutin kommentierte nichts und sagte nur, dass ich ihrer Meinung nach Medikamente schlucken müsse, weshalb ich mich schnell auf Nimmerwiedersehen verabschiedete.
Meiner Freundin aber hatte die Therapeutin erklärt, dass ich eine Psychose habe, wodurch meine Freundin dann über mich Bescheid wusste und mich ab dem Zeitpunkt voll wieder in der Hand hatte. Tatsächlich war diese Freundschaft auch schon vor der Psychose durchaus problematisch. Einerseits erklärte sie mich für exklusiv zuständig für all ihre Sorgen und Probleme: Wenn es ihr schlecht ging (was nicht selten vorkam), erpresste sie mehrfach meine Fürsorge. Andererseits sollte ich immer in ihrem Schatten bleiben, wenn wir mit anderen Leuten zusammen waren. Inzwischen (dank erfolgreicher Therapie) fällt es mir nicht schwer, das ungesunde Potenzial dieser Freundschaft zu sehen und auch mit meinen familiären Konstellationen in Zusammenhang zu bringen – und mir inzwischen anders Freundschaften zu suchen. Damals aber steckte ich fest, und als die Psychose abklang und ich langsam voller Verwirrung wieder in einer seltsamen Wirklichkeit landete, da war sie für mich da! Sie war meine Aufgabe, die ich während meiner Erkrankung vernachlässigt hatte! Aber etwas hatte sich verändert. In der Psychose hatte ich auch Lust darin entdeckt, meine eigenen Regeln aufzustellen und zu befolgen (natürlich, weil nicht ich die Regeln aufstellte, sondern Gott, und ich die Regeln ja nur empfing). Es gab beides, Erschütterung und Verwirrung über das Verrücktwerden, aber auch ein sehr lebendiges Erleben, in dem zum Beispiel diese Freundin nichts zu sagen hatte ... Ein wenig war dadurch auch ein Keim zum Widerstand gelegt: Ich widersprach ab und zu, aber die unmittelbare Folge meines Widerspruchs oder Protestes war dann immer: ›Geht's dir gut?‹ «

Die Erinnerung an das eigene Erleben und Verhalten während akuter Krankheitsphasen kann extrem schambesetzt sein. Scham und die Angst vor einer aus der antizipierten fehlenden Nachvollziehbarkeit resultierenden Bewertung durch andere (auch psychiatrisch Tätige) können einen Grund dafür darstellen, dass Menschen es vorziehen, nicht über diese Erfahrungen zu sprechen. Im Nachhinein kann es zudem schwierig sein, zwischen der Rationalität der Psychose und der Rationalität der geteilten Realität zu unterscheiden, die für den Betroffenen keine Gegensätze darstellen müssen, aber für die Kommunikation der Erfahrungen relevant erscheinen. Auseinandersetzung mit und Kommunikation über die eigenen Krankheitserfahrungen werden auf diese

Weise durch die vorherrschenden (professionellen) Sinnstiftungsangebote weiter erschwert. Neben der meist negativ konnotierten Bedeutung dieser fachlichen Konzeptionen beruhen sie oft auf Gegensätzen, die der Komplexität der Erfahrungen nicht gerecht werden. Während beispielsweise »psychotisches« und »nicht psychotisches« Erleben für die Betroffenen nicht (immer) klar voneinander abgrenzbar sind bzw. keine Gegensätze darstellen, werden diese in den vorherrschenden Konzeptionen als dichotome Gegensätze postuliert, in denen die Anbindung psychotischer Erfahrungen an einen normalisierenden Diskurs von vornherein ausgeschlossen ist.

Diese Aspekte können nicht nur die Auseinandersetzung mit den Psychose-Erfahrungen, sondern auch die Akzeptanz und Integration der Inhalte erschweren, denn trotz des möglicherweise mit ihnen einhergehenden Verlusts der Kontrolle und Selbstverständlichkeit sind auch die Psychose-Erfahrungen Teil des eigenen Erlebens- und Erfahrungsraums. Während eine gewisse Distanz oder Distanzierungsmöglichkeit zu diesen Erfahrungen sicher hilfreich und entlastend sein und auch einen Schritt im Verarbeitungsprozess darstellen kann (Schlimme & Brückner 2017), kann es die Verarbeitung und Bewältigung aber behindern, diese Erfahrung komplett abzukapseln oder abzuspalten – wie bei jeder anderen abgespaltenen Erfahrung auch.

Thomas H. McGlashan (1987; McGlashan u.a. 1975) beschäftigte sich mit der Bedeutung des Krankheitsverständnisses für die Krankheitsbewältigung. Er untersuchte unterschiedliche Bewältigungsformen (»recovery styles«) von Patienten mit Psychose-Erfahrungen und beschrieb typische Einstellungs- und Verhaltensweisen anhand zweier Pole eines Kontinuums, zwischen denen sich der Umgang mit der Erkrankung abspielt. Für die Unterscheidung der beiden Pole spielt die Auseinandersetzung mit der individuellen Bedeutung der Psychose und deren Einbettung in die individuellen Lebenserfahrungen eine zentrale Rolle.

Integration oder »integrative recovery« wird durch Explorations- und Reflexionsbereitschaft bezüglich der Krankheitserfahrungen und deren persönlicher Bedeutung charakterisiert. »Integrierende« Patienten sind sich demnach der Kontinuität ihrer Erfahrungen und Persönlichkeit über den Verlauf der Erkrankung hinweg bewusst, sie sehen in der Psychose-Erfahrung sowohl positive als auch negative Aspekte, insbesondere aber eine Quelle persönlicher Informationen, die sie zu ergründen suchen.

Als »sealing over« (Versiegelung, Einkapselung, Isolation) wird dagegen jene Tendenz bezeichnet, die psychotische Erfahrung von der Person und ihren sonstigen Erfahrungen zu isolieren und einzukapseln. Die Psychose wird dabei eher als eine abgrenzbare und ausschließlich negativ besetzte, meist in einem biologischen Defekt begründete Erfahrung angesehen, die von außen kommt und den Patienten heimsucht. Eine weitere Auseinandersetzung mit der Erfahrung wird abgelehnt und – ebenso wie die Psychose allgemein – als sinn- und bedeutungslos betrachtet.

Der Bewältigungsstil der Patientinnen und Patienten (und dessen Bewertung) ist nach McGlashan und Mitarbeitern nicht zuletzt vom Krankheitsverständnis des Behandlers abhängig. So wiesen sie darauf hin, dass auch Psychiater anhand ihrer Behandlungspraxis und des dieser zugrunde liegenden Krankheitsverständnisses analog einem der beiden Stile zugeordnet werden könnten und unterschiedliche therapeutische Interventionen dementsprechend eher einen der beiden Bewältigungsstile fördern. Ein medizinisches Krankheitsverständnis in Verbindung mit einer Fokussierung der medikamentösen Behandlung zur schnellen Verbesserung der Symptomatik wird dabei eher mit einem »versiegelnden« Bewältigungsstil in Verbindung gebracht (McGlashan u.a. 1975; siehe auch Leferink 1997, S. 211).

Neben der Begrenztheit der zur Verfügung stehenden Sinnstiftungsangebote und der damit fehlenden sprachlichen und interpersonellen Brücke zu diesen Erfahrungen und den in ihnen zum Ausdruck kommenden unterschiedlichen, teilweise widersprüchlichen oder konflikthaften inneren Anteilen kann auch die Angst, allein durch die Auseinandersetzung mit den Krankheitserfahrungen wieder in eine Krankheitsphase zu »rutschen«, dazu führen, dass diese gänzlich gemieden wird (Sibitz u.a. 2007). Diese Angst korrespondiert mit der lange bestehenden Behandlungskonzeption und -praxis, lieber nicht an die Psychose-Erfahrungen oder andere belastende Erfahrungen zu rühren, weil dadurch eine erneute Psychose ausgelöst werden könnte.

Der mehr oder weniger bewusst erlebte Kontakt mit den darin erlebten bedrohlichen Gefühlen und den zum Ausdruck kommenden (sonst gemiedenen) Bedürfnissen und Impulsen und den damit verbundenen Konflikten geht auch mit einer erhöhten Wahrscheinlichkeit der Aktivierung der zur Verfügung stehenden (kompensatorischen) Bewältigungsmöglichkeiten einher – und seien es psychotische »Symptome«. Dies kann sich in der mehr oder weniger bewussten Überzeugung zeigen, dass diese, wenn sich diese Anteile im Erleben andeuten, unbedingt gemieden werden müssen, weil ein Kontakt damit eine erneute Krise begünstigen könnte, oder dass sie als »die Krankheit selbst« verstanden werden und dementsprechend gemieden werden müssen. Gerade die erlebte Erfahrung, dass das, was in der Sensibilität anklingt, nicht einfach Zeichen einer äußeren Bedrohung oder einer vom eigenen Erleben unabhängigen Krankheit ist, sondern Ausdruck innerer Spannungen, konflikthafter Gefühle und Bedürfnisse sein kann, kann einen wichtigen Schritt in der Auseinandersetzung mit und der Aneignung der Psychose-Erfahrungen darstellen.

Wie bei allen anderen »Symptomen« auch, kann es nicht der Behandlungsweg sein, den Kontakt mit den die Symptome triggernden Erfahrungen und Erlebensweisen *gänzlich* zu vermeiden, sondern Bedingungen und Möglichkeiten zu erarbeiten, unter denen auch diese Anteile erfahrbar, mitteilbar und verständlich werden können und dürfen. *Bestimmte* (auslösende) Begebenheiten oder Bedingungen zu vermeiden kann dann zu einem Weg unter vielen im selbstbestimmten Umgang mit den eigenen Erfahrungen werden.

Die eigene Empfindsamkeit – oder »Beeindruckbarkeit von der Welt« – und die Symptome nicht als Ausdruck einer unverständlichen Störung zu betrachten, sondern als etwas, was gerade »stört« oder behindert – das Selbsterleben, die Beziehung bzw. den Kontakt, das Mitteilen der Erfahrung –, aber möglicherweise verständlich werden kann in seinem Sinn, seiner Bedeutung oder Funktion, seinem biografischen Bezug – all das kann den Raum für einen möglichen Zugang öffnen. Eine derartige Haltung, in der die psychopathologischen Symptome nicht nur als Anzeichen gestörter Funktionen, sondern als Ausdrucksformen der Subjektivität des Gegenübers verstanden werden, kann dabei helfen, einen Zugang zu dem Sinn dieser Ausdrucksformen zu finden, und macht gleichzeitig deutlich, dass es nicht darum gehen kann, sie so schnell wie möglich zu beseitigen (Küchenhoff 2015, S. 43–47).

Ein verstehender Zugang zu symptomatisch bewerteten psychotischen Erlebens- und Verhaltensweisen bedeutet allerdings nicht, dass alles um jeden Preis verstanden werden muss und kann. Zum einen sind dem Bemühen, »Sinn und Nichtsinn der psychotischen Erlebnisformen auszumessen und mit Biografie und Beziehungserleben zu verbinden«, immer auch Grenzen gesetzt; »sie liegen freilich nicht fest; um den Sinn und die Grenzen des Sinns muss in einer verstehenden Psychopathologie immer neu gerungen werden« (ebd., S. 43). Zum anderen geht es nicht um eine Art Symptomzerlegung durch Sinnanalyse, das Symptomverständnis darf kein Selbstzweck werden. Vielmehr geht es darum, einen Zugang zum Gegenüber zu finden, um ein gemeinsames Verständnis für individuell relevante Themen, Bedürfnisse oder Konflikte zu entwickeln – unabhängig davon, ob dies über die Symptome vermittelt wird oder über andere Erlebens- und Verhaltensweisen. Dabei sollten die Symptome nicht grundsätzlich als möglicher Zugang zur Subjektivität des Gegenübers ausgeschlossen und eine Abspaltung dieser Erfahrungen nicht begünstigt oder verstärkt werden.

BEISPIEL Herr V. beschreibt seine Psychose beispielsweise nicht zuletzt als Ausdruck seiner tiefsten Sehnsüchte und Bedürfnisse. Allerdings würde die Psychose dabei eine Art Fata Morgana darstellen – die Bedürfnisse wären zwar plötzlich spürbar und allgegenwärtig, würden aber nur scheinbar erfüllt bzw. deren Erfüllung nicht wirklich greifbar werden. ×

Das Aneignen der eigenen Erfahrungen ist ein zentrales Element für deren Integration. Gerade wenn bestimmte Erlebensanteile nur in den beiden Extremen rigider Vermeidung und Abspaltung oder aber eines unkontrollierten Durchbrechens isolierter, unverbundener Erlebensanteile möglich sind, geht es von Anfang an darum – und so früh wie möglich im Krankheitsverlauf –, Möglichkeiten zu finden, wie diese Anteile auch ohne den extremen Ausnahmezustand der Psychose erlebbar werden können. Das gilt für extrem schmerzliche Erfahrungen ebenso wie für verbotene und gemiedene Bedürfnisanteile einschließlich wichtiger aggressiver und vitaler Impulse.

Durch das Aneignen der eigenen Erlebensanteile und deren Differenzierung, einschließlich der Einordnung in eine biografisch-zeitliche Dimension, kann eine neue Integration dieser Anteile möglich werden. So ermöglicht eine zunehmende Differenzierung zwischen eigenen und fremden Erlebensanteilen auch eine bessere Unterscheidung, welche Anteile nach innen genommen und gegenüber welchen Anteilen die Abgrenzungsfähigkeiten gestärkt werden müssen. Eine zunehmende Trennung von aktuellen und alten Erlebnissen ermöglicht es, bestimmte Anteile als reale, aber zeitlich vergangene Erfahrungen (und Reaktionsweisen darauf) in das innere Erleben und eigene Gewordensein zu integrieren. Dieses Nach-innen-Nehmen der eigenen – vergangenen – Erfahrungen wird bildlich gesprochen durch den Kontakt des gesunden Erwachsenen zum inneren Kind gefördert.

BEISPIEL In der Therapie mit Frau W. entwickelten wir verschiedene Bilder für Aspekte ihres Erlebens, die zunächst unverbunden schienen. Zum einen erlebte sie ihre emotionale Innenwelt wie ein leeres Blatt, sie habe keine Gefühle oder Bedürfnisse. Ansonsten gab es nur den Zustand existenzieller Panik, der bedrohlich war und den sie um jeden Preis mied (das beschrieb sie mal wie ein Kind, das seine Hand auf eine heiße Herdplatte gelegt hatte). Daneben stießen wir in der Auseinandersetzung und kleinschrittigen Annäherung an ihr Erleben in schwierigen Situationen auf vielfältige Mechanismen, mit denen sie sich ganz weit von sich entfernte (»Nacktschneckenmechanismus«). Zunehmend erlebte sie, dass diese Mechanismen viele Fertigkeiten und Kompetenzen enthielten, in manchen extremen Situationen aber vornehmlich dazu dienten, Harmonie,

Sicherheit, Kontrolle und Struktur im Außen herzustellen – und dann Gefahr liefen, bestimmte Eigendynamiken zu entwickeln.

Durch die zunehmende Wahrnehmung und Berücksichtigung ihrer Bedürfnisse und Gefühle füllte sie langsam das weiße Blatt und merkte, dass da doch ganz viel in ihr war. Durch die Auseinandersetzung mit den Konsequenzen des Nacktschneckenmechanismus und durch die gleichzeitige Erfahrung, wie wohltuend der Kontakt zu sich war, entwickelte sie zunehmend Mechanismen, dies zu erkennen und dem bewusst gegenzusteuern. Dazu gehörte auch, dass ihr der Kontakt zu sich selbst guttat und den psychosenahen inneren Mechanismen entgegenwirkte.

Parallel näherten wir uns zunächst über Bilder und Metaphern zunehmend auch ihrem panikartigen Erleben – über das Bild des allein gelassenen Säuglings und der Zuwendung zu diesem Kind. Erst über die wiederholte Auseinandersetzung, Erinnerung an ihre Erfahrungen und ein zunehmend vertiefendes Erleben und Verstehen wuchsen diese Bilder auch in ihrem Erleben zusammen: So nahm sie zunehmend wahr, dass Auslöser für ihre unterschiedlichen Kontroll- und Schutzmechanismen nicht, wie sie es zunächst erlebt hatte, unbedingt tatsächliche Bedrohungen und Gefahren im Außen waren, sondern in ihrer eigenen Wahrnehmung lagen, sodass es dann weniger darum ging, im Außen Sicherheit und Kontrolle herzustellen, als vielmehr sich selbst zuzuwenden. Dies war ein Teil auf ihrem »weißen Blatt«, den sie zunächst als bedrohlich erlebt hatte.

Dabei erlebte sie, dass dieser Erfahrungsbereich mit schmerzlichen und bedrohlichen Gefühlen und mit verschiedenen Bedürfnissen belegt war. Sie erzählte mir, dass sie immer gedacht habe, dies sei die Krankheit, und dass sie einen Kontakt damit um jeden Preis meiden oder verhindern müsse, um nicht wieder krank zu werden (heiße Herdplatte). In der langsamen Annäherung auch an diesen bedrohlichen Bereich merkte sie, dass sie vor vielen Gefühlen weniger Angst hatte und stattdessen sogar neugierig wurde darauf, was sie erlebte. In der Differenzierung der unterschiedlichen Gefühle, Bedürfnisse und Erfahrungen erlebte sie zunehmend, dass ein Teil, den sie sonst gemieden und zu kontrollieren versucht hatte, ihre eigene Lebendigkeit war. So konnten diese bedrohlichen Erlebnisse zunehmend erschlossen und differenziert werden, um dabei eine Trennung zwischen aktuellen, situationsbezogenen Erlebensanteilen und dem »panikartigen Erleben« des inneren Kindes zu ermöglichen, dem Kind, dem sie sich auch durch das bessere Verständnis ihrer biografischen Erfahrungen leichter zuwenden und das sie leichter annehmen konnte. ×

»Integration« kann damit als ein Prozess verstanden werden, der sich über die schrittweise und oft jahrelange Aneignung von Erfahrungen und Erlebensanteilen entwickelt. Das macht auch deutlich, dass der Prozess der Integration nicht durch ein zu Beginn der Therapie konstruiertes und vermitteltes Fallkonzept vorweggenommen oder ersetzt werden kann. Er muss sich aus dem Erleben der Person entwickeln und darin verankert sein. Im Prozess der Verarbeitung geht es um die Förderung der Verschaltung zwischen und Zusammenarbeit mit den unterschiedlichen Prozess- und Gedächtnismerkmalen. Eine rein kognitive Bearbeitung ohne Bezug zum emotionalen Erleben kann einer Verarbeitung der emotionalen Erfahrungen sogar entgegenwirken.
Dennoch müssen im erlebenden Modus auch kognitiv-reflexive Prozesse für die Verarbeitung zur Verfügung stehen. Die diesbezüglichen Fertigkeiten müssen möglicherweise zunächst durch nachträgliche Förderung und/oder Regulation der emotionalen Spannungszustände zugänglich gemacht werden. Auf diese Weise kann ein hoch komplexes Selbsterfahrungswissen entstehen (Kuhl 2001): Es ermöglicht ein systemisches Verstehen im Sinne einer ganzheitlichen, nicht vollständig explizierbaren Repräsentation impliziter, hoch inferenter Wissensnetzwerke, über die auch komplexe – in einem rein rational-analytischen Modus auch potenziell widersprüchlich erscheinende – Zusammenhänge simultan erfahrbar werden können.

Schlussbemerkungen

»Jede Psychose ist einzigartig, [...] ist anders und erzählt eine eigene Geschichte. Sie ist immer ein individueller Vorgang, der nur mit subjektiven Deutungen und im sozialen Zusammenhang zu verstehen ist« – schreibt die AG der Psychoseseminare (2013). Gleiches gilt für die Sensibilität psychose-erfahrener Menschen. Beide – Sensibilität und Psychose – können sowohl als Ausdruck allgemeinmenschlicher Erlebens- und Reaktionsweisen als auch im Rahmen der jeweils individuellen Lebensgeschichte verstanden werden.

So problematisch die Entwicklungen um das Konzept der Vulnerabilität sind, kann die subjektiv erlebte Sensibilität einen wichtigen Zugang zum Verständnis und der Behandlung in der Therapie psychose-erfahrener Menschen liefern. Dies setzt voraus, dass wir uns von der Vorstellung einer deterministisch konzipierten Disposition – sei sie genetisch oder frühkindlich entstanden – und damit verbundenen pessimistischen Prognosen verabschieden und uns dem jeweils individuellen Erleben von Sensibilität zuwenden.

Ich habe mit Blick auf das Erleben von Sensibilität mögliche Besonderheiten im emotionalen Erleben, im Selbstbewusstsein, in der Wahrnehmung eigener Grenzen, der Verbindung unterschiedlicher Erlebensweisen und dem Erleben von Verantwortung für die Psychosenpsychotherapie beschrieben. Es ließ sich zeigen, dass diese Phänomene auch als Ausdruck allgemeinmenschlicher Vulnerabilität und damit verbundener komplexer Entwicklungsprozesse verstanden werden können. Dafür sind Ansätze unterschiedlicher Forschungstraditionen und Therapieschulen hilfreich und befruchtend. In der Auseinandersetzung mit unterschiedlichen Konzeptionen von Vulnerabilität und Sensibilität sowie gleichzeitigem Abgleich mit den individuellen Erfahrungen psychose-erfahrener Menschen wird deutlich, dass letztlich kein Merkmal psychosespezifisch ist (also sich allein im Kontext von Psychose-Erfahrungen, geschweige denn der Schizophrenie zeigt). Dies stellt einen Ausgangspunkt dafür da, auch integrative, störungsübergreifende Therapieansätze für die Behandlung von Menschen mit Psychose-Erfahrungen nutzbar zu machen, die auf die »emotionale Auseinandersetzung mit sich und die emotionale Nachverarbeitung emotionaler Belastungen« fokussieren (Wendisch 2015, S. 359).

Die Emotionsfokussierte Therapie zielt darauf ab, Zugang zu schmerzlichen bzw. verletzlichen Emotionen zu bekommen sowie sich den damit verbundenen unerfüllten Bindungsbedürfnissen zu nähern. Bestimmte emotionale Regulations- oder Vermeidungsstrategien werden dabei als ehemalige Überlebensstrategien verstanden, die heute an der Aufrechterhaltung und damit auch der Verhinderung neuer Bindungserfahrungen beteiligt sind. Mit Blick auf die erlebte Sensibilität bedeutet dies, das darin anklingende Erleben erfahrbar werden zu lassen, sodass verletzliche Emotionen wahrgenommen, akzeptiert und transformiert werden können.

Das auf ähnlichen theoretischen Annahmen basierende Modusmodell der Schematherapie setzt dies um in der Konzeption einer inneren Bühne mit dem unmittelbaren emotionalen Erleben (den primären Emotionen) und einer äußeren Bühne mit den Bewältigungsmodi und ihren emotions-, bedürfnis- und beziehungsregulierenden Funktionen (und den damit verbundenen sekundären Emotionen). Die erlebte Sensibilität kann hier auch als Umschaltpunkt zwischen innerer und äußerer Bühne verstanden werden, die als Knotenpunkt die Verwobenheit der emotionalen und weiterer Reaktionen auf der äußeren Bühne mit dem Erleben auf der inneren Bühne und den darin beinhalteten Regulations- oder Vermeidungsversuch umfasst. Die Metapher des Kind-Modus drückt die dabei angenommene Fusion des aktuellen Erlebens mit dem Erleben der Vergangenheit aus.

Mit Blick auf die erlebte Sensibilität kann die Arbeit mit den Bewältigungsmodi helfen, die zum Ausdruck kommenden emotionalen Vermeidungsanteile bewusster zu machen, sie als ursprüngliche Überlebensstrategie mit Schutz- und Bewältigungscharakter zu würdigen und gleichzeitig die zentrale Bedeutung des Zugangs zur dahinterliegenden inneren Bühne auszuleuchten. Die enorme Anspannung oder Panik als Teil der erlebten Sensibilität kann sowohl als Ausdruck der inneren Spannungen und Konflikte auf der inneren Bühne als auch als Gefahr des überflutenden Durchbrechens oder unkontrollierten Wiedererlebens extrem belastender bis traumatischer Erfahrungen verstanden werden. Solche Erfahrungen unkontrollierbarer Überflutung mit Gefühlen tragen zur Verstärkung der Kontrollversuche bei, die wiederum das unkontrollierte Durchbrechen dieser Erfahrungen wahrscheinlicher machen. Bei solchen intensiven Gefühlen – Claas-Hinrich Lammers (2011) spricht von unter- oder überregulierten Gefühlen – ist es notwendig, zunächst die Fertigkeiten durch Stabilisierungsmaßnahmen und Förderung der emotionalen und selbstreflexiven Fähigkeiten zu stärken.

Es wird noch einmal deutlich, dass ein reduziertes Vulnerabilitätsverständnis – als genetisch determinierte Erkrankung, die jederzeit durchbrechen kann – derartige (nicht notwendigerweise bewusste) Kontroll- und Vermeidungsstrategien eher begünstigt bzw. verstärkt, da auch die in der erlebten Sensibilität anklingenden Erfahrungen und Gefühlszustände als Ausdruck einer unkontrollierbaren Krankheit gesehen werden, die es unbedingt zu vermeiden gilt.

Kognitive und behaviorale Elemente werden in der Schematherapie integriert. Gerade den in vielen kognitiv-verhaltenstherapeutischen Therapieansätzen fokussierten Modellen zur aufrechterhaltenden Wirkung von Gedanken kommt dabei aber eine nachrangige Bedeutung zu. Gleiches gilt für die in kognitiven Therapieansätzen zur Behandlung psychotischer Symptomatik beschriebenen Interventionen. Sie können zwar in der Arbeit mit den Bewältigungsmodi zur Verdeutlichung der aufrechterhaltenden Wirkung kognitiver Mechanismen hilfreich sein, von einer ausschließlich auf die Umstrukturierung dieser Gedankeninhalte abzielenden Behandlung sollte aber in den meisten Fällen abgeraten werden, sofern sie nicht mit einer Auseinandersetzung der durch sie gemiedenen Erfahrungs- und Erlebensweisen einhergeht. Daran anknüpfend können sie aber ergänzend zu verhaltensbezogenen Interventionen hilfreich sein, um bei der Umsetzung alternativer Bewältigungsweisen und der wichtigen Ermöglichung neuer Erfahrungen im Hier und Jetzt zu unterstützen.

Durch die stärkere Einbeziehung der Bindungsforschung, der Erkenntnisse der Entwicklungspsychologie und des auf ihnen fußenden Mentalisierungskonzepts wird nicht nur die prägende Bedeutung von Bindungserfahrungen, sondern auch die Bedeutung von Bindungsbeziehungen für die Entwicklung dieser Fertigkeiten stärker berücksichtigt. Die in der Schematherapie (und der sogenannten dritten Welle der Verhaltenstherapie allgemein) damit einhergehende Veränderung der therapeutischen Beziehung ist auch für die Behandlung von Menschen mit Psychose-Erfahrung hoch relevant – mit Thomas Bock könnte man sagen, die Psychotherapie müsse »beziehungsfähiger« werden (Bock 2020, S. 38 f.).

In analytischen und psychodynamischen Ansätzen findet sich schon früh eine Hinwendung zur und Berücksichtigung der Phänomenologie der Vulnerabilität psychose-erfahrener Menschen, also viele aus den jeweils therapeutischen Erfahrungen hervorgehende Beschreibungen und theoretische Überlegungen, die für das Verständnis der erlebten Subjektivität hilfreich sind. In neueren Ansätzen psychodynamischer Psychosenpsychotherapie werden diese durch die Einbeziehung neuerer Erkenntnisse und die Ergänzung um veränderte Behandlungstechniken, etwa in der mentalisierungsbasierten Therapie, konsequent in Behandlungskonzepte übertragen.

Unter Einbeziehung bindungstheoretischer und entwicklungspsychologischer Konzepte wird dabei das Verständnis der eng miteinander verwobenen

Prozesse der Affektentwicklung und der Entwicklung des Selbst mit seinen Grenzen für die Behandlung genutzt. In dem von Günter Lempa und Kolleginnen entwickelten Behandlungsansatz wird etwa die Notwendigkeit einer Förderung oder (Re-)Konstruktion von Fähigkeiten betont, die aus entwicklungspsychologischer Perspektive teilweise der Entwicklung von Mentalisierungsfähigkeiten und weiteren Fertigkeiten vorausgehen. Entscheidend sei dabei, dass die Förderung dieser Fertigkeiten »nicht durch die Vermittlung von Einsicht erreicht [wird], sondern durch eine Erfahrung in Echtzeit innerhalb der therapeutischen Beziehung« (Lempa u. a. 2016, S. 125). Zu unterscheiden seien daher zwei Phasen: die der gelebten Interpersonalität und die der verstandenen Interpersonalität.

In der Phase der gelebten Interpersonalität liegt der Fokus auf der Förderung und Nachreifung dieser Fertigkeiten und der damit zusammenhängenden Ich-Funktionen, die durch die in der Beziehung gelebten neuen Erfahrungen (Modelllernen) zum Aufbau zwischenmenschlicher Kompetenz beitragen. Mithilfe der Reflexion der Gegenübertragung geht es dabei insbesondere darum, die Regulation des Spannungsverhältnisses von Nähe und Distanz zu unterstützen, um die Angst vor der interpersonellen Situation, in der eine Verbindung gerade durch die Differenzierung und Abgrenzung der Individuen möglich wird, zu reduzieren (Erleben von Alterität, ebd., S. 107 ff.).

In der zweiten Phase wird dies durch eine im Kontext der Biografie verstandene Interpersonalität vertieft und ergänzt (ebd., S. 126). Dabei kommen vermehrt verbale und einsichtsorientierte Methoden zum Einsatz, die die Etablierung der sekundären Repräsentanz fördern. Diese Konzeption verdeutlicht nicht nur die Bedeutung der Förderung und Nachreifung von Fähigkeiten des Ichs, sondern auch, dass dafür insbesondere zu Beginn der Therapie die in der therapeutischen Beziehung erlebten Erfahrungen entscheidender sein können als die Vermittlung von Einsicht.

Eine wichtige Ergänzung stellt eine traumatherapeutische Perspektive auf die erlebte Sensibilität (und psychotische Erfahrungen) dar. Hier können die im Kontext der erlebten Sensibilität und deren Verbindung zu psychotischen Erfahrungen beschriebenen Phänomene in Analogie gesetzt werden zu dem in den traumatischen Erfahrungen beschriebenen Wiedererleben und dem nachhaltigen Einfluss auf das Erleben des Selbst, der eigenen Grenzen und auf die Fertigkeiten zur Emotionsregulation. Berücksichtigt man die hohe Prävalenz traumatischer Erfahrungen bei Menschen mit Psychose-Erfahrungen und den großen Überlappungsbereich psychotischer Symptome mit solchen, die explizit als Traumafolgestörung verstanden werden, kann eine traumatherapeutische oder traumasensible Perspektive für die Behandlung von Menschen mit Psychose-Erfahrung nur hilfreich sein – auch jenen, bei denen (zu Beginn der Therapie) keine konkreten traumatischen Erfahrungen bewusst repräsentiert sind und/oder erfasst werden können.

Dies soll nicht heißen, dass bei allen Menschen mit Psychose-Erfahrung traumatische Erfahrungen im engeren Sinne vorgelegen haben, denn auch für das Verständnis der Verarbeitung belastender emotionaler Erfahrungen im weiteren Sinne und deren Einfluss auf die davon ausgehende Entwicklung können Erkenntnisse der Traumaforschung nützlich sein. Martin Wendisch sieht beispielsweise die Erkenntnisse der Traumaforschung und -therapie als »transdiagnostischen Schlüssel« für das Verständnis und die Behandlung psychischer Störungen allgemein. Ähnliches findet sich in Analogien der Schematherapie zu einer traumatherapeutischen Behandlung. Konzeptionell werden hier Befunde zur Verarbeitung traumatischer – bzw. mit Ohnmachtserleben und Kontrollverlust und damit potenziell traumatisch erlebter – Erfahrungen einbezogen.

Wie beschrieben, sind derartige Erfahrungen sehr eng verwoben mit den zur Verfügung stehenden individuellen Fertigkeiten und psychosozialen Unterstützungsangeboten zu deren Verarbeitung – und sind insbesondere für die ersten Lebensjahre rückblickend schwer differenzierbar. Für das Verständnis und den Umgang kann allerdings auch die Möglichkeit des Wiedererlebens nicht kognitiv repräsentierter, mit Ohnmachts- und Bedrohungsgefühlen einhergehender Erfahrungen und der damit einhergehende Verlust von Rückgriffsmöglichkeiten auf sonst durchaus bestehende emotional-kognitive Verarbeitungsfertigkeiten helfen. Gerade die Analogie zu posttraumatischen Reaktionen einschließlich dissoziativer Mechanismen kann auch bewirken, besser zu verstehen, wie mit Psychose-Erfahrungen auch jene Erfahrung einhergeht, sich nicht als einheitliches Selbst erleben zu können. Dies sollte aber nicht davon abhalten, die Person dabei zu unterstützen, sich selbst im eigenen Leben kohärent zu erleben und auch Erfahrungen auseinanderbrechender Erlebensanteile für das Selbstbild zugänglich zu machen.

Dementsprechend können auch weitere Erkenntnisse und Erfahrungen aus der Traumatherapie für die Behandlung von Menschen mit Psychose-Erfahrungen relevant sein. Dies beginnt mit den vielfältigen Techniken zur Förderung der sozial-emotionalen Fertigkeiten, die in der Stabilisierungsphase der Traumatherapie verwendet werden und die darauf abzielen, die Wahrscheinlichkeit unkontrollierten Wiedererlebens traumatischer Erfahrungen zu reduzieren und den Umgang mit belastenden Erfahrungen im Hier und

Jetzt zu verbessern. Dies schließt auch das in diesem Kontext bestehende und sich weiter differenzierende Wissen über das Verständnis und die Behandlung dissoziativer Phänomene mit ein.

Bei manchen Menschen mit Psychose-Erfahrung zeigt sich im Therapieverlauf früher oder später, dass die Traumabearbeitung einen zentralen Stellenwert erhält. Es gibt inzwischen Ansätze verschiedener Arbeitsgruppen, traumatherapeutische Therapieverfahren in der Behandlung psychose-erfahrener Menschen einzusetzen, wobei unterschiedliche Haltungen zu der Frage bestehen, inwieweit, wann und welche Methoden der Traumaexposition ergänzend zu stabilisierenden Interventionen eingesetzt werden sollten (siehe das Kapitel zu den »Entwicklungslinien emotional belastender Erfahrungen«). Hier sind weitere Forschungen bezüglich der Erarbeitung spezifischer oder der Übertragung bestehender traumatherapeutischer Verfahren notwendig bzw. Erkenntnisse dazu, welche Verfahren wann und wie im Rahmen einer integrativen Psychosentherapie eingesetzt werden können.

Prägende belastende und traumatische Erfahrungen ereignen sich in Beziehungskontexten und machen es notwendig, diese stärker zu berücksichtigen. Die bisher zu kurz gekommene Perspektive der systemischen Therapie stellt eine wichtige Ergänzung zu den hier beschriebenen individuumsbezogenen Behandlungsansätzen dar. In der Geschichte der Psychosenforschung und -therapie hat sie beispielsweise wichtige Erkenntnisse zum Verständnis schwieriger Beziehungssituationen und Kommunikationsmuster beigetragen sowie daraus hervorgehende Impulse, die Behandlung stärker auf das ganze (meist: Familien-)System als allein auf das Individuum zu beziehen. Eine systemische Perspektive kann es gleichzeitig ermöglichen, nicht nur das Wie schwieriger Beziehungs- und Kommunikationsmuster zu betrachten, sondern auch deren Entwicklung und Einbindung in mehrgenerationale und gesellschaftliche Strukturen zu berücksichtigen, gegebenenfalls auch einschließlich der transgenerationalen Transmission traumatischer Erfahrungen (Keller 2013).

Eine systemische Perspektive stellt auch die Grundlage bedürfnisorientierter Versorgungsansätze dar, die ihren Ursprung im finnischen Modell der bedürfnisorientierten Behandlung haben (Alanen u.a. 2003). Hier werden die sozialen Netzwerke von Beginn an in die Behandlung einbezogen und es wird versucht, offene Dialoge in und mit der Familie bzw. im weiteren sozialen Netzwerk zu fördern (Aderhold & Greve 2010; Open-Dialogue-Ansatz: Seikkula & Arnkil 2007). Ein derartiger bedürfnisorientierter Versorgungsansatz zielt darauf ab, ausgehend von den jeweils individuellen Bedarfen und therapeutischen Herausforderungen gemeinsam auch die relevanten Therapieansätze zu wählen. Ein individuelles einzel- und/oder gruppentherapeutisches Vorgehen, wie es im vorliegenden Buch skizziert wird, stellt nicht für jeden Menschen mit Psychose-Erfahrung eine notwendige oder passende Behandlung dar. Im Rahmen eines integrierten bedürfnisorientierten Versorgungsansatzes kann sie allerdings einen Bestandteil der Gesamtbehandlung bilden. Aus Sicht der Psychotherapie kann auf diese Weise eine häufig notwendige und hilfreiche Einbeziehung, Vernetzung und Zusammenarbeit mit den sozialen und weiteren professionellen Netzwerken der Patientinnen und Patienten möglich werden.

Eine diskriminierungssensible Perspektive macht es darüber hinaus möglich, die vielfältigen Stigmatisierungen, denen Menschen mit Psychose-Erfahrungen ausgesetzt sind, anzuerkennen, ernst zu nehmen und in einem weiteren Kontext struktureller und ideologischer gesellschaftlicher Diskriminierung zu verstehen. Solche Erfahrungen und die mit ihnen einhergehenden enormen individuellen Belastungen können im Leben psychose-erfahrener Menschen sowohl vor der ersten Psychose eine Rolle spielen als auch mit Erkrankungsbeginn oder Diagnosestellung einsetzen. Sie können dann als aufrechterhaltende Bedingungen verstanden werden, die die Verarbeitung der Psychose-Erfahrungen sowie Genesungsprozesse ungünstig beeinflussen.

Bezüglich der erlebten Sensibilität ist insbesondere die Verwobenheit von Selbststigmatisierungsprozessen mit den individuellen Lebensthemen der Betroffenen von Bedeutung, die es im Therapieprozess zu entwirren gilt, um die Gefahr einer wechselseitigen Verstärkung und Aufrechterhaltung zu reduzieren.

Nicht zuletzt macht eine Perspektive, die die Eingebundenheit in gesellschaftliche Machtstrukturen berücksichtigt, es möglich, auch das bestehende Missverhältnis in den zur Verfügung stehenden Behandlungsangeboten für psychotische Menschen im Kontext von Macht- und Dominanzstrukturen zu verstehen, in denen etwa die Pharmakonzerne einen großen Einfluss haben. Dieser Einfluss steht bis heute einem differenzierten, kritischen und konstruktiven Umgang mit der Medikation vor allem auf Behandlerseite entgegen. Doch eine (zu hoch dosierte) Medikation kann gerade jene Fertigkeiten behindern, die zur Stärkung der Resilienz und zur Reduktion der erlebten Sensibilität wichtig sind, etwa das emotionale Erleben und die Selbstwahrnehmung.

Zusammenfassend lässt sich festhalten, dass viele unterschiedliche Perspektiven auf Psychosen hilfreiche Konzepte und Ansätze für deren Behandlung liefern können. Therapeutinnen und Therapeuten aller Schulen bringen dabei wichtige Kompetenzen und Fertigkeiten mit, die durch einen schulendialogischen Austausch weiter befruchtet und in integrativen Ansätzen konstruktiv ergänzt werden können.

Ihren Ausgangspunkt sollte die Behandlung von der Person und den jeweils relevanten Bedarfen, ihren individuellen Erfahrungen im Hier und Jetzt und im Kontext ihrer biografischen Erfahrungen nehmen – nicht von der jeweiligen »Störung«. Nur hier lassen sich Fragen nach der Bedeutung und entsprechenden Gewichtung unterschiedlicher therapeutischer Konzepte und Interventionen beantworten, sei es, wenn es um die Nachreifung von Ich-Funktionen, Mentalisierungsfähigkeiten oder Emotionskompetenz geht, sei es, wenn es um die Bedeutung belastender Erfahrung und deren Einfluss auf die weitere Entwicklung, die zur Verfügung stehenden inneren und äußeren Ressourcen bzw. Resilienzfaktoren, die Bedeutung aufrechterhaltender innerer, interpersoneller und gesellschaftlicher Bedingungen oder um den Einfluss von Stigmatisierungserfahrungen und deren komplexe Wechselwirkung geht. Sowohl die psychotischen Wahrnehmungen und Erfahrungen als auch die individuell erlebte Sensibilität können dabei einen von vielen möglichen Zugängen zu den subjektiven Erfahrungen, ihren individuellen Lebensthemen und ihren ganz eigenen Besonderheiten darstellen.

Ein von Neugier und Offenheit getragenes Interesse für die jeweils individuellen Erfahrungen der Person kann uns diese verständlicher werden lassen und näherbringen. So kann eine zwischenmenschliche Nähe entstehen, die auf der Gleichzeitigkeit erlebter Ähnlichkeit und respektvoller Anerkennung der Eigenheit des anderen fußt.

Danksagung

An erster Stelle möchte ich all den Menschen danken, die ihre Erfahrungen so offen mit mir geteilt, die sich auf das Ringen um eine gemeinsame Sprache und ein gemeinsames Verständnis eingelassen und mir auf diese Weise wertvolle Lebens- und »Krankheits«-Einsichten gewährt und vermittelt haben.

Dem Psychiatrie Verlag danke ich für die Ermöglichung dieses Buches und die hilfreiche Unterstützung auf dem Weg dorthin, insbesondere Sandra Kieser für die Initiative, dieses Buch anzugehen.

Außerdem möchte ich all jenen danken, die mich während der Entstehung dieses Buches durch Fragen, Hinweise und fruchtbaren Austausch zu konkreten Fragestellungen unterstützt haben. Tom Falkenstein, Corinna Seither und Sebastian von Peter gilt mein besonderer Dank für zahlreiche wertvolle Anregungen, kritische Rückmeldungen und intensives Korrekturlesen.

Meiner Familie, Freundinnen und Freunden danke ich für ihre Geduld, Unterstützung und Ermutigung, vor allem Felix Hoffmann, der mich mit kontinuierlichem Rückhalt beim Schreiben des Buches begleitet hat.

Literaturverzeichnis

ADERHOLD, V. (2015): Neuroleptika minimal. In: Psychotherapie im Dialog, 16, 3, S. 75–80.

ADERHOLD, V. (2016): Neuroleptika minimal – warum und wie. In: MEROD, R. (Hg.): Psychotherapie und Psychopharmaka in der Behandlung von Menschen mit schizophrenen Psychosen. Tübingen, S. 69–174.

ADERHOLD, V.; GREVE, N. (2010): Bedürfnisangepasste Behandlung und Offene Dialoge. In: Psychotherapie im Dialog, 11, 3, S. 258–262.

AG der Psychoseseminare (2013): Es ist normal, verschieden zu sein. Verständnis und Behandlung von Psychosen. Hamburg (www.irremenschlich.de).

AINSWORTH, M. D. S.; BLEHAR, M. C.; WATERS, E.; WALLS, S. (1978): Patterns of attachment. A psychological study of the strange situation. Hillsdale NJ.

ALANEN, Y. O.; LEHTINEN, V.; LEHTINEN, K.; AALTONEN, J.; RÄKKÖLÄINEN, V. (2003): Das integrierte Modell der Behandlung schizophrener und verwandter Psychosen. In: ADERHOLD, V.; ALANEN, Y.; HESS, G.; HOHN, P. (Hg.): Psychotherapie der Psychosen – Integrative Behandlungsansätze aus Skandinavien. Gießen, S. 65–88.

ALLEN, J.; FONAGY, P.; BATEMAN, A. (2011): Mentalisieren in der psychotherapeutischen Praxis. Stuttgart.

AMERING, M.; SCHMOLKE, M. (2012): Recovery. Das Ende der Unheilbarkeit (5. Aufl.). Köln.

ANDRESEN, R.; OADES, L.; CAPUTI, P. (2003): The experience of recovery from schizophrenia: Towards an empirically validated stage model. In: Australian and New Zealand Journal of Psychiatry, 37, 5, S. 386–594.

ANGERMEYER, M. C.; BECK, M.; DIETRICH, S.; HOLZINGER, A. (2004): The stigma of mental illness: Patients' anticipations and experiences. In: International Journal of Social Psychiatry, 50, 2, S. 153–162.

ANGERMEYER, M. C.; MATSCHINGER, H.; SCHOMERUS, G. (2013): Attitudes towards psychiatric treatment and people with mental illness: Changes over two decades. In: British Journal of Psychiatry, 203, 2, S. 146–151.

ANTONOVSKY, A. (1997): Salutogenese. Zur Entmystifizierung der Gesundheit. Tübingen.

ARMOUR, C.; SHEVLIN, M.; ELKLIT, A.; HOUSTON, J. (2019): Post-traumatic stress disorder with psychotic features. In: MOSKOWITZ, A.; DORAHY, M. J.; SCHÄFER, I. (Hg.): Psychosis, Trauma, and Dissociation. Hoboken NJ, S. 257–270.

Arseneault, L.; Cannon, M.; Fisher, H. L.; Polanczyk, G.; Moffitt, T. E.; Caspi, A. (2011): Childhood trauma and children's emerging psychotic symptoms: A genetically sensitive longitudinal cohort study. In: American Journal of Psychiatry, 168, 1, S. 65–72.

Auerbach, J.; Blatt, S. (1996): Self-representation in severe psychopathology: The role of reflexive self-awareness. In: Psychoanalytic Psychology, 13, 3, S. 297–341.

Bak, M.; Krabbendam, L.; Janssen, I.; de Graaf, R.; Vollebergh, W.; van Os, J. (2005): Early trauma may increase the risk for psychotic experiences by impacting on emotional response and perception of control. In: Acta Psychiatrica Scandinavica, 112, 5, S. 360–366.

Bechdolf, A.; Klingberg, S. (2014): Psychotherapie bei schizophrenen Störungen: Kein Evidenz-, sondern ein Implementierungsproblem. In: Psychiatrische Praxis, 41, 1, S. 8–10.

Bechdolf, A.; Thompson, A.; Nelson, B.; Cotton, S.; Simmons, M. B.; Amminger, G. P.; Leicester, S.; Francey, S. M.; McNab, C.; Krstev, H.; Sidis, A.; McGorry, P. D.; Yung, A. R. (2010): Experience of trauma and conversion to psychosis in an ultra-high-risk (prodromal) group. In: Acta Psychiatrica Scandinavica, 121, 5, S. 377–384.

Bendall, S.; Alvarez-Jimenez, M.; McNeil, C.; Francey, S.; McGorry, P.; Killackey, E.; Jackson, H. (2014): TRIPP: TRauma-Informed Psychotherapy for Psychosis. In: Early Intervention in Psychiatry, 8, S. 18–18.

Bennett, L.; Thirlaway, K.; Murray, A. J. (2008): The stigmatizing implications of presenting schizophrenia as a genetic disease. In: Journal of Genetic Counseling, 17, 6, S. 550–559.

Bentall, R. P.; Varese, F. (2012): A level playing field? Are bio-genetic and psychosocial studies evaluated by the same standards? In: Psychosis, 4, 3, S. 183–190.

Berne, E. (1961): Spiele der Erwachsenen. Reinbek.

Berry, K.; Bucci, S.; Varese, F. (2019): Emerging perspectives on the role of attachment and dissocistion in psychosis. In: Cupitt, C. (Hg.): CBT for psychosis: Process-orientated therapies and the third wave. Abingdon, S. 25–44.

Berry, K.; Varese, F.; Bucci, S. (2017): Cognitive Attachment Model of Voices: Evidence Base and Future Implications. In: Frontiers in Psychiatry, 30, 8, S. 111–124.

Bion, W. R. (1962): Eine Theorie des Denkens. In ebd. (2013): Frühe Vorträge und Schriften. Frankfurt a. M., S. 125–135.

Bleuler, M. (1971): Schlusswort: Gedanken und Erfahrungen zur Schizophrenielehre. In: Bleuler, M.; Angst, J. (Hg.): Die Entstehung der Schizophrenie. Bern.

Bock T. (2015): Gerade bei Psychosen: Besondere Chancen der Gruppenpsychotherapie. Vortrag beim Berliner Überregionalen Symposium für Psychosenpsychotherapie »Psychotherapie in Gruppen für Menschen mit Psychosen« am 10. Oktober 2015. Online: https://archiv.ddpp.eu/vortragsarchiv.html [zuletzt: 3. Mai 2021].

Bock T. (2020): Menschen mit Psychose-Erfahrung begleiten. Köln.

Bock, T.; Heinz, A. (2016): Psychosen. Ringen um Selbstverständlichkeit. Köln.

Bock, T.; Klapheck, K.; Ruppelt, F. (2014): Sinnsuche und Genesung. Erfahrungen und Forschungen zum subjektiven Sinn von Psychosen. Köln.

Bock, T.; Naber, D. (2003): Antistigmakampagnen von unten – an Schulen. Erfahrungen der Initiative »Irre menschlich Hamburg«. In: Psychiatrische Praxis, 30, 7, S. 402–408.

Bowlby, J. (1969): Attachment and loss. Bd. 1: Attachment. New York.

Bowlby, J. (1973): Attachment and loss. Bd. 2: Separation: Anxiety and anger. New York.

Bremer, B. (2014): Das Dilemma der Ambivalenz – Plädoyer für die tiefenpsychologische Behandlung von Menschen mit psychotischen Erkrankungen. In: Bock, T.; Klapheck, K.; Ruppelt, F. (Hg.): Sinnsuche und Genesung. Erfahrungen und Forschungen zum subjektiven Sinn von Psychosen. Köln, S. 267–275.

Brent, B. (2009): Mentalization-Based Psychodynamic Psychotherapy for Psychosis. In: Journal of Clinical Psychology, 65, 8, S. 803–814.

Brent, B.; Holt, D. J.; Keshavan, M. K.; Seidman, J. J.; Fonagy, P. (2014): Mentalization-based Treatment for Psychosis: Linking an Attachment-based Model to the Psychotherapy for Impaired Mental State Understanding in People with Psychotic Disorders. In: Israel Journal of Psychiatry and related Sciences, 51, 1, S. 17–23.

Brockmann, J.; Kirsch, H. (2010): Konzept der Mentalisierung – Relevanz für die psychotherapeutische Behandlung. In: Psychotherapeut, 55, S. 279–290.

Brockmann, J.; Kirsch, H. (2015): Mentalisieren in der Psychotherapie. In: Psychotherapeutenjournal, 1, S. 13–22.

Brüne, M. (2005): Theory of mind in schizophrenia: A review of the literature. In: Schizophrenia Bulletin, 31, 1, S. 21–42.

Buck-Zerchin, D. S. (2010): Auf der Spur des Morgensterns. Psychose als Selbstfindung (3. Aufl.). Neumünster.

Butler, J. (2009): Die Macht der Geschlechternormen und die Grenzen des Menschlichen. Frankfurt a. M.

Ciompi, L. (2015): The key role of emotions in the schizophrenia puzzle. In: Schizophrenia Bulletin, 41, 2, S. 318–322.

Coentre, R.; Power, P. (2011): A diagnostic dilemma between psychosis and post-traumatic stress disorder: a case report and review of the literature. In: Journal of Medical Case Reports, 10, 5, S. 97–102.

Corbin, J. M.; Strauss, A. L. (2004): Weiterleben lernen. Verlauf und Bewältigung chronischer Krankheit (2. überarb. Aufl.). Bern.

Corstens, D.; Escher, S.; Romme, M.; Longden, E. (2019): Accepting and working with voices. In: Moskowitz, A.; Dorahy, M. J.; Schäfer, I. (Hg.): Psychosis, Trauma, and Dissociation. Hoboken NJ, S. 381–396.

Craig, T.; Rus-Calafell, M.; Ward, T.; Leff, J.; Huckvale, M.; Howarth, E.; Emsley, R.; Garety, P. (2017): AVATAR therapy for auditory verbal hallucinations in people with psychosis: A single-blind, randomised controlled trial. In: The Lancet Psychiatry, 5, 1, S. 31–40.

Crenshaw, K. (1991): Mapping the Margins: Intersectionality, Identity Politics, and Violence against Women of Color. In: Stanford Law Review, 43, 6, S. 1241–1299. Online: http://blogs.law.columbia.edu/critique1313/files/2020/02/1229039.pdf [zuletzt: 3. Mai 2021].

Cupitt, C. (2019): CBT for psychosis: Process-orientated therapies and the third wave. Abingdon.

Davidson, L. (2003): Living outside mental illness. Qualitative studies of recovery in schizophrenia. New York.

Deamer, F.; Hayward, M. (2018): Relating to the speaker behind the voice: What is changing? In: Frontiers in Psychology, 9, 11. Online: https://doi.org/10.3389/fpsyg.2018.00011 [zuletzt: 3. Mai 2021].

Deegan, P. (1988): Recovery: the lived experience of rehabilitation. In: Psychosocial Rehabilitation Journal, 11, 4, S. 11–19.

Deegan, P. (2001): Recovery as a Self-Directed Process of Healing and Transformation. Online: http://d20wqiibvy9b23.cloudfront.net/resources/resources/000/000/615/original/Deegan_Recovery_as_a_Self_Directed_Process.pdf?1468370243 [zuletzt: 8. Juli 2021].

Deneke, F.-W. (2013): Psychodynamik und Neurobiologie: Dynamische Persönlichkeitstheorie und psychische Krankheit. Eine Revision psychoanalytischer Basiskonzepte. Stuttgart.

Dimaggio, G.; Lysaker, P. H. (2010): The Metacognitive System: Theory, Evidence and Implications for Treatment. In: Dimaggio, P.; Lysaker, P. H. (Hg.): Metacognition and Severe Adult Mental Disorders. From Research to Treatment. London, S. 4–15.

Drexler, K. (2018): Ererbte Wunden heilen. Therapie der transgenerationalen Traumatisierung. Stuttgart.

Dümpelmann, M. (2011): Die Bedeutung der Affektentwicklung für die Behandlung von Psychosen. Online: https://www.dagtp.de/static/download.php?datei=/media/dokumente/tagung/vortrag_duempelmann.pdf.

Dümpelmann, M. (2017): Grenzen tun Not! Wie lassen sich Störungen der Grenzen therapeutisch bearbeiten? Vortrag bei der 14. Tagung »Die Subjektive Seite der Schizophrenie: Wo beginnt die Schizophrenie und wo hört sie auf? Grenzen, Übergänge und neue Wege im Umgang mit Psychose« am 16. Februar 2017.

Ertugrul, A.; Uluğ, B. (2004). Perception of stigma among patients with schizophrenia. In: Social Psychiatry and Psychiatric Epidemiology, 39, 1, S. 73–77.

Esslinger, K. (2009): Aussöhnung mit dem inneren Kind. In: Sachsse, U. (Hg.): Traumazentrierte Psychotherapie. Theorie, Klinik und Praxis. Stuttgart.

Estroff, S. (1989): Self, identity and subjective experiences of schizophrenia: In search of the subject. In: Schizophrenia Bulletin, 15, 2, S. 189–196.

Estroff, S. E.; Lachiotte, W. S.; Illingworth, L. C.; Johnston, A. (1997): »Jeder ist ein bisschen psychisch krank«. Die Krankheits- und Selbstdarstellungen von Menschen mit schweren, langwierigen psychischen Krankheiten. In: Angermeyer, M. C.; Zaumseil, M. (Hg.): Verrückte Entwürfe. Kulturelle und individuelle Verarbeitung psychischen Krankseins. Bonn, S. 102–165.

Euler, S.; Walter, M. (2018): Mentalisierungsbasierte Psychotherapie (MBT). Stuttgart.

Ferenczi, S. (1933/1967): Sprachverwirrung zwischen den Erwachsenen und dem Kind. In: Psyche, 21/4, S. 256–265. Online: https://www.sfu.ac.at/wp-content/uploads/PTW-GSG-Ferenczi_Sprachverwirrung_zw_Erw_Kind.pdf [zuletzt: 3. Mai 2021].

Finzen, A. (2001): Psychose und Stigma: Stigmabewältigung – zum Umgang mit Vorurteilen und Schuldzuweisung (2., korrigierte Aufl.). Bonn.

Finzen, A. (2013): Schizophrenie. Die Krankheit verstehen, behandeln, bewältigen (2. Aufl.) Köln.

Fonagy, P.; Bateman, A. W.; Luyten, P. (2012): Introduction and overview. In: Bateman, A. W.; Fonagy P. (Hg): Handbook of mentalizing in mental health practice. Washington DC, S. 3–42.

Fonagy, P.; Gergely, G.; Jurist, E. L.; Target, M. (2002/2019): Affektregulierung, Mentalisierung und die Entwicklung des Selbst (7. Aufl.). Stuttgart.

Fonagy, P.; Target, M. (2003): Frühe Bindung und psychische Entwicklung. Beiträge aus Psychoanalyse und Bindungsforschung. Gießen.

Freeman, D.; Garety, P. A.; Kuipers, E.; Fowler, D.; Bebbington, P. E. (2002): A cognitive model of persecutory delusions. In: British Journal of Clinical Psychology, 41, 4, S. 331–347.

Freyberger, H.; Freyberger, H. J. (2011): Transgenerationale Traumatransmission am Beispiel der Überlebenden des Holocaust. In: Seidler, G. H.;

Freyberger, H. J.; Maercker, A. (Hg.): Handbuch der Psychotraumatologie. Stuttgart, S. 83–91.

Fung, K. M. T.; Tsang, H. W. H. (2008). Self-stigma of people with schizophrenia as predictor of their adherence to psychosocial treatment. In: Psychiatric Rehabilitation Journal, 32, 2, S. 95–104.

Fusar-Poli, P.; Tantardini, M.; De Simone, S.; Ramella-Cravaro, V.; Oliver, D.; Kingdon, J.; Kotlicka-Antczak, M.; Valmaggia, L.; Lee, J.; Millan, M. J.; Galderisi, S.; Balottin, U.; Ricca, V.; McGuire, P. (2017): Deconstructing vulnerability for psychosis: Meta-analysis of environmental risk factors for psychosis in subjects at ultra high-risk. In: European Psychiatry, 40, S. 65–75.

Gergely, G.; Watson, J. S. (1996): The social biofeedback theory of parental affect-mirroring. The development of emotional self-awareness and self-control in infancy. In: The International Journal of Psychoanalysis, 77, 6, S. 1181–1212.

Görgen, W.; Engler, U. (2005): Kammerstudie. Ambulante psychotherapeutische Versorgung von psychosekranken Menschen sowie älteren Menschen in Berlin. Heidelberg.

Goffman, E. (1967): Stigma. Über Techniken der Bewältigung beschädigter Identität. Frankfurt a. M.

Grawe, K. (2004): Neuropsychotherapie. Göttingen.

Greenberg, L. S.; Rice, L. N.; Elliot, R. (2003): Emotionale Veränderung fördern. Grundlagen einer prozess- und erlebnisorientierten Therapie. Paderborn.

Gumley, A.; Liotti, G. (2019): An attachment perspective on schizophrenia: The role of disorganized attachment, dissociation, and mentalization. In: Moskowitz, A.; Dorahy, M. J.; Schäfer, I. (Hg.): Psychosis, Trauma, and Dissociation. Hoboken NJ, S. 97–116.

Hantke, L. (2006): Vom Umgang mit Dissoziationen und Körpererinnerungen. In: Zobel, M. (Hg.): Traumatherapie. Eine Einführung. Bonn.

Hardy, A. (2017): Pathways from Trauma to Psychotic Experiences: A Theoretically Informed Model of Posttraumatic Stress in Psychosis. In: Frontiers in Psychology, 8, S. 697. Online: https://doi.org/10.3389/fpsyg.2017.00697 [zuletzt: 8. Juli 2021].

Harrington, L.; Siegert, R. J.; McClure, J. (2005): Theory of mind in schizophrenia: A critical review. In: Cognitive Neuropsychiatry, 10, 4, S. 249–286.

Hartwich, P.; Grube, M. (2015): Psychotherapie bei Psychosen. Neuropsychodynamisches Handeln in Klinik und Praxis. (3. Aufl.). Heidelberg.

Hayward, M.; Bogen-Johnston, L.; Deamer, F. (2018): Relating Therapy for distressing voices: Who, or what, is changing? In: Psychosis, 10, 2, S. 132–141.

Hayward, M.; Overton, J.; Dorey, T.; Denney, J. (2009): Relating Therapy for people who hear voices: a case series. In: Clinical Psychology and Psychotherapy, 16, S. 216–227.

Heriot-Maitland, C.; Russel, G. (2019): Compassion-Focused Therapy for relating voices. In: Cupitt, C. (Hg.): CBT for psychosis: Process-orientated therapies and the third wave. Abingdon, S. 98–114.

Hille, K. (2009): Gestalttherapie. In: Sachsse, U. (Hg.): Traumazentrierte Psychotherapie. Theorie, Klinik und Praxis. Stuttgart, S. 140–148.

Hoffmann, H. (2017): Supported Employment – Erst platzieren, dann trainieren. In: Steinhart, I.; Wienberg, G. (Hg): Rundum ambulant. Funktionales Basismodell psychiatrischer Versorgung in der Gemeinde. Köln, S. 246–260.

Horvath, C. (2007): Ohne Recovery kein Empowerment. In: Amering, M.; Schmolke, M. (Hg.): Recovery. Das Ende der Unheilbarkeit (2. Aufl.). Bonn, S. 194–197.

Huber, M. (2013): Wege der Traumabehandlung. Trauma und Traumabehandlung, Teil 2. Paderborn.

Huber, M. (2020): Trauma und die Folgen. Trauma und Traumabehandlung, Teil 1. (überarbeitete Neuaufl.). Paderborn.

Janssen, I.; Krabbendam, L.; Bak, M.; Hanssen, M.; Vollebergh, W.; de Graaf, R.; van Os, J. (2004): Childhood abuse as a risk factor for psychotic experiences. In: Acta Psychiatrica Scandinavica, 109, 1, S. 38–45.

Jenkins, J. H.; Carpenter-Song, E. (2009): Awareness of stigma among persons with schizophrenia. In: Journal of Nervous and Mental Disease, 197, 7, S. 520–529.

Kahneman, D. (2012): Schnelles Denken, langsames Denken. München.

Kalpaka, A; Mecheril, P. (2010): »Interkulturell«. Von spezifisch kulturalistischen Ansätzen zu allgemein reflexiven Perspektiven. In: Mecheril, P.; do Mar Castro Varela, M.; Dirim, I.; Kalpaka, A.; Melter, C. (Hg.): Migrationspädagogik. Weinheim, S. 77–98.

Kapfhammer, H.-P. (2006): Zur Phänomenologie psychotischer Zustände. In: Schwarz, F.; Tabbert-Haugg, C.; Wendl-Kempmann, G.; Hering, W.; Kapfhammer, H.-P. (Hg.): Psychodynamik und Pychotherapie der Psychosen. Stuttgart, S. 19–50.

Keller, H. T. (2013): Über den Nutzen systemischer Arbeitsformen für die sozial-psychiatrische Praxis. In: Kerbe, 31, 2, S. 13–15.

Knight, M. T. D.; Wykes, T.; Hayward, P. (2003): »People don't understand«: An investigation of stigma in schizophrenia using Interpretative Phenomenological Analysis (IPA). In: Journal of Mental Health, 12, 3, S. 209–222.

Knuf, A. (2004): Vom demoralisierenden Pessimismus zum vernünftigen Optimismus. Eine Annäherung an das Recovery-Konzept. In: Soziale Psychiatrie, 28, 1, S. 38–41.

KNUF, A. (2005 a): Das Stigma auf der Innenseite der Stirn. In: Soziale Psychiatrie, 4, S. 41–44.

KNUF, A. (2005 b): Empowerment-Förderung: zentrales Anliegen psychiatrischer Arbeit. In: Kerbe, 23, 4, S. 4–8.

KNUF, A. (2008). Recovery: Wider den demoralisierenden Pessimismus. In: Kerbe, 1, 8–11.

KORITTKO, A. (2011): Wenn die Wunde verheilt ist, schmerzt die Narbe. Frühkindliche Traumatisierungen und die Folgen. In: Kinderschutz-Zentren (Hg.): Verstört, verzweifelt, verschlossen ... Kindertherapeutische Hilfen im Kinderschutz. Köln, S. 67–81.

KÜCHENHOFF, J. (2015): Die Suche nach dem Subjekt im psychotischen Erleben. Ein psychoanalytischer Zugang. In: Psychotherapie im Dialog, 16, 3, S. 43–47.

KUHL, J. (2001): Motivation und Persönlichkeit. Interaktionen psychischer Systeme. Göttingen.

LAMMERS, C.-H. (2011): Emotionsbezogene Psychotherapie. Grundlagen, Strategien und Techniken. Stuttgart

LANGDON, R.; COLTHEART, M.; WARD, P. B. (2006): Empathetic perspective-taking is impaired in schizophrenia: Evidence from a study of emotion attribution and theory of mind. In: Cognitive Neuropsychiatry, 11, 2, S. 133–155.

LAUVENG, A. (2010): Morgen bin ich ein Löwe. München.

LEDOUX, J. (1998): Das Netz der Gefühle: Wie Emotionen entstehen. Berlin.

LEFERINK, K. (1997): Die Person und ihre Krankheit. Mangelnde Einsicht als Identitätsstrategie bei Menschen mit chronischer Schizophrenie. In: ANGERMEYER, M. C.; ZAUMSEIL, M. (Hg.): Verrückte Entwürfe. Kulturelle und individuelle Verarbeitung psychischen Krankseins. Bonn, S. 206–261.

LEFF, J.; WILLIAMS, G.; HUCKVALE, M.; ARBUTHNOT, M.; LEFF, A. (2013): Computer-assisted therapy for medication-resistant auditory hallucinations: Proof-of-concept study. In: British Journal of Psychiatry, 202, 6, S. 428–433.

LEHMANN, A.; BAHCESULAR, K.; BROCKMANN, E. M.; BIEDERBICK, S. E.; DZIOBEK, I.; GALLINAT, J.; MONTAG, C. (2014): Subjective experience of emotions and emotional empathy in paranoid schizophrenia. In: Psychiatry Research, 220, 3, S. 825–833.

LEMPA, G.; VON HAEBLER, D.; MONTAG, C. (2016): Psychodynamische Psychotherapie der Schizophrenien. Gießen.

LERCH, L. (2019): Psychotherapie im Kontext von Differenz, (Macht-)Ungleichheit und globaler Verantwortung. In: Psychotherapie Forum, 23, S. 51–58.

LINCOLN, T. (2014): Kognitive Verhaltenstherapie der Schizophrenie. Ein individuenzentrierter Ansatz (2. Aufl.). Göttingen.

Lincoln, T.; Hartmann, M.; Köther, U.; Moritz, S. (2015): Do people with psychosis have specific difficulties regulating emotions? In: Clinical Psychology & Psychotherapy, 22, 6, S. 637–646.

Lincoln, T.; Sunda, J.; Schlier, B.; Karow, A. (2018): The relevance of emotion regulation in explaining why social exclusion triggers paranoia in individuals at clinical high risk of psychosis. In: Schizophrenia Bulletin, 44, 4, S. 757–767.

Linehan, M. (1996): Dialektisch-Behaviorale Therapie der Borderline-Persönlichkeitsstörung. München.

Link, B.G.; Mirotznik, J.; Cullen, F.T. (1991): The effectiveness of stigma coping orientations: Can negative consequences of mental illness labeling be avoided? In: Journal of Health and Social Behavior, 32, 3, S. 302–320.

Link, B. G.; Phelan, J. C. (2001): Conceptualizing stigma. In: Annual Review of Sociology, 27, S. 363–385.

Link, B.G.; Struening, E.L.; Rahav, M.; Phelan, J. C.; Nuttbrock, L. (1997): On stigma and its consequences: Evidence from a longitudinal study of men with dual diagnosis of mental illness and substance abuse. In: Journal of Health and Social Behavior, 38, 2, S. 177–190.

Ludwig, L.; Werner, D.; Lincoln, T. (2019): The relevance of cognitive emotion regulation to psychotic symptoms – A systematic review and meta-analysis. In: Clinical Psychology Review, 72, 101746.

Lysaker, P.H.; Buck, K.D.; Hammoud, K.; Taylor, A.C.; Roe D. (2006): Associations of symptom remission, psychosocial function, and hope with qualities of self experience in schizophrenia: Comparisons of objective and subjective indicators of recovery. In: Schizophrenia Research, 82, 2–3, S. 241–249.

Lysaker, P.H.; Dimaggio, G.; Carcione, A.; Procacci, M.; Buck, K.D.; Davis, L.W.; Nicolo, G. (2010): Metacognition and schizophrenia: The capacity for self-reflectivity as a predictor for prospective assessments of work performance over six months. In: Schizophrenia Research, 122, 1–3, S. 124–130.

Machleidt, W.; Haltenhoff, H.; Garlipp, P. (1999): Schizophrenie – eine affektive Erkrankung? Grundlagen, Phänomenologie, Psychodynamik und Therapie. Stuttgart.

Maercker, A.; Hecker, T. (2016): Broadening perspectives on trauma and recovery: a socio-interpersonal view of PTSD. In: European Journal of Psychotraumatology, 7, 1, 29303. Online: https://doi.org/10.3402/ejpt.v7.29303 [zuletzt: 3. Mai 2021].

Maercker, A.; Horn, A.B. (2013): A Socio-interpersonal Perspective on PTSD: The Case for Environments and Interpersonal Processes. In: Clinical Psychology and Psychotherapy, 20, 6, S. 465–481.

Maher, B.A. (1974): Delusional thinking and perceptual disorder. In: Journal of Individual Psychology, 30, 1, S. 98–113.
Mahler, M.; Pine, F.; Bergman, A. (1975): The psychological birth of the human infant. New York.
Mayes, L.C. (2000): A developmental perspective on the regulation of arousal states. In: Seminars in Perinatology, 24, 4, S. 267–279.
McGlashan, T.H. (1987): Recovery style from mental illness and long-term outcome. In: The Journal of Nervous and Mental Disease, 175, 11, S. 681–685.
McGlashan, T.H.; Levy, S.T.; Carpenter, W.T. Jr. (1975): Integration and sealing over: Clinically distinct recovery styles from schizophrenia. In: Archives of General Psychiatry, 32, 10, S. 1269–1272.
Mecheril, P.; Plösser, M. (2018): Diversity und Soziale Arbeit. In: Otto, H.-U.; Thiersch, H.; Treptow, R.; Ziegler, H. (Hg.): Handbuch Soziale Arbeit (6. Aufl.). München, S. 283–292.
Mentzos, S. (1992): Psychose und Konflikt. Göttingen.
Mentzos, S. (2017): Lehrbuch der Psychodynamik. Göttingen.
Meyer, I.H. (2003): Prejudice, social stress, and mental health in lesbian, gay, and bisexual populations: Conceptual issues and research evidence. In: Psychological Bulletin, 129, 5, S. 674–697.
Minow, M. (1992): Adjucating differences: Conflicta among feminist lawyers. In: Hirsch, M.; Fox Keller, E. (Hg.): Conflicts in feminism. New York, S. 149–163.
Montag, C. (2015): Zum Konzept der Mentalisierung in Theorie und Behandlungstechnik der Psychosen. In: Forum der Psychoanalyse, 31, S. 375–393.
Montag, C.; Dziobek, I.; Richter, I.S.; Neuhaus, K.; Lehmann, A.; Sylla, R.; Heekeren, H.R.; Heinz, A.; Gallinat, J. (2011): Different aspects of theory of mind in paranoid schizophrenia: Evidence from a video-based assessment. In: Psychiatry Research, 186, 2, S. 203–209.
Moreno, J.L. (1959): Gruppenpsychotherapie und Psychodrama. Stuttgart.
Morgan, C.; Reininghaus, U.; Fearon, P.; Hutchinson, G.; Morgan, K.; Dazzan, P.; Boydell, J.; Kirkbride, J.B.; Doody, G.A.; Jones, P.B.; Murray, R.M.; Craig, T. (2014): Modelling the interplay between childhood and adult adversity in pathways to psychosis: Initial evidence from the AESOP study. In: Psychological Medicine, 44, 2, S. 407–419.
Moritz, S.; Bohn, F.; Veckenstedt, R.; Hottenrott, B.; Woodward, T.S.; Metacognition Study Group (2015): Metakognitives Training für schizophrene Patienten (MKT) (6. Aufl.). Hamburg.
Moritz, S.; Vitzthum, F.; Randjbar, S.; Veckenstedt, R.; Woodward, T.S. (2010): Detecting and defusing cognitive traps: Metacognitive intervention in schizophrenia. In: Current Opinion in Psychiatry, 23, 6, S. 561–569.

Moritz, S.; Woodward, T.S. (2007): Metacognitive training in schizophrenia: from basic research to knowledge translation and intervention. In: Current Opinion in Psychiatry, 20, 6, S. 619–625.

Morris, E.M. (2019): Acceptance and Commitment Therapy. In: Cupitt, C. (Hg.): CBT for psychosis: Process-orientated therapies and the third wave. Abingdon, S. 79–97.

Morrison, A.P.; Frame, L.; Larkin, W. (2003): Relationships between trauma and psychosis: A review and integration. In: British Journal of Clinical Psychology, 42, 4, S. 331–353.

Moskowitz, A.; Dorahy, M.J.; Schäfer I. (2019): Psychosis, Trauma, and Dissociation. Hoboken NJ.

Moskowitz, A.; Montirosso, R. (2019): Childhood experiences and delusions: Trauma, memory, and the double bind. In: Moskowitz, A.; Dorahy, M.J.; Schäfer I. (Hg.): Psychosis, Trauma, and Dissociation. Hoboken NJ, S. 117–140.

Mueser, K.T.; Salyers, M.P.; Rosenberg, S.D.; Goodman, L.A.; Essock, S.M.; Osher, F.C.; Swartz, M.S.; Butterfield, M.I.; 5 Site Health and Risk Study Research Committee (2004): Interpersonal trauma and posttraumatic stress disorder in patients with severe mental illness: Demographic, clinical, and health correlates. In: Schizophrenia Bulletin, 30, 1, S. 45–57.

Myin-Germeys, I.; Delespaul, P.; DeVries, M.W. (2000): Schizophrenia patients are more emotionally active than is assumes based on their behavior. In: Schizophrenia Bulletin, 26, 4, S. 847–854.

Newman-Taylor, K.; Abba, N. (2013): Achtsamkeitsorientierung bei Psychosen. In: Knuf, A.; Hammer, M. (Hg.): Die Entdeckung der Achtsamkeit in der Arbeit mit psychisch erkrankten Menschen. Köln, S. 134–159.

Newman-Taylor, K.; Abba, N. (2019): Mindfulness in CBT for psychosis. In: Cupitt C. (Hg.): CBT for psychosis: Process-orientated therapies and the third wave. Abingdon, S. 64–78.

Northoff, G.; Dümpelmann, M. (2013): Schizophrenie – eine neuropsychodynamische Betrachtung. In: Psychodynamische Psychotherapie, 12, S. 14–23.

Panksepp, J. (1999): Affective Neuroscience. Oxford.

Pao, P.N. (1979): Schizophrenic disorders. Theory and treatment from a psychoanalytic point of view. New York.

Powers, A.; Fani, N.; Cross, D.; Ressler, K.J.; Bradley, B. (2016): Childhood trauma, PTSD, and psychosis: Findings from a highly traumatized, minority sample. In: Child Abuse & Neglect, 58, S. 111–118.

Punz, J. (2015): Perspektiven intersektional orientierter Sozialer Arbeit. Dimensionen des Umgangs mit Differenzkonstruktion und Diskriminierung in der Praxis Sozialer Arbeit. In: Soziales Kapital, 13, S. 63–74.

Puschner, B.; Vauth, R.; Jacobi, F.; Becker, T. (2006): Bedeutung von Psychotherapie in der Versorgung von Menschen mit schizophrenen Störungen in Deutschland. In: Der Nervenarzt, 77, 11, S. 1301–1309.

Ralph, R.O.; Risman, J.; Kidder, K. (1999): Recovery advisory group recovery model: A work in progress. Online: http://www.mhsip.org/recovery [zuletzt: 3. Mai 2021].

Read, J.; Bentall, R.P.; Fosse, R. (2009): Time to abandon the bio-bio-bio model of psychosis: Exploring the epigenetic and psychological mechanisms by which adverse life events lead to psychotic symptoms. In: Epidemiologia e Psichiatria Sociale, 18, 4, S. 299–310.

Read, J.; Fink, P.J.; Rudegeair, T.; Felitti, V.; Whitfield, C.L. (2008). Child maltreatment and psychosis: A return to a genuinely integrated bio-psycho-social model. In: Clinical Schizophrenia and related psychoses, 2, 3, S. 235.

Read, J.; Goodman, L.; Morrison, A.P.; Ross, C.A.; Aderhold, V. (2008): Childhood trauma, loss, and stress. In: Read, J.; Mosher, L.R.; Bentall, R.P. (Hg.): Models of madness. Hove, S. 223–252.

Read, J.; Haslam, N.; Sayce, L.; Davies, E. (2006): Prejudice and schizophrenia: A review of the »mental illness is an illness like any other« approach. In: Acta Psychiatrica Scandinavica, 114, 5, S. 303–318.

Read, J.; Mosher, L.R.; Bentall, R.P. (2008): Models of madness. Psychological, social, and biological approaches to schizophrenia. Hove.

Reddemann, L. (2002): Imagination als heilsame Kraft. Zur Behandlung von Traumafolgen mit ressourcenorientierten Verfahren. Stuttgart.

Reddemann, L. (2004): Psychodynamisch imaginative Traumatherapie. PITT – Das Manual. Stuttgart.

Richert, D.; Steinhart, I. (2017): Wahlfreiheit beim Wohnen: Forschungsstand und praktische Erfahrungen. In: Steinhart, I.; Wienberg, G. (Hg.): Rundum ambulant. Funktionales Basismodell psychiatrischer Versorgung in der Gemeinde. Köln, S. 261–276.

Riepe, M. (2016): Erfahrungen mit akuten Situationen und der Vermeidung von Zwang. Vortrag bei der Tagung »Subjektive Seite von Schizophrenie: Alternativen zum Zwang – Umgang mit Ausnahmesituationen und Krisen« am 24. Februar 2016. Hamburg.

Ritsher, J.B.; Otilingam, P.G.; Grajales, M. (2003): Internalized stigma of mental illness: Psychometric properties of a new measure. In: Psychiatry Research, 121, 1, S. 31–49.

Roediger, E. (2009): Praxis der Schematherapie. Grundlagen – Anwendung – Perspektiven. Stuttgart.

Roediger, E. (2010): Schematherapie als Integrationsmodell für die Psychotherapie. In: Psychotherapie im Dialog, 11, 1, S. 22–27.

ROEDIGER, E. (2018): Was ist Schematherapie? Eine Einführung in Grundlagen, Modell und Anwendung. Paderborn.

ROMME, M.; ESCHER, S. (2013): Stimmenhören verstehen. Der Leitfaden zur Arbeit mit Stimmenhörern (2. Aufl.). Köln.

SACHS, G.; FELDBERGER, H. (2013): Mentalisierungsbasierte Psychotherapie bei schizophrenen Psychosen. In: Psychotherapeut, 58, 4, S. 339–343.

SACHSSE, U. (2009 a): Die Arbeit auf der inneren Bühne. In: SACHSSE, U. (Hg.): Traumazentrierte Psychotherapie. Theorie, Klinik und Praxis. Stuttgart, S. 200–201.

SACHSSE, U. (2009 b): Stressphysiologie. In: SACHSSE, U. (Hg.): Traumazentrierte Psychotherapie. Theorie, Klinik und Praxis. Stuttgart, S. 31–59.

SACHSSE, U. (2009 c): Täter-Introjekte und Opfer-Introjekte: Fremdkörper im Selbst. In: SACHSSE, U. (Hg.): Traumazentrierte Psychotherapie. Theorie, Klinik und Praxis. Stuttgart, S. 216–228.

SACHSSE, U. (2009 d): Therapeutische Arbeit mit dem inneren Kind. In: SACHSSE, U. (Hg.): Traumazentrierte Psychotherapie. Theorie, Klinik und Praxis. Stuttgart, S. 207–216.

SALVATORE, G.; LYSAKER, P. H.; GUMLEY, A.; POPOLO, R.; MARI, J.; DIMAGGIO, G. (2012): Out of illness experience: Metacognition-oriented therapy for promotiong self-awareness in individuals with psychosis. In: American Journal of Psychotherapy, 66, 1, S. 85–106.

SAR, V.; ÖZTÜRK, E. (2019): Psychotic symptoms in dissociative disorders. In: MOSKOWITZ, A.; DORAHY, M. J.; SCHÄFER, I. (Hg.): Psychosis, Trauma, and Dissociation. Hoboken NJ, S. 195–206.

SAR, V.; TAYCAN, O.; BOLAT, N.; OZMEN, M.; DURAN, A.; OZTÜRK, E.; ERTEM-VEHID, H. (2010): Childhood trauma and dissociation in schizophrenia. In: Psychopathology, 4, 1, S. 33–40.

SCHÄFER, I. (2011): Traumatisierung und Psychose. In: SEIDLER, G. H.; FREYBERGER, H. J.; MAERCKER, A. (Hg.): Handbuch der Psychotraumatologie. Stuttgart, S. 255–263.

SCHÄFER, I.; ADERHOLD, V.; FREYBERGER, H. J.; SPITZER, C.; SCHROEDER, K. (2019): Dissociative symptoms in schizophrenia spectrum disorders. In: MOSKOWITZ, A.; DORAHY, M. J.; SCHÄFER, I. (Hg.): Psychosis, Trauma, and Dissociation. Hoboken NJ, S. 179–194.

SCHÄFER, I.; EIROA-OROSA, F. J.; SCHROEDER, K.; HARFST, T.; ADERHOLD, V. (2015): Posttraumatische Störungen bei Patienten mit Erkrankungen aus dem schizophrenen Formenkreis. In: Der Nervenarzt, 86, 7, S. 818–825.

SCHÄFER, I.; FISHER, H. L. (2011): Childhood trauma and posttraumatic stress disorder in patients with psychosis. In: Current Opinion in Psychiatry, 24, 6, S. 514–518.

SCHLIER, B.; LINCOLN, T. (2016): Blinde Flecken? Der Einfluss von Stigma auf die psychotherapeutische Versorgung von Menschen mit Schizophrenie. In: Verhaltenstherapie, 26, 4, S. 279–290.

SCHLIMME, J.E.; BRÜCKNER, B. (2017): Die abklingende Psychose. Verständigung finden, Genesung begleiten. Köln.

SCHLIMME, J.E.; SCHOLZ, T.; SEROKA, R. (2019): Medikamentenreduktion und Genesung von Psychosen. Köln.

SCHMIDT, B. (2009): Den Anti-Bias-Ansatz zur Diskussion stellen. Beitrag zur Klärung theoretischer Grundlagen in der Anti-Bias-Arbeit. Oldenburg.

SCHMIDT, F. (2012): Nutzen und Risiken psychoedukativer Interventionen für die Krankheitsbewältigung bei schizophrenen Erkrankungen. Eine mehrperspektivische Studie. Bonn.

SCHMIDT-HOFFMANN, F. (2017): Den Mensch in den Blick nehmen – Plädoyer für einen bewältigungsorientierten Ansatz bei psychotischen Störungen. In: Verhaltenstherapie und psychosoziale Praxis, 49, 4, S. 859–872.

SCHOMERUS, G.; BAUCH, A. (2017): Hat sich die Stigmatisierung von Menschen mit psychischen Störungen verändert? In: Verhaltenstherapie & psychosoziale Praxis, 49, 2, S. 297–306.

SCHORE, A.N. (2001): The effects of early relational trauma on right brain development, affect regulation, and infant mental health. In: International Journal of Mental Health, 22, 1–2, S. 201–269.

SCHULTZ-VENRATH, U. (2013): Lehrbuch Mentalisieren – Psychotherapien wirksam gestalten. Stuttgart.

SCHULZ, G. (2014): Psychotherapie, Psychopharmaka und Peer Begleitung bei Psychosen. Vortrag beim 4. DDPP-Kongress »Psychotherapie und Psychopharmaka in der Behandlung von Menschen mit Psychosen« am 18. Mai 2014. Online: https://archiv.ddpp.eu/vortragsarchiv.html [zuletzt: 3. Mai 2021].

SCHULZ, G. (2017): Wo beginnt die Schizophrenie und wo hört sie auf? Grenzgänge im Erstkontakt. Vortrag bei der 14. Tagung »Die Subjektive Seite der Schizophrenie: Wo beginnt die Schizophrenie und wo hört sie auf? Grenzen, Übergänge und neue Wege im Umgang mit Psychose« am 16. Februar 2017.

SCHULZ, G. (2019): Geleitworte. In: VON PETER, S.; WILFER, A.; GERVINK, A. (2019): Recoveryorientierte Gruppenarbeit für Menschen mit Psychoseerfahrung. Ein Non-Manual. Köln.

SCHULZ VON THUN, F. (2001): Miteinander reden. Frankfurt am Main.

SCHULZ VON THUN, F. (2008). Miteinander reden: 2.: Stile, Werte und Persönlichkeitsentwicklung. Differentielle Psychologie der Kommunikation. Reinbek.

SCHWARTZ, R.C. (2000): Systemische Therapie mit der inneren Familie. Stuttgart.

Scott, J. G.; Ross, C. A.; Dorahy, M. J.; Read, J.; Schäfer, I. (2019): Childhood trauma in psychotic and dissociative disorders. In: Moskowitz, A.; Dorahy, M. J.; Schäfer, I. (Hg.): Psychosis, Trauma, and Dissociation. Hoboken NJ, S. 143–157.

Seikkula, J.; Arnkil, T. E. (2007): Dialoge im Netzwerk. Neue Beratungskonzepte für die psychosoziale Praxis. Neumüster.

Sharfstein, S. S. (2005): Big pharma and american psychiatry: The good, the bad, and the ugly. Online: https://doi.org/10.1176/pn.40.16.00400003 [zuletzt: 3. Mai 2021].

Shevlin, M.; Dorahy, M. J.; Adamson, G. (2007): Trauma and psychosis: An analysis of the National Comorbidity Survey. In: American Journal of Psychiatry, 164, 1, S. 166–169.

Sibitz, I.; Amering, M.; Gössler, R.; Unger, A.; Katschnig, H. (2007): Patients' perspectives on what works in psychoeducational groups for schizophrenia. A qualitative study. In: Social Psychiatry and Psychiatric Epidemiology, 42, 11, S. 909–915.

Smykalla, S. (2010): Die Bildung der Differenz. Weiterbildung und Beratung im Kontext von Gender Mainstreaming. Wiesbaden.

Spaniol, L.; Wewiorski, N. J.; Gagne, C.; Anthony, W. A. (2002): The process of recovery from schizophrenia. In: International Review of Psychiatry, 14, 4, S. 327–336.

Spiess, G. (2008): Geschlechtersensibel lehren – Ideensammlung für eine verbesserte Praxis. In: Zeitschrift für Hochschulentwicklung, 3, 2, S. 48–60.

Steinhart, I. (2017): Teilhabechancen verbessern – können wir das und ist die Psychiatrie richtig aufgestellt? Vortrag bei der 14. Tagung »Die Subjektive Seite der Schizophrenie: Wo beginnt die Schizophrenie und wo hört sie auf? Grenzen, Übergänge und neue Wege im Umgang mit Psychose« am 17. Februar 2017.

Steinhart, I.; Wienberg, G. (2017): Fast alles geht auch ambulant – ein Funktionales Basismodell als Standard für die gemeindepsychiatrische Versorgung. In: dies. (Hg.): Rundum ambulant. Funktionales Basismodell psychiatrischer Versorgung in der Gemeinde. Köln, S. 22–44.

Stengler, K.; Becker, T. (2017): Das Ende der Reha-Kette? Zukunft der beruflichen Teilhabe. In: Steinhart, I.; Wienberg, G. (Hg.): Rundum ambulant. Funktionales Basismodell psychiatrischer Versorgung in der Gemeinde. Köln, S. 234–245.

Sulz, S.; Richter-Benedikt, A. J.; Hebing, M. (2010): Mentalisierung und Metakognition als Entwicklungs- und Therapieparadigma in der Strategisch-Behavioralen Therapie. In: Psychotherapie in Psychiatrie, psychotherapeutischer Medizin und klinischer Psychologie, 15, 1, S. 117–126.

TAUBNER, S. (2015): Konzept Mentalisieren. Eine Einführung in Forschung und Praxis. Gießen.

TOPOR, A. (2001): Managing the contradictions. Recovery from severe mental disorders. Stockholm Studies of Social Work, 18. Stockholm University. Online: http://su.diva-portal.org/smash/get/diva2:302582/FULLTEXT01. [zuletzt: 14. Oktober 2010].

TSCHÖKE, S.; GRIEB, B.; STEINERT, T. (2017): Trauma und psychotische Psychopathologie. In: Trauma und Gewalt, 11, 3, S. 180–194.

UNCKEL, C. (2009): DBT-Skills für innere Kinder. In: SACHSSE, U. (Hg.): Traumazentrierte Psychotherapie. Theorie, Klinik und Praxis. Stuttgart, S. 247–254.

VAN DEN BERG, D. P. G. (2017): Trauma-focused treatment in psychosis. Online: https://research.vu.nl/en/publications/trauma-focused-treatment-in-psychosis [zuletzt: 3. Mai 2021].

VAN DEN BERG, D. P. G.; DE BONT, P. A. J. M.; VAN DER VLEUGEL, B. M.; DE ROOS, C.; DE JONGH, A.; VAN MINNEN, A.; VAN DER GAAG, M. (2018): Long-term outcomes of trauma-focused treatment in psychosis. In: British Journal of Psychiatry, 212, 3, S. 180–182.

VAN DER GAAG, M.; VAN DEN BERG, D. P. G. (2017): Traumabehandlung und Psychose. In: Trauma und Gewalt, 11, 3, S. 216–233.

VARESE, F.; SMEETS, F.; DRUKKER, M.; LIEVERSE, R.; LATASTER, T.; VIECHTBAUER, W.; READ, J.; VAN OS, J.; BENTALL, R. P. (2012): Childhood adversities increase the risk of psychosis: A meta-analysis of patient-control, prospective- and cross-sectional cohort studies. In: Schizophrenia Bulletin, 38, 4, S. 661–671.

VAUTH, R.; STIEGLITZ, R.-D. (2008): Training emotionaler Intelligenz bei schizophrenen Störungen. Göttingen.

VOGEL, M.; METZGER, C. D. (2017): Schizophrenie und Somatisierung. Zwei Seiten einer dissoziativen Medaille? In: Trauma und Gewalt, 11, 3, S. 206–215.

VOGT, I. (2017): Nobody's perfect: Einstellungen von Angehörigen der Gesundheitsberufe zu psychisch Kranken. Ein Überblick über die Forschungsergebnisse. In: Verhaltenstherapie & psychosoziale Praxis, 49, 2, S. 307–323.

VON HAEBLER, D. (2015): Psychodynamische Psychotherapie von Menschen mit Psychosen. In: Psychotherapie im Dialog, 16, 3, S. 48–52.

WAGNER, E.; RUSSINGER, U. (2019): Emotionsbasierte systemische Therapie. Intrapsychische Prozesse verstehen und behandeln. Stuttgart.

WARD, T.; RUS-CALAFELL, M.; RAMADHAN, Z.; SOUMELIDOU, O.; FORNELLS-AMBROJO, M.; GARETY, P.; CRAIG, T. K. J. (2020): AVATAR therapy for distressing voices: A comprehensive account of therapeutic targets. In: Schizophrenia Bulletin, 46, 5, S. 1038–1044.

WATKINS, J. G.; WATKINS H. H. (2002): Ego-States. Theorie und Therapie. Heidelberg.

WEINMANN, S. (2008): Erfolgsmythos Psychopharmaka. Bonn.

WEINMANN, S. (2019): Die Vermessung der Psychiatrie. Täuschung und Selbsttäuschung eines Fachgebiets. Köln.

WEINMANN, S.; ADERHOLD, V. (2010): Antipsychotic medication, mortality, and neurodegeneration: The need for more selective use and lower doses. In: Psychosis, 2, 1, S. 50–69.

WENDISCH, M. (2015): Verhaltenstherapie emotionaler Schlüsselerfahrungen. Bern.

WENDISCH, M. (2018): Belastungskaskade emotionaler Stressverarbeitung – ein transnosologisches Ätiologiemodell. In: Psychotherapie im Dialog, 19, 1, S. 40–45.

WINKER, G.; DEGELE, N. (2009): Intersektionalität. Zur Analyse sozialer Ungleichheiten. Bielefeld.

WÖLLER, W. (2020). Dissoziation. Gießen.

WÖLLER, W.; BERNARD, J.; KRUSE, J.; ALBUS, C. (2015): Spezielle psychotherapeutische Techniken bei Patienten mit Strukturpathologien. In: WÖLLER, W.; KRUSE, J. (Hg.): Tiefenpsychologisch fundierte Psychotherapie. Stuttgart, S. 311–360.

WÖLLER, W.; KRUSE, J. (Hg.) (2015): Tiefenpsychologisch fundierte Psychotherapie. Stuttgart.

WOLF, K.; LAMBERT, M.; PETERS, S. (2012): Emotionale Kompetenz bei Schizophrenie. Stuttgart.

YOUNG, I. M. (1996). Fünf Formen der Unterdrückung. In: NAGL-DOCEKAL, H.; PAUER-STUDER, H. (Hg.): Politische Theorie – Differenz und Lebensqualität. Frankfurt a. M., S. 99–140.

YOUNG, J. E.; KLOSKO, J. S.; WEISHAAR, M. E. (2005): Schematherapie. Ein praxisorientiertes Handbuch. Paderborn.